Helene Drexler (Hg.)

Gründung einer psychotherapeutischen Praxis

Helene Drexler (Hg.)

Gründung einer psychotherapeutischen Praxis

Mit Beiträgen von:
Helene Drexler, Sabine Dungl-Nemetz, Petra Ehart,
Doris Fischer-Danzinger, Barbara Gawel, Sandra Hren,
Doris Kisser, Andrea Legerer-Bratengeyer,
Karin Matuszak-Luss, Brigitta Mühlbacher,
Susanne Pointner, Cristina Reinisch, Karin Steinert

facultas

Die Herausgeberin

Dr.[in] Helene Drexler, Studium der Psychologie und Pädagogik, ist seit über 30 Jahren als Klinische und Gesundheitspsychologin sowie Psychotherapeutin (Existenzanalyse) in freier Praxis tätig. Lehrtätigkeit in der Psychotherapieausbildung der Gesellschaft für Logotherapie und Existenzanalyse; seit 2021 deren Vorsitzende. Fort- und Weiterbildungstätigkeit für Unternehmen im Rahmen der Drexler + Traninger GmbH. Autorin verschiedener Fachbücher.

Bibliografische Information der Deutschen Nationalbibliothek
Die Deutsche Nationalbibliothek verzeichnet diese Publikation in der Deutschen Nationalbibliografie; detaillierte bibliografische Daten sind im Internet über http://dnb.d-nb.de abrufbar.

1. Auflage 2023

facultas Universitätsverlag, Stolberggasse 26, 1050 Wien, Österreich

Umschlagbild: © Prostock-Studio/istock
Satz: Wandl Multimedia-Agentur
Druck und Bindung: Facultas Verlags- und Buchhandels AG
Printed in Austria

ISBN 978-3-7089-2331-4 (Print)
ISBN 978-3-99111-659-2 (E-Pub)

Inhalt

Einleitung

Die Ausbildung zur Psychotherapeutin bzw. zum Psychotherapeuten ist ein langer Weg. Nach erfolgreich absolviertem Propädeutikum ist ein Fachspezifikum zu wählen – eine Therapieschule, die in ihrem Menschenbild und ihrer Methodik den angehenden Psychotherapeut:innen entspricht und ihnen geeignet erscheint, Menschen in schwierigen Situationen helfen zu können.

Nach einer Phase der theoretischen und persönlichen Ausbildung ist es soweit: Die Ausbildungskandidat:innen erreichen den langersehnten „Status". Das heißt, sie dürfen sich fortan „Psychotherapeut:innen in Ausbildung unter Supervision" nennen. Vor allem aber dürfen sie endlich das tun, was jahrelang ihr Ziel war, was sie motiviert hat, weder Kosten noch Mühen zu scheuen, nämlich Menschen in ihrer Entwicklung zu helfen, Probleme zu bewältigen oder pathologische Lebensstrukturen zu überwinden.

Der Schritt, sich als Psychotherapeut:in zu definieren, sich selbständig zu machen, eine Praxis zu eröffnen, ist ein großer. Unsicherheiten persönlicher, aber auch wirtschaftlicher und legistischer Natur begleiten ihn.

Neben der fachlichen und persönlichen Qualifikation haben die angehenden Psychotherapeut:innen eine Vielzahl von in den letzten Jahren entstandenen Gesetzen und Richtlinien für eine professionelle Ausübung des Berufs zu berücksichtigen.

Dieser Ratgeber wurde geschrieben, um angehenden Therapeut:innen durch die Fülle an relevanten Überlegungen und Paragrafen hindurchzuhelfen und den Weg zur praktischen Tätigkeit zu erleichtern. Die Themen erscheinen in der Reihenfolge, in der sie bei einer Praxisgründung in der Regel aufkommen, sodass das Buch als Leitfaden verwendet werden kann. Deshalb beginnen wir mit Überlegungen und Tätigkeiten, die noch vor der ersten Therapiestunde zu beachten und zu organisieren sind, und setzen fort mit wichtigen Aspekten, die ab der ersten tatsächlich abgehaltenen Therapiestunde im Fokus stehen. Danach gilt das Hauptaugenmerk der laufenden Berufstätigkeit sowie dem Umgang mit speziellen Situationen bzw. Patient:innengruppen.

Die Autorinnen sind Psychotherapeutinnen und Absolventinnen des Fachspezifikums Existenzanalyse. Es wurde aber bei der Gestaltung des Ratgebers Wert darauf gelegt, die Beiträge schulenübergreifend zu verfassen, sodass angehende Psychotherapeut:innen vieler Psychotherapieschulen darin Orientierung für ihre Praxisgründung finden können.

So hoffen wir, dass dieser Ratgeber eine wertvolle Unterstützung bietet, und wünschen Ihnen, die Sie den Weg zum Psychotherapeuten/zur Psychotherapeutin eingeschlagen haben, viel Freude und Erfolg in diesem Beruf.

Wien, Februar 2023 — Helene Drexler

Vor Eröffnung der Praxis

Die Praxiswahl und erste Anschaffungen

Helene Drexler

Endlich! Der erste Schritt steht an: die Suche nach geeigneten Räumlichkeiten (sofern Sie als angehende Therapeut:innen Ihrer Tätigkeit als Psychotherapeut:innen nicht in einer Institution nachgehen). Und damit kommen auch schon die ersten Entscheidungen auf Sie zu.

1 Die erste Überlegung zu Beginn

Soll der Start langsam und vorsichtig erfolgen oder ist ein Volleinstieg in die Selbständigkeit geplant? Die Beantwortung dieser Frage entscheidet über die Wahl der Räumlichkeit.

Im Fall eines langsamen Einstiegs empfiehlt sich die Einmietung in eine bereits bestehende Praxis. Die angebotenen Möglichkeiten reichen von stundenweiser über tageweise Raumbenützung bis hin zur Anmietung eines eigenen Raums innerhalb einer Praxisgemeinschaft, der dann nur dieser Psychotherapeutin/diesem Psychotherapeuten zur Verfügung steht.

Bei **stunden- bzw. tageweiser Raumbenützung** handelt es sich zumeist um bereits eingerichtete Räume, die nur für die vereinbarten Stunden bzw. Tage beansprucht werden können und auch anderen Kolleg:innen als Arbeitsplatz dienen.

Der Vorteil besteht darin, dass es keiner Investitionen bedarf, für die Instandhaltung des Raums sorgen die Vermieter:innen.

Als Nachteil erweist sich, dass die Gestaltungsmöglichkeiten beschränkt bzw. nicht gegeben sind. Therapeut:innen, denen die eigene Handschrift im Raum ihrer Tätigkeit wichtig ist, müssen überlegen, ob die vorgegebene Einrichtung sowie das Platzangebot für Eigenes (Unterlagen etc.) ihren Bedürfnissen so weit entsprechen, dass sie sich in dem Raum wohlfühlen und ihrer Tätigkeit gut nachgehen können.

2 Der Arbeitsplatz

Wenn für Sie die eigene Gestaltung und/oder die Möglichkeit, den Raum für sich allein in Anspruch zu nehmen, hohe Priorität hat, empfiehlt sich die **Anmietung eines eigenen Raums**. Damit eröffnet sich auch eine größere Flexibilität hinsichtlich der Stundenvereinbarungen mit den Patient:innen.

Der Nachteil hierbei: Der Preis ist fast immer auf einen ganzen Monat bezogen. Damit steigen die Fixkosten und der Druck, auf eine entsprechende Zahl abgehaltener Stunden zu kommen.

Angehende Psychotherapeut:innen, die mit Erreichen des Status voller Zuversicht sind, in diesem Beruf ihre Erfüllung zu finden und sich darin zu etablieren, werden möglicherweise nach eigenen Räumlichkeiten Ausschau halten. In diesem Fall sind neben Gefallen und Leistbarkeit bezüglich der zukünftigen Praxis auch rechtliche Aspekte zu beachten.

3 Barrierefreiheit

§

Ab dem 1.1.2016 ist gemäß **Bundes-Behindertengleichstellungsgesetz (BGStG)** eine umfassende **Zugänglichkeit** der Umwelt, von Waren und Dienstleistungen sowie zu Information und Kommunikation zu gewährleisten, sodass alle Menschen, auch ältere oder Menschen mit Behinderungen, die gleichen Nutzungschancen haben.

Psychotherapeut:innen, deren Tätigkeit unter „Dienstleistung“ fällt, müssen dafür Sorge tragen, dass die Räumlichkeiten sowie ihre Informations- und Kommunikationsformen auch für ältere und behinderte Menschen zugänglich sind.

Für die Räumlichkeiten bedeutet das im Einzelnen: Der unmittelbare Zugang zum Gebäude, im Gebäude und in den Praxisräumlichkeiten muss behindertengerecht sein. Stufen vor dem Eingangsbereich bedürfen einer Rampe, die rollstuhlgerecht angelegt ist. Im Gebäude sind Stufen durch einen Lift umgehbar. In der Praxis ist auf die Türstockbreite zu achten, die die Durchfahrt mit einem Rollstuhl gewährleistet.

Das Gesetz sieht aber auch den Passus der **Zumutbarkeit** vor. So müssen Gebäude, die nach dem 1.1.2016 baubewilligt wurden, barrierefrei errichtet werden. Gebäude älteren Datums sind von einer Beseitigung möglicher Barrieren ausgenommen, wenn damit unverhältnismäßige Belastungen einhergingen. Unverhältnismäßige Belastungen bestehen, wenn entweder der Aufwand zu hoch oder die wirtschaftliche Leistungsfähigkeit der Dienstleister:innen, also der Therapeut:innen, als zu niedrig anzusehen ist. In einem Altbau beispielsweise einen Lift einzubauen, was einen Neubau des Stiegenhauses erfordern würde, überstiege mit hoher Wahrscheinlichkeit den zumutbaren Aufwand.

Doch auch wenn große Baumaßnahmen unter die Kategorie Unzumutbarkeit fallen, so sind laut Gesetz zumindest Maßnahmen zu ergreifen, die zumutbar sind und eine größtmögliche Annäherung an eine Gleichbehandlung bewirken (Rogenhofer, 2015).

Tipp

In jedem Fall ist es ratsam, vor Kauf oder Anmietung einer Immobilie die Verhältnisse hinsichtlich des Behindertengleichstellungsgesetzes genau zu prüfen und notwendige Adaptierungen in die finanzielle Planung einzubeziehen.

Wie erwähnt, meint „Barrierefreiheit“ nicht nur die Beseitigung räumlicher Handicaps, sondern auch die „Barrierefreiheit“ beim Zugang zu Informationen. Für Psychotherapeut:innen ist insbesondere relevant, dass dies sich auch auf Systeme der Informationsverarbeitung bezieht. Demnach haben laut Rogenhofer, juristischer Berater des ÖBVP, Psychotherapeut:innen ihre **Webseite** barrierefrei zu gestalten, sodass sie zum Beispiel sehbehinderten Menschen zugänglich ist.

4 Zustimmung

Bevor Sie einen Vertrag unterschreiben oder mit Investitionen beginnen, setzen Sie unbedingt Hausverwaltung (bei Miete) und Eigentümer

(-gemeinschaft) (bei Kauf der Immobilie) über Ihre Absicht, hier eine psychotherapeutische Praxis zu eröffnen, in Kenntnis.

Sie ersparen sich überflüssige Wege, wenn die Hausverwaltung von vornherein über Ihre Absicht im Bilde ist und der Mietvertrag eine geschäftliche/psychotherapeutische Nutzung des Objekts erlaubt. Noch wichtiger ist die **Deklaration der Nutzung** im Fall eines Eigentums. Denn Wohnungseigentümer:innen haben das Recht, über die Nutzung einer Wohnung in „ihrem Haus“ mitzubestimmen. Ein Veto zur Nutzung einer Wohneinheit als psychotherapeutische Praxis – wenn auch möglicherweise aus fragwürdigen Gründen, wie etwa: „Da kommen Verrückte ins Haus!“ – verfügt durchaus über Realitätspotenzial. Je früher Sie Kenntnis über eine solche Argumentation haben, umso eher können Sie ohne Verluste nach einem anderen Refugium Ausschau halten.

5 Deklaration Ihrer Tätigkeit

Wie im „Berufskodex für Psychotherapeutinnen und Psychotherapeuten“ sowie in der sogenannten Werberichtlinie festgehalten, besteht für Psychotherapeut:innen im Geschäftsverkehr eine **Deklarationspflicht**. Das bedeutet, dass bei jedem Schriftstück, im E-Mail-Verkehr, auf Honorarnoten, Visitenkarten, Foldern oder etwa am Praxisschild der Name und die Berufsbezeichnung „Psychotherapeut:in“ anzuführen sind.

Wenn Sie die Ausbildung noch nicht abgeschlossen haben und „im Status“ sind, ist der Zusatz „in Ausbildung unter Supervision“ hinzuzufügen. Dieser darf zum besseren Verständnis für Personen, die auf der Suche nach einer geeigneten Therapie sind, nicht abgekürzt werden.

Zusätzlich besteht die Berechtigung, die methodenspezifische Ausrichtung, in der die Psychotherapieausbildung absolviert wurde bzw. wird, als Zusatzbezeichnung hinzuzufügen.

Darüber hinaus können weitere Informationen ergänzt werden:

- Adresse
- Telefonnummer
- akademische Grade
- Zusatzbezeichnungen
- Krankenversicherungen
- Hinweise auf das Setting (Einzel-, Gruppen-, Paar- oder Familientherapie)
- Hinweise auf allfällige Spezialisierungen für bestimmte Altersgruppen und Sprachkenntnisse sowie Arbeitsschwerpunkte (z. B. Arbeit mit Suchtkranken)
- allfällige Mitgliedschaften
- Sprechstundenzeiten

Wenn auch andere Berufe im psychosozialen Bereich ausgeübt werden, wie etwa Klinische Psychologie, Medizin oder Sozialarbeit, dürfen diese ebenfalls angegeben werden, allerdings unter entsprechender Abhebung von den Informationen zum Beruf als Psychotherapeut:in.

Nun zu einigen Details:

6 Das Praxisschild

§ Im Psychotherapiegesetz (PthG) ist das Praxisschild nicht explizit geregelt. Jedoch geht aus der Werberichtlinie des Ministeriums hervor, dass im Sinne einer Markttransparenz im Berufsverkehr sich die Führung der Berufsbezeichnung auch auf den Ort der Berufsausübung erstreckt. Deshalb ist dieser Ort durch ein Schild mit Namen und Berufsbezeichnung auszuweisen, allfällig ergänzt durch die zuvor genannten Zusatzinformationen.

Ein solches Schild soll zwar das Angebot einer Psychotherapie sichtbar machen, allerdings entsprechend den rechtlichen Rahmenbedingungen und dem ethischen Standard (Psychotherapiegesetz, Werberichtlinie). Das heißt, es muss sachlich und wahrheitsgemäß gestaltet sein; irreführende und diskriminierende oder das Ansehen des Berufsstands beeinträchtigende Aussagen und Darstellungen sind zu unterlassen. Kurz gesagt: Es darf **kein marktschreierischer Eindruck** entstehen (Pawlowsky, 2017).

„Marktschreierisch" meint z. B.:

- ein übergroßes Schild, das ortsunüblich ist
- blinkende Beleuchtung (Beleuchtung an sich ist hingegen als Sichtbarmachen des Angebots einzustufen und entspricht damit den Richtlinien)
- ein Schild, das in jedem Stock eines Gebäudes angebracht ist
- Aussagen, die die Psychotherapeutin/den Psychotherapeuten bzw. ihr Angebot als einziges, bestes etc. anpreisen

Bei Überlegungen hinsichtlich der Gestaltung ist laut Werberichtlinie fachlichen Gesichtspunkten immer der Vorrang zu geben gegenüber kommerziellen Gesichtspunkten.

Noch ein wichtiger Aspekt in diesem Zusammenhang bezieht sich auch auf Webseiten, Visitenkarten und Folder: Berufsferne Angebote sind strikt zu unterlassen. Dazu zählen Astrologie, Reiki, Aromatherapie, Bachblüten etc. (siehe Richtlinie zur Abgrenzung der Psychotherapie von esoterischen, spirituellen und religiösen Methoden). §

7 Der Stempel

Honorarnoten werden zumeist, so sie keinen Briefkopf haben, mit einem Stempel versehen.

> Ein Briefkopf, auf dem alle nötigen und als wichtig erachteten Informationen bereits vorgedruckt sind, erspart den Stempel. Tipp

Hinsichtlich der Angaben gelten entsprechend Deklarationspflicht und Werberichtlinie die gleichen Vorgaben.

Tipp

> Falls Sie einmal den Stempel vergessen haben: Schrecken Sie sich nicht, die nötigen Angaben können auch händisch auf eine Honorarnote oder ein geschäftliches Schriftstück geschrieben werden.

8 Die Honorarnoten

An dieser Stelle sollen nur zwei grundsätzliche Aspekte Erwähnung finden, die für die Rechnungslegung von der ersten Stunde an zu berücksichtigen sind. Steuerrechtliche Details, die für eine korrekte Buchhaltung relevant sind, werden im Kapitel „Versicherungen, Steuern und Buchhaltung“ (siehe S. 56) ausführlich beschrieben.

1) **Name und Adresse der Auftraggeberin/des Auftraggebers:** Bei Rechnungen über 400 Euro sind Name und Adresse der Person, an die die Rechnung gestellt wird, anzugeben. Bei Rechnungen für Psychotherapie gilt allerdings eine spezielle Ausnahme, da Psychotherapie einer absoluten Schweigepflicht aufseiten der Psychotherapeut:innen unterliegt: Die Patient:innen erhalten das Original der Rechnung mit ihrem Namen, sodass sie diese zum Beispiel bei der Krankenkasse einreichen können. Auf der Rechnungskopie, die in der Buchhaltung der Therapeut:innen verbleibt, ist der Name durch einen Code zu ersetzen (zum Beispiel die Initialen der Patient:innen, den Vornamen oder einen dem Alphabet nach zugeordneten Buchstaben).
2) **Die Summe der Endrechnung:** Beträgt die Rechnungssumme nicht mehr als 400 Euro, so genügen Name und Adresse des Unternehmens (also der Psychotherapeutin/des Psychotherapeuten), Menge und Art der Leistung, Tag oder Zeitraum der Leistung und Datum der Rechnung. Ab einer Summe von 400 Euro braucht es auch eine fortlaufende Rechnungsnummer. Hierbei besteht die Möglichkeit, sämtli-

che Rechnungen fortlaufend zu zählen, egal welcher Zielgruppe oder Leistungsart sie zuzuordnen sind. Es können aber auch mehrere separate Zählkreise geführt werden, sei es für unterschiedliche Leistungen (Therapie, Beratung, Supervisionen, Coaching), Orte der Leistungserbringung oder Zielgruppen (Patient:innen, Supervisand:innen). Eine solche Nummerierung in unterschiedlichen Zählkreisen hat allerdings den Nachteil, dass Therapeut:innen mehrere Listen, Rechnungsblöcke oder Exceltabellen führen und immer darauf achten müssen, für welche Gruppierung sie gerade Honorarnoten erstellen.

9 Kommunikationswege

9.1 Kommunikation mit Patient:innen per Telefon

Vor dem Start der Tätigkeit ist die wichtige Frage zu beantworten, ob ein einziges Handy für berufliche und auch private Zwecke benutzt wird oder getrennte Handys.

Gerade seit der Datenschutz-Grundverordnung von 2016 hat eine **getrennte Handhabung** Vorteile: So ist im beruflichen Kontext die Installation von Apps verboten, die nicht dem Datenschutzgesetz (DSG) entsprechen, z. B. WhatsApp. Viele von uns können sich eine Handynutzung, ohne jederzeit Freund:innen ein Foto zu schicken, nicht mehr vorstellen. Mit nur einem Handy für Beruf und Privates ist das nicht möglich! (Genauere Hinweise zum Datenschutz finden sich in den Kapiteln „Ethische Richtlinien, Berufskodex" auf S. 74 und „Zusammenarbeit von Psychotherapeut:innen mit Ärzt:innen und Vertreter:innen anderer Berufsgruppen" auf S. 94.)

Ein weiterer Vorteil einer getrennten Handhabung liegt darin, die Grenze zwischen Arbeit und Privatleben klar ziehen zu können.

Stellen Sie sich vor: Sie vergnügen sich mit Freund:innen am Pool. Das Handy läutet. Im Hintergrund erschallt das Gelächter und Gegröle der Partygesellschaft, während Ihre Patientin weinend um eine Krisensitzung bittet.

Je nach Tätigkeit bzw. Zeitpunkt bleibt das eine oder das andere Handy ausgeschaltet (abgesehen von Vereinbarungen in Krisensituationen, siehe dazu das Kapitel „Besondere Situationen im psychotherapeutischen Alltag", S. 152). Möglich ist außerdem, dass Sie am Berufshandy nur zu festgelegten Sprechzeiten direkt erreichbar sind.

Hinsichtlich des **Textes für die Mailbox** gilt es zu beachten, dass auch hier – falls Sie noch in Ausbildung stehen – der Hinweis „in Ausbildung unter Supervision" zu geben ist. Oftmals beinhalten Mailboxtexte das Versprechen, die Anrufer:innen „umgehend" oder „baldigst" zurückzurufen. Um bei Patient:innen nicht von vornherein Enttäuschungen durch die Erwartung eines „umgehenden" Anrufs und Misstrauen in die Verlässlichkeit der Therapeut:innen zu riskieren, empfiehlt sich eine Abstimmung des Textes mit Ihren realistischen Möglichkeiten.

Schon vor den ersten Telefonaten als Psychotherapeut:in (in Ausbildung unter Supervision) braucht es eine eingehende Auseinandersetzung mit **Inhalt und Dauer der Telefonate**. Abhängig davon, ob es sich um eine erste Therapieanfrage handelt oder um eine Terminvereinbarung, -bestätigung bzw. -absage, sind unterschiedlich ausführliche Informationen auszutauschen. Darauf wird in den Beiträgen „Setting" (S. 24), „Ethische Richtlinien, Berufskodex" (S. 74) und „Die digitale Praxis" (S. 108) detailliert eingegangen.

Prinzipiell besteht die Möglichkeit, eine **Therapiestunde via Telefon** abzuhalten. Die Gründe hierfür sollten jedoch genau analysiert werden. Sind Patient:innen gerade verreist oder bettlägerig und möchten dennoch ihre Therapiestunde einhalten, so kann das für die Abhaltung einer Telefonstunde sprechen. Eine andere Situation ist gegeben, wenn Sie bemerken, dass seitens der Patient:innen immer wieder auf Telefonate ausgewichen wird. Dies bietet Anlass für einen gemeinsamen kritischen Blick auf die Beweggründe.

9.2 Kommunikation mit Patient:innen per Internet

Die Tätigkeit als Psychotherapeut:in ist derzeit immer noch ohne die Nutzung eines Computers möglich: Sie vereinbaren Termine per Handy, stellen Rechnungen auf Papier aus und verzichten auf Werbung mittels Webseite. Viele, besonders jüngere Kolleg:innen werden eine Kommunikation mit Patient:innen über E-Mail und die Selbstpräsentation auf einer Webseite jedoch als unverzichtbar ansehen.

9.3 Kommunikation per E-Mail

Die Kommunikation mit Patient:innen via Internet unterliegt den Bestimmungen des **Datenschutzgesetzes**. Passwörter und Verschlüsselungen sind unumgänglich und werden im Kapitel zum Datenschutz erörtert (siehe S. 88 ff. und auch S. 120 f.).

Darüber hinaus hält die Internetrichtlinie des Bundesministeriums für Soziales, Gesundheit, Pflege und Konsumentenschutz für die Kommunikation mit Patient:innen unter Punkt 2.2 (S. 12) fest: „Die Verwendung der E-Mail für psychotherapeutische Beratung via Internet wird daher regelmäßig nur zum Zwecke der Erst- und Allgemeininformation sowie zur Terminvereinbarung zulässig sein.“ In der Richtlinie wird die **persönliche und unmittelbare Berufsausübung** der Psychotherapeut:innen betont, welcher die E-Mail aufgrund der zeitlichen Differenz nicht entspricht. Somit dient die Kommunikation per E-Mail lediglich formalen Vereinbarungen.

9.4 Die Webseite

Der erste Schritt zu einer Praxis-Webseite besteht in der Sicherung einer **Domain**. Diese sollte je nach Verfügbarkeit möglichst eindrücklich und leicht zu merken sein. Auch hier sind die Richtlinien für das Auftreten in der Öffentlichkeit zu beachten. Bei der Namenssuche müssen

Wahrheitsgehalt, Sachlichkeit und Ethik sichergestellt sein. Gleiches gilt für die formale und inhaltliche Gestaltung (Details dazu im Kapitel „Selbstpräsentation und Werbung“ auf Seite 40).

Vergessen Sie darüber hinaus nicht das **Impressum**! Dieses gibt Auskunft über die für den Inhalt der Webseite verantwortliche Person. Maßgeblich für die Webseite von Psychotherapeut:innen ist das E-Commerce-Gesetz (ECG). Die Informationspflicht nach dem ECG bezieht sich auf alle kommerziellen Webseiten, unabhängig davon, ob dort Waren vertrieben werden oder sich ein Unternehmen präsentiert.

Achtung: Wenn Sie im Internet Informationen zur Gestaltung eines Impressums suchen, kommen Sie häufig zu Seiten der Wirtschaftskammer (https://www.wko.at), die sich auf die Gewerbeordnung und das Unternehmensgesetzbuch stützt. Die Gewerbeordnung trifft auf Psychotherapeut:innen aber nicht zu. Darüber hinaus ist eine gebührenpflichtige Eintragung ins Firmenbuch für Psychotherapeut:innen nicht nötig. Mit einer solchen sind keine Vorteile verbunden – es sei denn, man erwägt sie aus Repräsentationsgründen.

Nach dem ECG sind folgende **Angaben** im Impressum verpflichtend:

- volle geografische Anschrift der Praxis
- die spezielle Berufsbezeichnung
- der Staat, in dem diese verliehen wurde
- Kontaktdaten, über die Nutzer:innen einfach und rasch mit der verantwortlichen Person in Verbindung treten können: Telefonnummer, E-Mail-Adresse, Web-Formular
- die Aufsichtsbehörde: Hier ist die Behörde anzugeben, die für die Ausstellung der Berufsbewilligung zuständig ist, im Falle der Psychotherapeut:innen das Ministerium für Soziales, Gesundheit, Pflege und Konsumentenschutz.
- Hinweis auf bzw. Zugang zu berufsrechtlichen Vorschriften (z. B. Berufskodex für Psychotherapeutinnen und Psychotherapeuten)
- UID-Nummer (Umsatzsteueridentifikationsnummer), sofern Sie neben der psychotherapeutischen Tätigkeit, die unecht umsatzsteuer

befreit ist, umsatzsteuerpflichtige Umsätze (z. B. für Supervisionen) über 35 000 Euro jährlich erzielen (siehe das Kapitel „Versicherungen, Steuern und Buchhaltung“, S. 56).

Zusätzlich bestimmt seit 2012 das Mediengesetz in § 25 **Offenlegungspflichten**, die die Inhaber:innen von Webseiten und Versender:innen von Newslettern einzuhalten haben. Das Gesetz unterscheidet zwischen kleinen Webseiten bzw. Newslettern und großen. In der Regel trifft auf Psychotherapeut:innen die kleine Variante zu.

Kleine Webseiten und Newsletter dienen der Präsentation der Medieninhaber:innen, beinhalten aber keine redaktionellen Beiträge. Die notwendigen Angaben zur verantwortlichen Person sind hier bereits durch das E-Commerce-Gesetz erfasst: Name/Firma der Medieninhaber:innen, Unternehmensgegenstand und Sitz der Medieninhaber:innen. Eine große Webseite bzw. ein großer Newsletter enthält auch redaktionelle Beiträge. In diesem Fall bedarf es zusätzlich einer Erklärung der grundsätzlichen Ausrichtung des Mediums.

Eine Webseite ohne Impressum ist häufig Ziel von Beschwerden bei Berufsverbänden und dem Ministerium. Bitte beachten Sie, dass das Fehlen zu einer Anzeige und einer Verwaltungsstrafe führen kann.

Auch unter Berücksichtigung der genannten Kriterien sind die Gestaltungsmöglichkeiten groß und der Kreativität steht ein weites Feld offen. Geschmäcker sind bekanntlich sehr verschieden und so werden manche Interessent:innen unmittelbar auf romantische Bilder ansprechen, andere auf sachliche Texte. Zu überlegen ist aber – unabhängig von den genannten Richtlinien –, welches Bild man von sich bzw. vom Berufsstand der Psychotherapeut:innen in der Gesellschaft vermitteln möchte. Da der Beruf der Psychotherapie zu den erst in jüngerer Zeit entstandenen gehört und ihm noch nicht ein traditionelles Ansehen anhaftet, sind die Überlegungen der einzelnen Psychotherapeut:innen zu ihrem professionellen Auftritt umso wichtiger.

Literatur

Kierein, M., Pritz, A. & Sonneck, G. (1991). Psychologengesetz. Psychotherapiegesetz. Kurzkommentar. Wien: Orac.

Pawlowsky, G. (2017). PsychotherapeutInnen und Öffentlichkeitsarbeit. WLP news. Zeitschrift des Wiener Landesverbandes für Psychotherapie, 3–4, 11–12.

Rogenhofer, R. (2015). Ist meine Praxis schon barrierefrei? Wozu bin ich verpflichtet, was ist möglich, was ist zumutbar? NEWS. Das Magazin des ÖBVP, 12, 8–9.

Rogenhofer, R. (2017). Das Praxisschild. NEWS. Das Magazin des ÖBVP, 7, 15–16.

Gesetze und Richtlinien

Berufskodex für Psychotherapeutinnen und Psychotherapeuten. BMSGPK, 2020. Abruf unter https://www.sozialministerium.at/dam/jcr:dea97f39-8567-4677-a84b-747fc49612a2/Berufskodex.pdf (9.1.2022).

Dokumentationsrichtlinie. Richtlinie des Bundesministeriums für Soziales, Gesundheit, Pflege und Konsumentenschutz aufgrund eines Beschlusses des Psychologenbeirats. BMSGPK, 2020. Abruf unter https://www.sozialministerium.at/dam/jcr:f1b2c3a6-41d2-4cff-8c4f-c3778c6378e1/Dokumentation srichtlinie20(Stand20202020Juni).pdf (9.1.2022).

Internetrichtlinie. Kriterien zur Ausgestaltung der psychotherapeutischen Beratung via Internet. BMSGPK, 2020. Abruf unter https://www.sozialministerium.at/Themen/Gesundheit/Medizin-und-Gesundheitsberufe/Berufe-A-bis-Z/Psychotherapeutin,-Psychotherapeut.html (9.1.2022).

Richtlinie zur Frage der Abgrenzung der Psychotherapie von esoterischen, spirituellen, religiösen und weltanschaulichen Angeboten sowie Hinweise für PatientInnen bzw. KlientInnen. BMSGPK, 2014. Abruf unter https://www.sozialministerium.at/Themen/Gesundheit/Medizin-und-Gesundheitsberufe/Berufe-A-bis-Z/Psychotherapeutin,-Psychotherapeut.html (9.1.2022).

Werberichtlinie. Richtlinie über das Verhalten in der Öffentlichkeit auf Grundlage des Gutachtens des Psychotherapiebeirats vom 14.12.2010. BMSGPK, 2020. Abruf unter https://www.sozialministerium.at/dam/jcr:95ea8ea0-a287-404e-920c-068546670dab/Werberichtlinie_22.11.2019,%20barrierefrei.pdf (9.1.2022).

Bundes-Behindertengleichstellungsgesetz – BGStG. Bundesgesetz über die Gleichstellung von Menschen mit Behinderungen. BGBl. I Nr. 82/2005. RIS, Bundesrecht konsolidiert. Abruf unter https://www.ris.bka.gv.at/GeltendeFassung.wxe?Abfrage=Bundesnormen&Gesetzesnummer=20004228 (9.1.2022).

Datenschutzgesetz – DSG. Bundesgesetz zum Schutz natürlicher Personen bei Verarbeitung personenbezogener Daten. BGBl. I Nr. 165/1999. RIS, Bundesrecht konsolidiert. Abruf unter https://www.ris.bka.gv.at/GeltendeFassung.wxe?Abfrage=bundesnormen&Gesetzesnummer=10001597 (9.1.2022).

E-Commerce-Gesetz – ECG. Bundesgesetz, mit dem bestimmte rechtliche Aspekte des elektronischen Geschäfts- und Rechtsverkehrs geregelt werden. BGBl. I Nr. 152/2001. RIS, Bundesrecht konsolidiert. Abruf unter https://www.ris.bka.gv.at/GeltendeFassung.wxe?Abfrage=Bundesnormen&Gesetzes nummer=20001703 (9.1.2022).

Mediengesetz – MedienG. Bundesgesetz vom 12. Juni 1981 über die Presse und andere publizistische Medien. BGBl. Nr. 314/1981. RIS, Bundesrecht konsolidiert. Abruf unter https://www.ris.bka.gv.at/GeltendeFassung.wxe?Abfrage =Bundesnormen&Gesetzesnummer=10000719 (9.1.2022).

Psychotherapiegesetz – PthG. Bundesgesetz vom 7. Juni 1990 über die Ausübung der Psychotherapie. BGBl. Nr. 361/1990. RIS, Bundesrecht konsolidiert. Abruf unter https://www.ris.bka.gv.at/GeltendeFassung.wxe?Abfrage=Bundesnormen&Gesetzesnummer=10010620 (9.1.2022).

Umsatzsteuergesetz 1994 – UStG 1994. Bundesgesetz über die Besteuerung der Umsätze. BGBl. Nr. 663/1994 idF BGBl. Nr. 819/1994. RIS, Bundesgesetz konsolidiert. Abruf unter https://www.ris.bka.gv.at/GeltendeFassung.wxe?A bfrage=Bundesnormen&Gesetzesnummer=10004873 (9.1.2022).

Unternehmensgesetzbuch – UGB. Bundesgesetz über besondere zivilrechtliche Vorschriften für Unternehmen. RIS, Bundesrecht konsolidiert. Abruf unter https://www.ris.bka.gv.at/GeltendeFassung.wxe?Abfrage=Bundesnormen&Gesetzesnummer=10001702 (9.1.2022).

Wohnungseigentumsgesetz 2002 – WEG 2002. Bundesgesetz über das Wohnungseigentum. BGBl. I Nr. 70/2002 idF BGBl. I Nr. 114/2002. RIS, Bundesrecht konsolidiert. Abruf unter https://www.ris.bka.gv.at/GeltendeFassung.wxe?Abfrage=Bundesnormen&Gesetzesnummer=20001921 (9.1.2022).

Setting

Barbara Gawel

Im Zusammenhang mit Psychotherapie sprechen wir oft über das **therapeutische Setting**. Aber was ist das eigentlich genau und was gehört alles dazu?

Das Setting ist der notwendige Rahmen, damit Psychotherapie gut, störungsfrei und professionell stattfinden kann. Bei der Gestaltung des Settings haben wir sowohl die Patient:innen im Blick als auch die Therapeut:innen. Die Gestaltung und Klärung des Settings ist u.a. im Berufskodex für Psychotherapeut:innen festgelegt (BMSGPK, 2020). Der Berufskodex versteht sich als „Konkretisierung, Interpretation und Ergänzung zu den gesetzlich festgeschriebenen Berufspflichten" (Vorwort, S. 4).

Formale Aspekte des Settings müssen innerhalb des Erstgesprächs mit den Patient:innen besprochen werden. Diese Besprechung ist zu dokumentieren.

Zur **Gestaltung des Settings** gehören folgende Punkte:

1) räumliche Bedingungen: was vor Ort zu beachten ist
2) die Anbahnung der Psychotherapie
3) Psychotherapeut:in und Patient:in lernen sich kennen
4) Zusammenarbeit mit anderen Professionist:innen und Angehörigen
5) Grundhaltung und Verlauf der Gespräche

1 Räumliche Bedingungen: Was vor Ort zu beachten ist

Es ist für Therapeut:innen und Patient:innen gleichermaßen wichtig, dass ein **Raum** zuverlässig zur Verfügung steht. Das kann manchmal schwierig sein, wenn man etwa nur stundenweise in einem Praxisraum eingemietet ist und die Kolleg:innen vorher ihre Einheit überziehen mussten. Therapeut:innen haben sicherzustellen, dass der Raum zeitgerecht verfügbar und auch in einem nutzbaren Zustand ist. Die Therapeut:innen müssen sich auf ihre Arbeit einstimmen und sich einlassen können. Die Patient:innen wiederum brauchen einen Raum, der einladend und offen ist, damit sie sich selbst öffnen und auf sich besinnen können. Ebenso benötigen sie Zeit und Ruhe, um ankommen und in den Prozess finden zu können. Es ist daher wichtig, dass Therapeut:innen rechtzeitig vor Beginn einer Einheit da sind, dass der Raum gelüftet und sauber ist. Ebenso ist auf die Einhaltung der Stundendauer zu achten, damit nachfolgende Patient:innen nicht lange warten müssen oder zu wenig Zeit bekommen.

Zwischen den Einheiten sollte unbedingt **gelüftet** werden. Einerseits dient das der Hygiene, der Versorgung mit ausreichend Sauerstoff und einer guten Arbeitsatmosphäre. Es hat aber auch symbolischen Wert: Der Raum wird quasi gereinigt und für die nächste Begegnung vorbereitet.

Die **Ausstattung** des Therapieraumes kann etwas sehr Lustvolles sein. Er soll einladend wirken, man soll sich wohlfühlen können. Therapeut:innen schaffen einen Raum, in dem sie sich gut fühlen und den sie den Patient:innen zur Verfügung stellen, um darin gemeinsam zu arbeiten. Das bedeutet, dass Therapeut:innen den Raum nach ihren Vorstellungen einrichten, ohne dass er zu privat wirkt, also nicht wie ein persönliches Wohnzimmer, aber auch nicht wie ein kühles Büro. Es geht darum, eine angenehme, offene **Arbeitsatmosphäre** zu schaffen. Dabei sollten Therapeut:innen Farben wählen, die sie den ganzen Tag lang anschauen können. Zu entscheiden ist, ob Pflanzen im Raum stehen und welche Beleuchtung, Bilder oder Wandgestaltungen zusagen. Bezüglich Familienfotos gilt es zu bedenken, dass diese auf die Patient:innen eine gewisse Wirkung haben und sie dadurch zum Nachfragen animiert werden können. Das verschafft also möglicherweise einen zu großen Einblick in das Privatleben der Therapeut:innen.

Auch die Auswahl und Stellung der **Sitzgelegenheiten** sollte überlegt werden. In welchen Sitzmöbeln kann man angenehm sitzen und gut arbeiten? Therapeut:innen müssen mitbedenken, dass sie den ganzen Tag in diesem Stuhl verbringen. So summieren sich schnell mehrere Jahre in einem Sitzmöbel, was sich orthopädisch auswirken kann. Ebenso kommen vermutlich Patient:innen unterschiedlichen Alters in die Praxis. Es ist daher wichtig, über folgende **Fragen** nachzudenken:

- Können auch ältere oder verletzte Patient:innen gut sitzen? Beziehungsweise können sie gut wieder aufstehen? Gibt es eventuell auch härtere Stühle als Alternative?
- Ist der Raum groß genug, um Stühle zu verschieben, damit ein Rollstuhl Platz findet?
- Soll eine Couch aufgestellt werden, um mehreren Personen Platz zu bieten, etwa bei einem Angehörigengespräch oder wenn Eltern ihre Kinder zu einem Elterngespräch begleiten? Couches bieten sich auch an, wenn übergewichtige Patient:innen eventuell Schwierigkeiten mit engen Armlehnen haben.

Eine weitere Überlegung gilt dem **Bezugsmaterial** der Möbel, das pflegeleicht, eventuell desinfizierbar oder abwaschbar und trotzdem bequem sein sollte. Das trifft allgemein zu, aber vor allem wenn man Kindertherapien anbietet.

Falls es die Größe des Raumes zulässt, stellt man verschiedene Sitzmöbel auf, sodass die Patient:innen sich aussuchen können, wo sie sitzen möchten.

Die Sitzgelegenheiten sollten so verteilt werden, dass jede Person genügend Raum hat, es aber nicht distanziert wirkt. Stehen sie unmittelbar vis-à-vis, kann dies als zu direkt oder zu nah empfunden werden. Positioniert man die Sitzmöbel aber in einem leichten Winkel zueinander, so öffnet sich ein Raum, in dem man sich nicht immer ansehen muss, die Möglichkeit zum freien Nachdenken erhält und sich dennoch zugewandt ist.

Für unterschiedliche Therapierichtungen und Therapieangebote sind die **räumliche Gestaltung** und eine gewisse **Raumgröße** zu bedenken. Muss ausreichend Platz für eine Couch vorhanden sein? Oder zum Aufstellen mehrerer Stühle, wenn mit Gruppen gearbeitet wird? Gibt es genügend freie Bodenfläche, um Decken und Matten auflegen zu können, wenn man körperorientiert arbeitet? Wie möchte man den Raum gestalten für Kindertherapie (siehe das Kapitel „Wahl und Ausstattung der Praxis sowie rechtliche Aspekte bei der Arbeit mit Kindern und Jugendlichen“, S. 170). Und gibt es ausreichend Stauraum, um nötiges Material zwischen den Therapieeinheiten aufzuräumen?

Therapeut:innen können sich auch überlegen, ob sie einen kleinen **Tisch**, einen Hocker oder Ähnliches hinstellen, auf dem eine Packung Taschentücher oder ein Glas Wasser für die Klient:innen Platz finden. Günstig kann zudem ein kleiner Schreibtisch in der Praxis sein, auf dem Formalitäten wie Honorarnoten und Rechnungsbelege bearbeitet werden.

Eine **Uhr** im Raum ist für die Therapeut:in praktisch, weil der Blick auf die Armbanduhr von Patient:innen mitunter als Zeichen der Langeweile oder Ungeduld aufgefasst wird. Aber wo platziert man die Wand- oder Tischuhr? Hier gibt es die Möglichkeit, dass die Patient:innen die Uhr auch sehen. Das hat den Vorteil, dass sie sich orientieren können, wie viel Zeit verbleibt, um sich vielleicht besser zu fassen und zu begrenzen. Für manche Patient:innen kann es allerdings nachteilig sein und ablenken, nämlich dann, wenn sie Schwierigkeiten haben sich einzulassen oder sie sich darauf konzentrieren, wie die Zeit vergeht. Wichtig ist, dass Therapeut:innen die Zeit gut im Blick haben und die Dauer der Einheit einhalten. Patient:innen müssen eventuell schon ein paar Minuten vor Schluss darauf hingewiesen werden, dass die Einheit sich dem Ende nähert, damit sie nicht aus einem tiefen Thema gerissen werden oder noch ein schwieriges Thema aufwerfen.

Sind während der Therapieeinheit **Getränke** anzubieten? Stellt man einen Krug oder eine Flasche mit Wasser und Gläser zur Verfügung, können sich Patient:innen nach Wunsch selbst bedienen. Bei Patient:innen, die sich mit der Selbstfürsorge schwertun, ist es gut, ein Glas Wasser anzubieten.

! **Achtung:** Beim Anbieten von Kaffee könnte eine Art Kaffeehausatmosphäre entstehen, sodass sich der Fokus vom professionellen, verbindlichen therapeutischen Gespräch hin zur unverbindlichen Plauderei verschiebt.

Das Telefon sollte möglichst während der Einheiten stummgeschaltet sein, sodass das Eingehen von Anrufen und Benachrichtigungen Patient:innen und Therapeut:innen nicht unnötig stört.

Ein weiterer Punkt, der zum Setting gehört, ist die **Kleidung** von Therapeut:innen. Das ist ein Thema, welches man wie alle anderen breit diskutieren kann. Da kommen persönliche Geschmäcker, Stile und Lebenseinstellungen zusammen. Vorsicht ist bei zu engen oder zu kurzen Kleidern geboten, die möglicherweise auf Patient:innen eine ablenkende Wirkung haben. Die Kleidungswahl sollte in jedem Falle achtsam überlegt werden.

2 Die Anbahnung der Psychotherapie

Meistens melden sich neue Patient:innen per Telefon. Wenn sie per E-Mail Kontakt aufnehmen, ist es empfehlenswert, ihnen die Praxisnummer zu schicken und sie zu einem kurzen Telefonat einzuladen. Dieses erste Gespräch bietet sich an, um grundlegende Fragen zu klären und eine therapeutische Haltung zu vermitteln.

Als Therapeut:in ist es wichtig, eine bestimmte **Haltung** bei diesem Telefonat einzunehmen. Dafür lassen sich die „3 Bs“ benennen:

- **bereit:** offen, freundlich, annehmend, nicht fordernd
- **behutsam:** nicht zu schnell, sich jedes Urteils enthaltend
- **bestimmt:** die Führung behaltend, das Gespräch kurzhaltend, auf den Punkt bringend, Sicherheit durch Klarheit vermittelnd (Längle, 2011)

?

Was ist anzufragen, wenn sich Patient:innen per Telefon melden:

- **Was ist das Problem? Worum geht es?** Ein Stichwort, eine kurze Schilderung reicht hier unbedingt aus, es sollte nicht gleich in ein erstes Therapiegespräch übergehen. Außerdem ist zu erfragen, ob die Anrufer:innen im Moment in der Lage sind, über ihr Anliegen zu sprechen. In Anwesenheit von Kolleg:innen im Büro oder zu Hause neben Familienmitgliedern können sie womöglich nicht offen reden. Gleich diese erste Frage zeigt Therapeut:innen auch, ob sie sich in der Lage sehen, eine Therapie zu diesem Thema anzubieten. Es geht um eine ehrliche Selbstprüfung im Sinne von: Kann ich als Therapeut:in diese Patientin/diesen Patienten übernehmen? Traue ich mir das Thema zu? Habe ich Zeit und Kraft? Und falls Unsicherheit besteht: Habe ich begleitende Supervisionsmöglichkeiten?
- **Wie hoch ist die Dringlichkeit?** Auch hier müssen Therapeut:innen ehrlich prüfen, ob sie sich dieser Patient:innen ihrer Dringlichkeit entsprechend annehmen können. Wenn etwa eine Gefahr ersichtlich ist und man Patient:innen im Augenblick nicht selbst übernehmen kann, dann gilt es, diese dringend weiterzuschicken: an Ambulanzen, den Psychosozialen Dienst oder an Kolleg:innen, von denen man zuverlässig weiß, dass sie gerade Patient:innen aufnehmen können. Das ist wichtig, damit die Patient:innen tatsächlich in der Therapie ankommen und nicht auf dem Weg dahin den Mut verlieren. Ergibt sich aus dem, was man am Telefon erfahren hat, dass man als Therapeut:in nicht in Frage kommt, sollte eine konkrete Empfehlung überlegt werden: Wo kann die Patientin/der Patient das bekommen, was sie/er sucht und braucht?
- Eventuell kann noch die **Dauer des Problems** erfragt werden: Wie lange besteht das Problem bereits? Haben Sie deswegen schon einmal Hilfe in Anspruch genommen? Waren Sie deswegen schon einmal in (stationärer) Behandlung? Die entsprechenden Antworten ergänzen das Gesamtbild, das sich für Therapeut:innen ergibt.
- **Terminvereinbarung:** Das Ziel ist, Patient:innen nicht zu lange warten zu lassen, weil manche Patient:innen sonst den Mut verlieren. Unbedingt ist die Telefonnummer der Patient:innen zu erfragen,

für den Fall, dass einem selbst etwas dazwischenkommt. Außerdem wird geklärt, ob die Praxisadresse bekannt ist. Zu beschreiben sind eventuell auch der Weg, Parkmöglichkeiten (Hinweis auf eventuelle Parkscheinpflicht), behindertengerechte Zugänge, Lift usw.

Es können bereits im ersten telefonischen Kontakt **weitere Fragen** aufkommen, etwa:

- nach der Höhe des Honorars
- nach der Bezahlung (bar oder per Überweisung) und Verfügbarkeit eines Bankomaten
- ob ein Krankenkassenplatz verfügbar ist
- ob um eine Teilkostenrückerstattung bei der zuständigen Krankenkasse angesucht werden kann
- nach der Therapierichtung
- nach der Therapiefrequenz

All das sind wichtige Informationen, die für Patient:innen die Hemmschwelle zur Psychotherapie senken, da sie im Vorfeld bereits Klarheit schaffen. Therapeut:innen machen diese Fragen entweder selbst zum Thema oder gehen erst auf sie ein, wenn die Patient:innen sie stellen. Beide Zugänge haben Vor- und Nachteile. Hat man bereits im Telefonat über die möglichen Rahmenbedingungen aufgeklärt, können die Patient:innen schon vor dem Erstgespräch feststellen, ob die Bedingungen für sie passen. Gerade die Information über die Möglichkeit, einen Kassenplatz zu bekommen, ist für viele Patient:innen entscheidend (Längle, 2011).

3 Psychotherapeut:in und Patient:in lernen sich kennen

Dieser Abschnitt behandelt jene Punkte, die im Rahmen einer Settingklärung verständlich thematisiert und dokumentiert werden müssen. Es geht also darum, was während des Erstgesprächs besprochen und dokumentiert wird.

Vorgaben für die schriftliche Dokumentation gehören auch zum Setting, sind aber sehr umfangreich und werden daher ausführlich im Kapitel „Ethische Richtlinien, Berufskodex" (S. 74) beschrieben.

3.1 Inhaltliche Klärung

- **Hintergrund erfragen**

Für den Aufbau einer funktionierenden Praxis ist es interessant zu wissen, woher die Patient:innen kommen, wie sie hergefunden haben, wer sie vermittelt hat, auf wessen Empfehlung sie kommen. „Darf ich fragen, über wen Sie zu mir kommen bzw. wie Sie mich gefunden haben?" Diese Frage gibt gleichzeitig Aufschluss über die Motivation der Patient:innen.

- **Anamnese**

Dabei geht es um eine Erhebung der Lebensgeschichte und das Erfassen von Vorbedingungen, die zur gegenwärtigen Situation und Störungssymptomatik der Patient:innen geführt haben. Das verschafft einen ersten Eindruck, um einen Plan für die weiterführende Therapie erstellen zu können.

- **Definieren der Therapieziele**

Man kann anfragen, welche Zielvorstellung die Patient:innen haben, was sie als Erfolg definieren würden, was sie sich von der therapeutischen Unterstützung erwarten. Es ist mit den Patient:innen zu besprechen, wie eine Besserung für sie aussehen könnte beziehungsweise an welchen Veränderungen sie diese festmachen würden. Dementsprechend können Zwischenschritte im Prozess bestimmt werden, entlang derer man die Zielerreichung gemeinsam überprüft. Es empfiehlt sich, die Patient:innen zu fragen:

- Was konkret würde sich in ihrem Leben verändern, wenn die Therapie gut verläuft?
- Was kann ihr eigener Beitrag zu dieser Veränderung sein?
- Wobei soll die Therapeutin/der Therapeut sie unterstützen?

Dadurch wird eine wichtige Klarstellung erreicht: Therapeut:innen verursachen die Veränderung nicht alleine, sondern sie begleiten die Patient:innen auf ihrem Weg zur Veränderung.

Es kann durchaus sein, dass im Rückblick die erreichten Erfolge für die Patient:innen kleiner aussehen als das Problem zu Beginn erschien. Das liegt daran, dass sie im Rückblick tendenziell eher das sehen, was noch offenbleibt, als das, was schon gelungen ist. Diesbezüglich könnte das Führen eines begleitenden **Therapietagebuches** angeregt werden. Manchen Patient:innen ist es eine Hilfe, nachsehen zu können, wie es ihnen auf ihrem Weg ging und woran sie gearbeitet haben.

Außerdem ist hinsichtlich der **Therapieziele** zu unterscheiden, ob es um die kurzfristige Bearbeitung eines aktuellen Problems gehen soll oder um eine langfristige Persönlichkeitsentwicklung: Möchten die Patient:innen zum Beispiel von einem Symptom loskommen und sind dann zufrieden, wenn sie Mittel und Wege dafür erarbeitet haben? Oder möchten sie ihre Persönlichkeitsstruktur kennenlernen, wachsen, nachreifen und wiederkehrende Schwierigkeiten verstehen und ändern?

✓ 3.2 Formale Klärung

- **Länge der Einheit**

Das sind in der Regel zwischen 45 und 60 Minuten, wenn es sich nicht um Paartherapie oder Familientermine handelt. Es ist zu überlegen, ob für die Patient:innen eventuell längere Einheiten günstig wären, etwa wenn sie lange Anfahrtswege zu überwinden haben. Längere Einheiten haben den Vorteil, dass weniger zeitlicher Druck aufkommt. Bei Patient:innen, denen es schwerfällt, sich zu strukturieren, ist eine verlängerte Einheit allerdings nicht immer empfehlenswert. Es gilt, den Stundenablauf zu beobachten und danach das passende Setting gemeinsam mit den Patient:innen zu finden. Manche Patient:innen benötigen den ersten Teil der Einheit, um sich zu entlasten, und sind dann erst bereit, sich konzentriert auf ein Thema einzulassen. Prinzipiell haben Therapeut:innen immer eine Abstimmung anzustreben zwischen der jeweiligen speziellen Situation und dem Menschen, mit dem sie gerade arbeiten.

- **Form der Bezahlung**

Die Einheiten können bar oder per Überweisung bezahlt werden. Genauere Ausführungen dazu finden sich im Kapitel „Versicherungen, Steuern und Buchhaltung" (S. 56). Hier sei nur kurz angemerkt, dass Psychotherapeut:innen per Gesetz eine Belegerteilungspflicht haben.

- **Erreichbarkeit**

Wann sind Therapeut:innen unter der Woche erreichbar für den Fall, dass die Patient:innen absagen oder verschieben müssen? Und wie ist das in Krisenfällen? Diese Fragen sind ebenso zu besprechen wie längere Abwesenheiten der Therapeut:innen, eine mögliche Urlaubsvertretung und die Erreichbarkeit von Institutionen während des Urlaubs, am Wochenende oder in der Nacht. Der Berufskodex sagt dazu, dass Therapeut:innen ihren Urlaub zeitgerecht ankündigen müssen, um Patient:innen die Möglichkeit zu geben, sich auf die Unterbrechung der Psychotherapie einzustellen.

- **Absageregelung**

Psychotherapeut:innen haben die Pflicht, Absage- und – wie oben bereits erwähnt –, Urlaubsregelungen zu vereinbaren. Diese müssen innerhalb der ersten beiden Stunden besprochen werden. Der Berufskodex stellt die Verantwortung der Psychotherapeut:innen klar, den Patient:innen verlässlich und kontinuierlich Zeit zur Verfügung zu stellen und diese auch freizuhalten. In diesem Sinne entstehen den Patient:innen innerhalb einer **Absagefrist** (in der Regel bis längstens 48 Stunden vor dem geplanten Termin) keine Kosten. Psychotherapeut:innen sind laut Kodex auch verpflichtet, das vereinbarte Entgelt für nicht rechtzeitig abgesagte Einheiten nur dann zu berechnen, wenn sie sich infolge der Absage des Termins weder etwas erspart noch durch anderweitige Verwendung Freiraum erworben haben. Wenn also zum Beispiel Randstunden ausfallen, wodurch Therapeut:innen später kommen oder früher gehen können, oder auch wenn sie die Zeit für andere anfallende Arbeiten nutzen können, dann soll kein Entgelt erhoben werden.

Häufiges kurzfristiges **Fernbleiben** von vereinbarten Einheiten muss innerhalb der Psychotherapie thematisiert werden. Dabei ist vonseiten der Therapeut:innen darauf zu achten, dass sie sowohl im klärenden Gespräch als auch in der weiteren therapeutischen Beziehung eine reflektierte Haltung einnehmen und sich mit etwaigen negativen Affekten auseinandersetzen. Ein unbedingtes Festhalten an der Absageregelung könnte unter Umständen das Vertrauensverhältnis und die damit verbundene psychotherapeutische Beziehung belasten. Der Berufskodex empfiehlt hier, diese Problematik je nach Schule und Haltung gut zu bearbeiten, um zu einer konstruktiven Lösung zu gelangen.

- **Verschwiegenheitspflicht**

Was bedeutet sie genau? Wem dürfen Therapeut:innen welche Auskünfte geben? Was dürfen Therapeut:innen schreiben? Wie werden Kontakte zu anderen Professionist:innen und Angehörigen gehandhabt? Da dieses Thema sehr umfangreich ist, gibt es vertiefende Informationen im Kapitel „Ethische Richtlinien, Berufskodex", S. 74.

- **Frequenz**

In der Psychotherapie arbeiten wir standardmäßig einmal pro Woche miteinander. Diese Frequenz ist allerdings variabel zu gestalten: engere Abstände in Krisen, gegen Ende der Therapie weitere Abstände. Je nach Bedarf können auch eineinhalb Einheiten oder Doppelstunden in vierzehntägiger Frequenz vereinbart werden.
Bei **wöchentlichen Fixstunden** haben die Patient:innen jede Woche eine fixe Einheit am gleichen Wochentag zur gleichen Stunde. Dies bietet Sicherheit, die für ängstliche und zwanghafte Menschen von Bedeutung ist, sowie eine bessere Planbarkeit für berufstätige Menschen und Schüler:innen. Auf der anderen Seite könnten Fixstunden als rigide empfunden werden und öfters zu Stundenausfällen führen (etwa durch Feiertage oder unaufschiebbare berufliche Termine). Therapeut:innen müssen selbst für sich entscheiden, ob sie solche Fixstunden anbieten

können und wollen. Die Überlegung der Verlässlichkeit, die Fixstunde auch tatsächlich einhalten zu können, hat Priorität. Es gibt diesbezüglich schulenspezifische Unterschiede.

- **Dauer**

Von Patient:innen kann die Frage nach der Dauer der geplanten Psychotherapie kommen. Es liegt in der Verantwortung der Psychotherapeut:innen, den Patient:innen zu vermitteln, dass die Dauer einer Psychotherapie sehr individuell ist, je nachdem wie viele Blockaden bestehen, wie resilient die Patient:innen sind und ob bei dem Problem biografisch zu arbeiten ist. Schließlich hängt die Dauer wesentlich von der Diagnose ab. Auch hier obliegt den Psychotherapeut:innen die Verantwortung einer guten Diagnosefähigkeit und des Wissens, dass unterschiedliche Erkrankungen unterschiedlich lange Behandlungsprozesse bedingen. Der Berufskodex sagt dazu, dass die Verpflichtung zu einer sorgfältigen Abklärung der Verhaltensstörungen oder Leidenszustände besteht, wozu gegebenenfalls andere Berufsgruppen des Gesundheitswesens, wie Fachärzt:innen und Psycholog:innen, hinzuzuziehen sind.

- **Motivation für die Therapie**

Mitunter wird die Therapie von außen gewünscht, also von Angehörigen, Arbeitgeber:innen, Lehrer:innen etc. Ein solcher Umstand sollte besprochen werden, etwa mit Fragen wie: „Wie geht es Ihnen damit? Wie sehen Sie das? Was bedeutet das für Sie? Ist das auch Ihr Wunsch? Finden Sie das im Moment stimmig?“ Wesentlich ist immer die **Eigenmotivation** der Patient:innen zu einer Psychotherapie im gegenwärtigen Augenblick, damit sie den größtmöglichen Nutzen davon haben. Auch der Berufskodex hebt die strikte Wahrung des Grundsatzes der Freiwilligkeit zur Behandlung hervor. Es muss prinzipiell eine Einwilligung zur Behandlung vonseiten der Patient:innen bestehen.

Zusammenfassend formuliert der Berufskodex die Verpflichtung der Psychotherapeut:innen und das Recht der Patient:innen auf umfassende **Aufklärung**, insbesondere über Art und Umfang der geplanten psychotherapeutischen Behandlung. Diese Aufklärung umfasst Setting, Frequenz, allfällige Gesamtdauer (soweit abschätzbar), Honorierung und alle sonstigen Informationen, die zur Klärung dieses besonderen Arbeitsverhältnisses erforderlich sind.

Im Anschluss an die im Erstgespräch erhobene Anamnese und die Klärung des Settings nehmen Psychotherapeut:innen eine **Problemdefinition** vor sowie eine Strukturierung, welches Thema im Vordergrund steht und zuerst bearbeitet werden sollte. Daraus ergibt sich das Angebot einer Therapie oder eine andere Vorgehensweise. Es muss klar aus der Besprechung hervorgehen, dass es sich beim Eingehen einer Psychotherapie um eine Verbindlichkeit handelt.

4 Zusammenarbeit mit anderen Professionist:innen und Angehörigen

Auch dieses Thema wird im Kapitel „Zusammenarbeit von Psychotherapeut:innen mit Ärzt:innen und Vertreter:innen anderer Berufsgruppen“ (siehe S. 94) vertieft. Hier nur in Kürze: Psychotherapeut:innen haben die Grenzen ihrer Profession zu beachten. Sie dürfen niemals Ratschläge geben, die in eine andere Profession fallen, zum Beispiel in eine medizinische oder juristische.

Wenn **Angehörige** anrufen, muss das mit den Patient:innen besprochen werden. Den Angehörigen sind keine Auskünfte zu geben und es sind keine anzunehmen. Ebenso werden Angehörige darüber aufgeklärt, dass ihr Anruf mit der Patientin/dem Patienten besprochen wird. Sollten Patient:innen ein Angehörigengespräch explizit wünschen, sind Ablauf und Inhalt vorab genau mit ihnen abzustimmen (Längle, 2011). Dies gilt für erwachsene Patient:innen. Die Vorgangsweise zum Kontakt mit Angehörigen von Kindern und Jugendlichen wird im Kapitel „Wahl und Ausstattung der Praxis sowie rechtliche Aspekte bei der Arbeit mit Kindern und Jugendlichen“ (siehe ab S. 170) erörtert, da es sich um ein Spezialgebiet handelt.

5 Grundhaltung und Verlauf der Gespräche

5.1 Die personale Grundhaltung

Als Psychotherapeut:innen verhalten wir uns dem Berufskodex entsprechend und beachten die ethischen Richtlinien. Im Kapitel „Ethische Richtlinien, Berufskodex“ (siehe S. 74) wird dies ausführlich besprochen.

Formal gibt es eine Hierarchie in der gemeinsamen Arbeit: die Therapeut:innen als Expert:innen in einem Gesundheitsberuf, die Patient:innen als Hilfesuchende. Therapeut:innen haben damit Wissen und Verantwortung, mit der sie entsprechend ethisch umgehen müssen. Auf der personalen Ebene gilt Gleichwertigkeit, Achtung und Respekt zwischen den beiden Personen, die sich für eine gemeinsame Arbeit entscheiden.

5.2 Eigenverantwortung und Selbstwirksamkeit der Patient:innen

Achtsamkeit ist auch hinsichtlich einer Instrumentalisierung seitens der Patient:innen geboten – im Sinne von: „Sagen Sie mir, was ich machen soll.“ Darauf ist gut zu antworten, dass es im therapeutischen Prozess darum geht, gemeinsam zu schauen und nicht für die Patient:innen zu entscheiden. Das würde die Patient:innen andernfalls von einer Unfreiheit in die nächste bringen.

5.3 Störfelder

Hilfreich ist zudem die Vereinbarung, eventuell auftretende Unsicherheiten und Störendes anzusprechen. Dem Einvernehmen nach kann das von den Patient:innen, aber auch von den Therapeut:innen ausgehen.

zB

Es kann zum Beispiel um fehlende Pünktlichkeit gehen oder um eine noch nicht ganz gefallene Entscheidung zur Therapie. „Sie haben sich jetzt für eine Psychotherapie entschieden, was war der konkrete Auslöser? Was haben Sie vorher schon probiert? Was können Sie im Moment nicht tun, weil dieses Problem besteht? Woran sind Sie gerade dadurch gehindert?"

5.4 Strukturierung der Einheit

Eine Psychotherapieeinheit umspannt mehrere Teilbereiche. Die Patient:innen müssen in Ruhe ankommen können, um sich gut einzufinden und einzulassen. In der Regel fragen Psychotherapeut:innen erst einmal an, wie die Patient:innen gerade im Leben stehen und ob es Besonderheiten seit der letzten Sitzung gegeben hat. Was sie seither beschäftigt, ob sie anknüpfen können oder ob heute etwas anderes wichtiger ist. Danach folgt die Vertiefung in ein spezielles Problem oder Thema mittels einer entsprechenden psychotherapeutischen Methode und gegen Ende der Einheit fassen die Psychotherapeut:innen zusammen und runden das Erarbeitete ab. Einige Minuten vor dem Ende der Stunde kann es notwendig sein, darauf hinzuweisen, dass sich die Einheit langsam dem Schluss nähert.

5.5 Beenden der Einheit und Überziehen

Das Überziehen von Therapieeinheiten wird in den vielfältigen therapeutischen Schulen unterschiedlich gehandhabt. Es gibt mögliche Gründe für das Überziehen, die man genau betrachten muss. Befinden sich Patient:innen in einer akuten Krise oder sind suizidal, kann ein Überziehen angebracht sein. Neigen Patient:innen immer wieder dazu, brisante Themen erst gegen Ende der Einheit anzusprechen und somit ein Überziehen zu provozieren, muss der Grund dafür thematisiert werden. Es kann durchaus sein, dass Patient:innen die Einheit ausdehnen wollen, etwa weil sie länger als 50 Minuten brauchen, um ins Thema zu kommen, oder weil sie möchten, dass sich die Therapeut:innen mehr

Zeit nehmen, und vieles mehr. Wird immer wieder überzogen, weil die Patient:innen nicht zum Ende finden oder die Einheiten in die Länge ziehen, hilft ein deutliches Hinweisen auf die Zeitstruktur und auf das etwaige Bezahlen der überzogenen Zeit. Liegt der Grund des Überziehens auf der Seite der Therapeut:innen, ist das ein Thema für die Supervision beziehungsweise weiterführend die Selbsterfahrung.

5.6 Zusatztermine

Wenn Zusatztermine von Patient:innen angefragt werden, ist individuell zu schauen, **warum** sie den Patient:innen wichtig sind:

- Handelt es sich um eine Krise, die eine engmaschigere Betreuung nahelegt?
- Befindet sich die Therapie gerade in einem intensiven Prozess, in dem möglicherweise Schmerz und Trauer gut begleitet werden sollten?
- Suchen die Patient:innen Gesprächspartner:innen oder Freund:innen, die ihnen so häufig wie möglich zur Verfügung stehen?
- Führt etwa eine Selbstwertunsicherheit zu dem Wunsch, die Therapeut:innen möglichst oft zu sehen?

Je nach Sachlage ist gemeinsam mit den Patient:innen das für diese förderliche Vorgehen zu besprechen.

Literatur

Längle, A. (2011). Grundlagen für die Praxis der Beratung und Therapie. Unterlagen für Ausbildner. 5. überarb. Aufl.

Gesetze und Richtlinien

Berufskodex für Psychotherapeutinnen und Psychotherapeuten. BMSGPK, 2020. Abruf unter https://www.sozialministerium.at/dam/jcr:dea97f39-8567-4677-a84b-747fc49612a2/Berufskodex.pdf (18.01.2022).

Selbstpräsentation und Werbung im digitalen Zeitalter

Sandra Hren

Das Thema Werbung ist heute größer und umfangreicher denn je und es kann im ersten Moment einschüchternd wirken, sich damit auseinanderzusetzen. Wo soll man anfangen, was ist zu Beginn wichtig und was hat Zeit bis später? Womit möchte man sich selbst beschäftigen, was muss man lernen und was kann man an jemand anderen weitergeben? Und wie teuer ist das alles?

Zusätzlich ist Werbung oft ein unliebsames Thema. Der Gedanke, die eigenen Leistungen zu „verkaufen", verursacht manchem ein mulmiges Gefühl und dann gibt es da ja auch noch die **Werberichtlinie**, die für Verunsicherung sorgt. Auf der anderen Seite der Überlegungen steht gerade bei der ersten eigenen Praxis die Frage, ob und wann sich diese wirtschaftlich tragen wird. Im Gegensatz zu einer Anstellung, wo Fälle zugewiesen werden, bedeutet der Schritt in die eigene Praxis, dass man selbst aktiv werden muss, um neue „Kund:innen" zu gewinnen.

War man früher hauptsächlich auf die Überweisung von Kolleg:innen angewiesen und hat seine Visitenkarten in sämtlichen Arztpraxen der Umgebung deponiert – übrigens auch heute noch eine gute Idee –, so bietet mittlerweile das Internet die Möglichkeit, mit relativ geringem Aufwand auf den Bildschirmen vieler potenzieller Klient:innen zu erscheinen.

Werbung und Marketing muss bzw. darf nicht marktschreierisch oder aufdringlich sein. Werbung bedeutet auch nicht, Leistungen aufzudrängen oder aufzuzwingen. Durch den **Berufskodex** sind Psychotherapeut:innen dazu verpflichtet, wahre und sachliche Gesichtspunkte vor die kommerzielle Seite zu stellen. Es geht darum, die eigenen Dienstleistungen anzubieten, auf eine ehrliche, fachlich kompetente und informative Art und Weise.

1 Der erste Schritt: Wen möchte ich ansprechen

Werbung beginnt nicht bei der Erstellung einer Webseite oder eines Praxisschildes. Werbung beginnt viel früher. Der erste Schritt zu einem Werbekonzept sind Überlegungen hinsichtlich der **zukünftigen Klient:innen**.

Ein wichtiger Grundsatz von Werbung lautet, dass man wissen muss, für wen sie bestimmt ist. Dafür legt man zuerst die Gruppe von Personen fest, die das Angebot ansprechen soll. Vielleicht können Sie nur eine kleine Gruppe an Personen ausschließen, weil Sie zum Beispiel keine Kinder- und Jugendtherapie anbieten oder nicht mit schizophrenen Patient:innen arbeiten möchten. Damit haben Sie bereits den Anfang gemacht.

Tipp

> Stellen Sie sich nun vor, Sie haben ein Erstgespräch und begegnen Ihrer idealen Klientin. Wie sieht diese Person aus, weswegen kommt sie in Ihre Praxis, warum passt diese Person so gut zu Ihrem Angebot? Welche Bedürfnisse hat sie, welche Sorgen, Nöte und Ängste beschäftigen Ihren „idealen" Klienten? Welche Informationen können helfen, diese Ängste abzubauen und ein gutes Gesprächsklima herzustellen?

Schritt eins unterstützt Sie bei der Auswahl der **Inhalte** für Ihre Werbemittel. Indem Sie sich in Ihre zukünftigen Klient:innen hineinversetzen, können Sie herausfinden, welche Inhalte für interessierte Personen von Relevanz sind und welche Informationen auf Ihrer Webseite oder Ihren anderen Werbemitteln vorkommen sollten.

2 Der zweite Schritt: Wie will ich mich präsentieren

Dies betrifft Überlegungen zu Ihrer eigenen Person. Wenn Sie gerade Ihre erste eigene Praxis eingerichtet haben oder schon einmal in eine neue Praxis umgezogen sind, haben Sie sich bestimmt viele Gedanken zur Einrichtung gemacht – eventuell die Wände gestrichen und sich kleine Details überlegt. All dies hilft dabei, sich selbst wohlzufühlen und auch für die Klient:innen eine Atmosphäre zu schaffen, die heilsam ist und in der Begegnung stattfinden kann. Auch ein Erstgespräch dient dem gegenseitigen Kennenlernen und zur Klärung der Frage „Stimmt die Chemie?“. Daraufhin fällt die Entscheidung, ob man miteinander arbeiten möchte.

Dieselbe Aufgabe haben **Werbemittel**. Zum Beispiel bietet eine Webseite zukünftigen Klient:innen einen Einblick in Ihre Praxis und einen ersten Eindruck von Ihrer Person. Wenn es gelingt, dass Ihre Werbemittel, Ihre Praxis und Ihre Person mit ähnlichen Worten beschrieben werden, ist die Chance sehr hoch, dass genau die Klient:innen ein Erstgespräch vereinbaren, bei denen „die Chemie stimmt“.

Gleichzeitig helfen Ihnen diese Überlegungen bei der **Gestaltung** ihrer Werbemittel, indem Sie schon im Vorfeld definieren, welchen Eindruck Sie erzeugen möchten. Wenn Sie selbst absolut begeistert von Ihren Werbemitteln sind und Ihre Webseite aus Ihrer eigenen Sicht sehr gut gelungen ist, dann besteht eine hohe Wahrscheinlichkeit, dass Ihr gewähltes Design Sie als Person gut repräsentiert.

Um mit einer beauftragten Grafikerin sprechen zu können, müssen Sie jedoch versuchen, Ihren Geschmack, Ihre Person und Ihre Designwünsche in Begriffe zu fassen.

Folgende Fragen können helfen herauszufinden, wie Ihre Werbemittel wirken sollen:

- Welche Farben finde ich in meinem Kleiderschrank oder in von mir gestalteten Räumen?
- Würde ich mich als Minimalist bezeichnen?
- Zieht es mich zu organischen, natürlichen Formen oder mag ich es lieber technisch und geometrisch?
- Umgebe ich mich in meiner Freizeit mit vielen Menschen oder bin ich gerne allein?
- Habe ich es gerne ruhig oder mag ich den Trubel?
- Mag ich es schnörkelig oder gerade?

- Brauche ich Ordnung und Struktur?
- Wohin fahre ich gerne in den Urlaub?
- Gestalte ich meinen Alltag sehr abwechslungsreich?
- Wo und wann fühle ich mich am wohlsten?

3 Grundlegende Gestaltung

Trotz der Individualität jedes Werbemittels gibt es bei der Gestaltung einige Grundsätze zu beachten. Wenn Ihnen dieses Gebiet völlig neu ist, empfiehlt es sich, mit einem Grafiker über die nachfolgenden Themen zu sprechen und sich beraten zu lassen.

3.1 Farben und Farbpsychologie

Die Farbenlehre ist ein umfangreiches Feld und bildet ein eigenes Gebiet der Psychologie. Es gibt umfassende Literatur zu diesem Thema, deshalb folgen an dieser Stelle nur grundlegende Empfehlungen.

zB

Wie Menschen Farben empfinden, ist laut Fachliteratur und Meinung der Farbpsycholog:innen von unseren Instinkten geprägt. Die meisten Menschen bringen zum Beispiel den Farbton Orange mit Wärme in Verbindung. Wie jeder Einzelne diese Wahrnehmung empfindet, ist hingegen sehr unterschiedlich. Einige empfinden Wärme positiv und verbinden damit Begriffe wie Vertrautheit oder Lebenslust, andere hingegen empfinden Wärme als negativ.

Es ist ein interessantes Experiment, die Begriffe, die Sie in Schritt zwei herausgefunden haben, mit den Begriffen, die Ihren gewählten Farben zugehörig sind, zu vergleichen. Gibt es viele Übereinstimmungen? Falls nicht, können Sie noch einmal überlegen, wie Sie wirken möchten und welche Atmosphäre Ihr Werbemittel erzeugen soll. Schauen Sie sich dann Farben an, die diese Wirkung laut Farbpsychologie hervorrufen.

Fällt Ihre Wahl der Farben für Ihre Räume sehr vielfältig aus und ist Ihre Praxis abwechslungsreich und bunt gestaltet? Bei Ihren Werbemitteln sollten Sie sich trotzdem auf zwei Farben beschränken. Zu viele Farben verwirren das Auge und machen Ihr Werbemittel unübersichtlich und unruhig. Damit kann Ihre Botschaft nicht mehr klar transportiert werden.

Ein Farbkreis bzw. Farbrad kann bei der Wahl der Farben behilflich sein und ist im Internet leicht zu finden. Je nach Wahl der Farben erzeugt Ihr Werbemittel Spannung oder vermittelt einen eher harmonischen Eindruck. Dabei lautet die Regel: Im Farbkreis gegenüberliegende Farben bewirken beim Betrachter überwiegend Spannung. Liegen die Farben im Farbkreis nebeneinander oder sind sogar Abstufungen ein und derselben Farbe, wirkt das auf das Auge harmonisch und beruhigend.

Trotz all dieser fachlichen und psychologischen Überlegungen gilt: Am Ende ist Ihr Werbemittel dann gelungen, wenn es Ihnen gefällt und Sie das Gefühl haben, dass es zu Ihnen passt und Sie gut repräsentiert.

3.2 Schriftarten

Auch die Wahl der Schriftarten vermittelt einen grundlegenden Eindruck. Entscheiden Sie sich, wie bei Auswahl der Farben, für maximal zwei verschiedene Schriftarten: eine Schriftart für den Text und eine zweite für Überschriften und Effekte.

Achten Sie für den Text Ihrer Werbemittel auf gute Lesbarkeit. Schriftarten mit Serifen (feine Striche zum Abschluss der Buchstabenstriche), wie z. B. Times New Roman, wirken traditioneller als geradlinige Schriftarten ohne Serifen, wie z. B. Calibri.

Die Schriftart für Überschriften und Effekte können Sie ganz nach persönlicher Vorliebe auswählen. Vertrauen Sie auf Ihr Bauchgefühl. Zieht es Sie zu einer Schriftart hin, wird diese Schriftart Sie gut repräsentieren, auch wenn Sie nicht genau wissen, welche Designelemente der Schriftart dies tun.

Tipp

Eine Vielfalt an kostenlosen Schriftarten finden Sie etwa auf der Webseite von Google Fonts.

3.3 Weißräume

Weißräume sind die frei gelassenen Bereiche eines Werbemittels, also frei von Text, Bildern oder sonstigen Gestaltungselementen. Wird bei einem Design nicht auf Weißräume geachtet, wirkt das Erscheinungsbild schnell überladen und zu voll. Das Auge springt von einer Information zur nächsten und findet keine Ruhe, um sich den einzelnen Inhalten zu widmen. Darum gilt vor allem bei gedruckten Medien, aber auch auf Webseiten: Weniger ist mehr.

Trotz all dieser grundlegenden Empfehlungen ist letztlich erlaubt, was gefällt, denn Geschmäcker sind verschieden.

3.4 Ideenfindung

Sie haben sich mit den Fragen „Was will ich vermitteln?“ und „Wofür stehe ich?“ beschäftigt und sich eventuell schon Farben und Schriftarten ausgesucht. Nun geht es darum, Inspiration und Beispiele für das Layout Ihrer einzelnen Werbemittel zu finden. Beauftragen Sie eine Grafikerin, ist die Kommunikation oft einfacher, wenn Sie auf Beispiele verweisen können, die zeigen, was Sie sich vorstellen. Manchmal gefällt Ihnen in einem Beispiel nur ein kleiner Teil oder ein bestimmter Bereich. Auch diese Details herauszuarbeiten, erleichtert die Umsetzung im Anschluss um einiges.

Tipp

Eine Inspirationsquelle im Internet ist die Plattform Pinterest. Pinterest bedeutet „pin your interest“ und liefert eine schier unendliche Anzahl an Beispielen für die unterschiedlichsten Werbemittel, die man verwenden kann. Mit Suchbegriffen wie „Websitedesign“, „Logo Design“ oder „Visitenkarte“ erhalten Sie viele Anregungen.

Zu empfehlen ist die weitere Eingrenzung der Suche auf Ihren Stil, zum Beispiel mit den Suchbegriffen „Websitedesign minimalistisch“ oder „Websitedesign modern“. Sie können die für Sie relevanten „Pins“ auf einer eigenen Pinnwand speichern und diese Ihrem Grafiker als Anschauungsmaterial zur Verfügung stellen. Auch für die Auswahl von Farben und Schriften empfiehlt sich diese Plattform.

4 Wie kann ich werben: Unterschiedliche Werbemittel

4.1 Logo

Brauchen Psychotherapeut:innen ein Logo? Auf diese Frage gibt es keine einfache Antwort. Ein Logo hat grundsätzlich die Funktion, den Wiedererkennungswert zu steigern und der Welt auf einfache Art und Weise zu zeigen, wer man ist. Dabei muss ein Logo nicht immer ein Bild beinhalten. Viele Therapeut:innen wählen eine Zusammensetzung aus ihrem Namen und der Berufsbezeichnung und kreieren daraus ein optisch ansprechendes Bild, dass ihre Botschaft auf einen Blick vermittelt. Für die weitere Gestaltung der unterschiedlichen Druckmedien oder als Element auf der Webseite bietet ein Logo viele Vorteile. Haben Sie Flyer oder Visitenkarten verteilt und Interessent:innen informieren sich anschließend auf Ihrer Webseite über die Details, erkennen Besucher:innen auch durch Ihr Logo, dass sie auf der richtigen Seite gelandet sind.

4.2 Praxisschild

Auch das Praxisschild ist als Werbemittel zu verstehen, da jeden Tag Menschen an Ihrem Schild vorbeigehen und eventuell auf diesem Weg zu Ihnen finden. Natürlich gibt es für die Gestaltung des Praxisschildes gesetzliche Vorgaben, an die man sich zu halten hat (siehe Kapitel „Die Praxiswahl und erste Anschaffungen“, S. 10).

4.3 Printmedien: Visitenkarten, Flyer, Broschüren

Sogenannte Printmedien waren in der Zeit vor dem Internet die einzige Möglichkeit, ohne persönlichen Kontakt auf sich aufmerksam zu machen. Ihr Mehrwert sollte auch in unserer digitalen Zeit nicht unterschätzt werden.

Tipp

Vor allem im ländlichen Raum, aber auch im direkten Umfeld Ihrer Praxis in der Stadt lohnt es sich, Apotheken und Arztpraxen aufzusuchen und auf Ihr Angebot hinzuweisen.

Praktische Ärzt:innen sind oft froh, wenn sie jemanden weiterempfehlen können, der sich persönlich vorgestellt hat. Auch der Besuch von Kindergärten, Schulen, Alters- oder Pensionistenheimen lohnt sich je nach Ihrem Angebot. In all diesen Einrichtungen gibt es **„schwarze Bretter“**, an denen gerne Angebote aus der näheren Umgebung bekannt gemacht werden. Sich zum Beispiel bei der Schulleitung direkt vorzustellen, hilft Lehrer:innen und Direktor:innen, sich im Anlassfall an Sie zu erinnern und Sie persönlich weiterzuempfehlen. Ebenfalls sinnvoll ist es, sich mit Kolleg:innen aus der Umgebung zu vernetzen. Diese haben oft andere Zielgruppen als Sie selbst und man kann sich gegenseitig interessierte Personen vermitteln (siehe das Kapitel „Zusammenarbeit von Psychotherapeut:innen mit Ärzt:innen und Vertreter:innen anderer Berufsgruppen“, S. 94).

Was den Entwurf von Printmedien anbelangt, machen Sie sich vor dem Schreiben von Texten oder der Auswahl von Fotos Gedanken darüber, was Sie mit diesem Druckstück kommunizieren wollen und an wen Sie es verteilen werden. In erster Linie lautet Ihr Ziel, dass Interessent:innen Sie kontaktieren. E-Mail-Adresse und Telefonnummer sollten daher nicht erst ganz zum Schluss oder sehr klein gedruckt erscheinen. Versuchen Sie vor allem, beim Design von Flyern auf die bereits erwähnten Weißräume zu achten. Ein beidseitig bedruckter Flyer bietet nur begrenzten Platz. Daher neigt man dazu, sehr viele Informationen auf sehr kleinem Raum unterzubringen. Beschränken Sie sich auf einige Kernaussagen und verweisen Sie eventuell für weitere Informationen auf Ihre Webseite.

Bei der Gestaltung von Printmedien ist auf die **professionelle Ausführung** zu achten. Heutige Textverarbeitungsprogramme bieten Vorlagen für Flyer oder Visitenkarten und verleiten dazu, Flyer selbst zu Hause zu produzieren und zu drucken. Verzichten Sie auf diese Möglichkeiten und wenden Sie sich mit Ihrer Anfrage an eine Grafikerin oder Ihre Druckerei. Haben Sie dagegen Erfahrung in der Benutzung von professioneller Grafikdesign-Software, wie zum Beispiel Adobe Illustrator oder Photoshop, steht einem eigenen Entwurf natürlich nichts im Wege. Der Druck sollte in jedem Fall bei einer Druckerei in Auftrag gegeben werden. Online-Druckereien bieten oft günstige Preise für geringe Stückzahlen an, es empfiehlt sich aber auch, Druckereien in Ihrer Nähe um ein Angebot zu bitten.

4.4 Webseite

Eine Webseite ist in unserer digitalen Welt eines der wichtigsten Werbemittel, um sich zu präsentieren. Oft herrscht die irrige Meinung, dass eine Seite komplett fertiggestellt werden muss, bevor sie im Internet erscheinen kann. Die gute und ausgewogene Gestaltung einer Webseite braucht Zeit und sie wird sich mit den Jahren ebenso wie Sie selbst verändern und **weiterentwickeln**.

Zu Beginn Ihrer Praxistätigkeit ist vor allem wichtig, dass Sie überhaupt im Internet präsent sind. Dafür reicht zunächst ein repräsentatives und professionelles Foto, eine klare, kurze Beschreibung dessen, was Sie anbieten, und eine Möglichkeit für Besucher:innen, Sie zu kontaktieren. Ein Impressum und die Einhaltung der Regeln der Datenschutz-Grundverordnung (DSGVO) sind allerdings Voraussetzung für jede öffentliche Seite im Internet (siehe S. 88).

Mit diesem ersten Internetauftritt sind Sie grundsätzlich auffindbar – er kann dabei jederzeit verbessert und ergänzt werden.

- **Adresse der Webseite und Hosting**

Ihre zukünftige Webseite braucht eine Adresse, wie zum Beispiel www.vorname-nachname.at. Solche Adressen können in Österreich beispielsweise über die Anbieter nic.at oder auch Herold reserviert werden. Sie wählen Ihre Wunschadresse und können beim jeweiligen Anbieter nachsehen, ob sie noch verfügbar ist. Gegen eine geringe jährliche Gebühr bleibt diese Adresse in Zukunft für Sie reserviert.

Zusätzlich müssen Sie sich damit auseinandersetzen, wo Ihre Webseite physisch liegt, also auf welchem Computer bzw. Server sie gespeichert sein soll. Einer Webseite ein physisches „Zuhause" zu geben, nennt sich Hosting. Es gibt auch hierfür günstige Anbieter, bei denen Sie gegen eine jährliche Gebühr unterschiedliche Services mieten können.

- **Gestaltung**

Haben Sie Lust, sich selbst mit der Gestaltung Ihrer Webseite auseinanderzusetzen? Dann bieten Ihnen **Plattformen** wie Wordpress, Joomla, Squarespace und viele mehr die Möglichkeit, diese selbst zu erstellen. Auf Youtube finden Sie etliche Anleitungen und Kurse, um sich entsprechend einzuarbeiten.

Andernfalls können Sie einen **Grafiker** mit der Erstellung Ihrer Webseite beauftragen. Damit die Kosten im Rahmen bleiben und nicht für jede kleine Änderung eine externe Firma notwendig ist, können Sie eventuell vereinbaren, dass eine kleine Schulung zum Aktualisieren von Inhalten im Paketpreis enthalten ist. Viele Firmen bieten solche Paketpreise für Kleinunternehmer:innen und Startups an. Es empfiehlt sich, Preise zu vergleichen und Angebote von mehreren Firmen einzuholen. Sehen Sie sich bisherige Arbeiten der Grafiker:innen an und überlegen Sie, ob der Stil zu Ihren Vorstellungen passt. Professionelles Grafikdesign lässt sich daran erkennen, dass die unterschiedlichen Webauftritte den jeweiligen Kund:innen entsprechen und daher sehr verschieden sind. Vertrauen Sie bei den ersten Besprechungen Ihrem Bauchgefühl und stellen Sie sich die Frage, ob Sie sich eine enge Zusammenarbeit mit der jeweiligen Person vorstellen können. Grafikdesign ist etwas sehr Persönliches und der Designer muss in der Lage sein, sich auf Sie und Ihre Vorstellungen einzulassen.

Früher war es bei der Gestaltung üblich, jede Webseite in einige Unterseiten zu gliedern und die Informationen zu verteilen. Aktuell liegt das sogenannte One-Page-Design im Trend. Wie der Name schon sagt, finden Benutzer:innen alle relevanten Informationen auf einer Seite, sodass sie einfach von oben nach unten durchscrollen können. Eine Webseite im **One-Page-Design** erscheint schnell unübersichtlich, wenn sehr viele Inhalte präsentiert werden. Deshalb findet man mittlerweile oft eine Kombination aus beiden Layouts: Auf der Startseite werden wichtige Informationen in einem One-Page-Layout zusammengefasst, zu den einzelnen Themen können die Benutzer:innen auf Unterseiten weitere Details nachlesen.

- **Call-to-Action**

Unter Call-to-Action versteht man einen Handlungsaufruf an die Benutzer:innen, zum Beispiel über die Aufforderung auf einem Button „Rufen Sie jetzt an!". Natürlich ist dieser Appellcharakter für die Webseiten von Psychotherapeut:innen völlig unpassend und würde der Werberichtlinie widersprechen.

Allerdings ist bei der Gestaltung Ihrer Webseite darauf zu achten, dass Benutzer:innen sehr einfach **Kontakt** mit Ihnen aufnehmen können. Wird auf der Webseite eine Telefonnummer vermerkt, sollten Benutzer:innen die Telefonnummer auf einem Mobiltelefon gleich anrufen können, indem sie diese antippen. Dasselbe gilt für die Erreichbarkeit per E-Mail.

- **Mobile Geräte – responsives Design**

Mittlerweile finden sehr viele Internetrecherchen über ein Handy oder ein Tablet statt. Es ist daher wichtig, bei der Erstellung Ihrer Webseite auf diesen Umstand Rücksicht zu nehmen. Basiert Ihre Webseite auf einem responsiven Design, so werden die Inhalte auf mobilen Geräten optimiert dargestellt. Fehlt das responsive Design, finden sich Benutzer:innen am Handy aufgrund der kleineren Bildschirmgröße nicht zurecht und verlassen Ihre Homepage wieder. Auch bei der Suchmaschinenreihung werden Seiten mit responsivem Design bevorzugt.

- **Suchmaschinenoptimierung – SEO (Search Engine Optimization)**

Wie bereits erwähnt, kommt es zu Beginn darauf an, überhaupt im Internet vertreten zu sein. Ab dem Zeitpunkt, an dem Ihre Webseite online ist, beginnen Suchmaschinen mit der Indexierung. Dadurch wird Ihre Webseite auffindbar gemacht. Suchen Personen nach einer Information im Internet, werden Seiten, die zu dem gewählten Suchbegriff passen, von der jeweiligen Suchmaschine in einer spezifischen Reihenfolge gelistet. Die Suchmaschine entscheidet aufgrund unterschiedlichster Faktoren, welche Seite für Benutzer:innen relevanter ist als eine andere.
SEO beinhaltet zahlreiche Möglichkeiten, Ihre Seite für die Auffindbarkeit im Internet zu optimieren. Diese Maßnahmen betreffen nicht nur die technische Umsetzung, sondern sogar konkrete Formulierungen.

Suchmaschinen-Algorithmen reihen Seiten, die SEO beachten, grundsätzlich vor Seiten, die dieses Thema nicht berücksichtigen. Das Ziel einer gelungenen SEO ist, dass die eigene Webseite bei möglichst vielen Suchbegriffen, die zu meinem Angebot passen, auf der ersten oder zweiten Seite der Suchergebnisse erscheint.

Es empfiehlt sich, dieses Thema entweder selbst zu vertiefen oder Ihre Grafikerin direkt darauf anzusprechen. Achten Sie bei der Wahl Ihres Grafikers darauf, dass Knowhow zu diesem Thema vorhanden ist, oder beauftragen Sie eine Firma, die sich auf SEO spezialisiert hat.

- **Cookies**

Ein Cookie ist eine Textinformation, die auf dem Computer des Benutzers hinsichtlich des Besuchs einer Webseite gespeichert wird, wobei nicht jede Webseite Cookies versendet. Über Cookies merken sich Browser zum Beispiel die Daten zum Ausfüllen von Formularfeldern, was Benutzer:innen das mehrmalige Ausfüllen erleichtert. Falls Ihre Webseite mit Cookies arbeitet, ist es wichtig, dass Benutzer:innen beim Besuch darauf hingewiesen werden.

4.5 Weitere digitale Werbekanäle und Social Media

- **Google-Unternehmensprofil**

Google bietet ein kostenloses virtuelles Branchenverzeichnis. Sie tragen alle relevanten Informationen in Ihrem Google-Konto als Unternehmensprofil ein und Google verifiziert daraufhin Ihre Adresse. Nach erfolgter Authentifizierung sind Sie mit Ihrem Standort in Google vertreten und über Google Maps und die Google-Suche auffindbar.
Auch Ihr Google-Unternehmensprofil repräsentiert Sie im Internet und ist ein Eintrittsportal in Ihre Praxis. Indem Sie einige Fotos integrieren, werten Sie Ihr Google-Unternehmensprofil optisch auf. So werden Sie und Ihre Praxis bzw. Ihr Angebot besonders gut dargestellt.

- **Google-Ads**

Google-Ads bezeichnet die Werbeplattform von Google. Wenn Sie in Google eine Suche durchführen, sehen Sie zu Beginn und am Ende der jeweiligen Ergebnisseite Treffer mit dem Vermerk „Anzeige". Dabei handelt es sich um kommerzielle Einschaltungen. Eine Google-Anzeige lohnt sich vor allem zu Beginn Ihrer Tätigkeit, wenn es nicht wahrscheinlich ist, dass die Platzierung Ihrer Seite bei relevanten Suchbegriffen auf den ersten Trefferseiten liegt. Daher werden Sie anfangs nur wenige Anfragen von Interessent:innen direkt über die normale Suchfunktion von Google erhalten.

Mit einer Anzeige sprechen Sie potenzielle Interessenten an, die in Google nach einem Angebot wie dem Ihren suchen. Das Erstellen und Schalten von Anzeigen ist grundsätzlich kostenfrei, bezahlt wird nur für tatsächliche Klicks, also wenn Benutzer:innen Ihre Anzeige anklicken und auf Ihrer Webseite landen. Google ermöglicht das Festlegen eines **täglichen Budgets für Klicks**. Ist der Tageswert erreicht, wird Ihre Anzeige nicht mehr geschaltet und die Kosten bleiben in dem von Ihnen festgelegten Rahmen.

Tipp

Vor allem zu Beginn einer Anzeigenschaltung sollten Suchbegriffe laufend optimiert werden, wobei Google selbst und darauf spezialisierte Unternehmen dafür viel Unterstützung bietet. Neukund:innen können über die Webseite von Google-Ads einen Rückruf vereinbaren. Google-Mitarbeiter:innen melden sich telefonisch und leiten Sie durch die Erstellung ihrer ersten Anzeige.

- **Herold**

Herold bietet ebenfalls viele verschiedene Bezahlmodelle für Anzeigen. Unter anderem können Sie von Herold ein komplettes Werbekonzept erstellen lassen und werden in nahezu allen erwähnten Bereichen, wie SEO, Google-Ads usw., betreut. Auch hier empfiehlt sich der aktive Preisvergleich mit anderen Anbietern.

- **PsyOnline**

PsyOnline unterhält ein Verzeichnis der Psychotherapeut:innen in Österreich. Es gibt eine kostenlose eingeschränkte Version des Listeneintrags, aber auch diverse Bezahlmodelle, die mehr Angaben über Ihre Leistungen beinhalten.

- **Facebook, Instagram**

Auch auf Facebook und Instagram kann man ein Business-Profil anlegen und sein Angebot bekannt machen. Es empfiehlt sich, das private Profil mit einem Codenamen zu schützen, und ein professionelles Profil anzulegen. Facebook bietet außerdem die Möglichkeit, eine **Seite für Ihr Unternehmen** – auch Ihre psychotherapeutische Praxis ist ein Unternehmen – zu erstellen und Fotos, Öffnungszeiten und den Ort anzugeben. Selbst wenn Sie hier nicht sehr oft neue Inhalte posten, sind Sie doch auf Facebook vertreten und Ihre Seite wird bei der Suche nach Ihrer Branche eventuell aufgerufen. **Facebook** eignet sich für die Akquise für Psychotherapeut:innen oft besser als reine **Businessnetzwerke** wie Xing oder LinkedIn. Dennoch ist es günstig, auch dort ein Profil anzulegen und den groben Werdegang zu beschreiben. Dabei werden hilfreiche professionelle Inhalte, z. B. Verweise auf Artikel und Weiterleitungen interessanter Links zu berufspolitischen Themen oder aktuellen Vorträgen, gerne angeklickt. Sie können dazwischen Ihr Angebot in sachlicher, informativer Weise darstellen. Ein **Instagram-Profil** zu erstellen, lohnt sich vor allem, wenn Sie regelmäßig Inhalte posten möchten. Vielleicht schwebt Ihnen schon lange vor, kurze Beiträge zu psychotherapeutischen Themen zu verfassen. Angereichert mit einem ansprechenden Foto und den passenden Hashtags – das sind mit # markierte Suchbegriffe –, kann daraus sowohl ein Instagram-Post als auch ein Blogpost für Ihre Webseite werden.

- **Videos, Podcasts, Blogs**

Kurze informative Videos zu berufsrelevanten Themen, Beiträge in bestehenden Podcasts anderer Anbieter:innen oder eine eigene Podcastserie sowie Beiträge in Internetforen oder Blogs auf der eigenen Homepage sind aufwendigere, aber sehr wirkungsvolle Werbekanäle. Sie werten die eigene Webseite auf und sind als öffentlich zugängliche Medien hilfreich, um bekannter zu werden, ein bestimmtes Profil zu erarbeiten oder eine spezielle Zielgruppe zu erreichen. Viele dieser Medien sind inzwischen relativ leicht zu bedienen und daher mit verhältnismäßig geringen Kosten verbunden.

Tipp

Holen Sie sich jedenfalls Feedback aus Ihrem Umfeld – Ihr Bekanntenkreis bildet vermutlich gut die Sichtweise von Klient:innen, die zu Ihnen finden sollen, ab.

Die **wohlüberlegte Investition** in bestimmte Tools, technisches Equipment oder Dienstleistungen, wie professionelle Fotografie, ist sinnvoll. Am Beginn ist auch die Balance zwischen risiko- und investitionsfreudigem Unternehmergeist und vorsichtiger Aufbauarbeit eine Herausforderung. Hier macht sich ab und zu eine Coachingstunde bezahlt.

4.6 Artikel in Print- oder Onlinemedien

Eine kostengünstige und sehr effektive Form der Werbung ist auch die Kooperation mit der Presse. Journalist:innen sind immer wieder auf der Suche nach Expert:innen, die psychologische Themen griffig, fundiert und lebendig auf den Punkt bringen. Besonders wenn Sie sich in einem Bereich spezialisiert bzw. etwas zu einem aktuellen Thema zu sagen haben, kann es durchaus lohnen, einen kurzen Artikel an ein Print- oder Onlinemedium zu schicken und ein paar Tage später eventuell nachzutelefonieren. Falls Ihr Artikel veröffentlicht wird oder Sie als Interviewpartner:in erscheinen, erreichen Sie viele potenzielle Klient:innen, ohne einen finanziellen Aufwand zu leisten.

5 Zum Schluss

Das Thema Werbung ist sehr umfangreich. Sich selbst gut zu präsentieren, mag zu Beginn bei manchen Psychotherpeut:innen ein komisches Gefühl verursachen. Allerdings gilt zu bedenken: Jede Information auf Ihrer Webseite, jeder Blogpost oder auch ein Flyer und die Visitenkarte helfen Ihren zukünftigen Klient:innen dabei, Sie als Psychotherapeutin oder Psychotherapeut zu finden. Fokussieren Sie sich auf einige wenige Möglichkeiten und wählen Sie jene, die Ihrer Persönlichkeit entsprechen. Je mehr Freude Sie am Sprachrohr für Ihre Botschaft finden, desto authentischer und erfolgreicher wird die Wirkung sein.

Versicherungen, Steuern und Buchhaltung

Sabine Dungl-Nemetz

1 Versicherungen im Überblick

1.1 Berufshaftpflicht

Selbständige tragen mitunter ein erhöhtes Risiko, **Schadenersatzforderungen** zu erhalten. Alle eingetragenen Psychotherapeut:innen sind daher seit dem 1.1.2016 gesetzlich verpflichtet, eine Berufshaftpflichtversicherung abzuschließen. Sie deckt in der Regel Personenschäden, Sachschäden sowie Vermögensschäden ab, die Dritten im Rahmen der Berufstätigkeit entstehen. Dem Bundesministerium für Gesundheit ist ein gültiger Versicherungsschutz bei Aufforderung nachzuweisen.

Der § 16b Psychotherapiegesetz legt dafür Folgendes fest:

„(1) Der Psychotherapeut hat vor Aufnahme seiner selbständigen Berufsausübung zur Deckung der aus der Berufsausübung entstehenden Schadenersatzansprüche eine Berufshaftpflichtversicherung bei einem zum Geschäftsbetrieb in Österreich berechtigten Versicherer abzuschließen und diese während der Dauer ihrer Berufsberechtigung aufrechtzuerhalten.

(2) Für den Versicherungsvertrag muss Folgendes gelten:

1. *die Mindestversicherungssumme hat für jeden Versicherungsfall zur Deckung der aus der psychotherapeutischen Berufsausübung entstehenden Schadenersatzansprüche eine Million Euro zu betragen. Eine Haftungshöchstgrenze darf pro einjähriger Versicherungsperiode das Dreifache der Mindestversicherungssumme nicht unterschreiten,*
2. *der Ausschluss oder eine zeitliche Begrenzung der Nachhaftung des Versicherers ist unzulässig.*

(3) Der geschädigte Dritte kann den ihm zustehenden Schadenersatzanspruch im Rahmen des betreffenden Versicherungsvertrages auch gegen

den Versicherer geltend machen. Der Versicherer und der ersatzpflichtige Versicherte haften als Gesamtschuldner.

(4) Die Versicherer sind verpflichtet, dem Bundesminister für Gesundheit unaufgefordert und umgehend jeden Umstand zu melden, der eine Beendigung oder Einschränkung des Versicherungsschutzes oder eine Abweichung von der ursprünglichen Versicherungsbestätigung bedeutet oder bedeuten kann, und auf Verlangen des Bundesministers für Gesundheit über solche Umstände Auskunft zu erteilen.

(5) Der Psychotherapeut hat dem Bundesminister für Gesundheit den Bestand der Berufshaftpflichtversicherung auf dessen Verlangen jederzeit nachzuweisen.

(6) Der Psychotherapeut hat dem Patienten, dessen gesetzlichen Vertreter oder dessen Vorsorgebevollmächtigten oder Personen, die von der behandelten Person als auskunftsberechtigt benannt wurden, auf Nachfrage Auskunft über die abgeschlossene Berufshaftpflichtversicherung (Abs. 1 bis 3), insbesondere den Versicherer, zu erteilen."

Freiwillig kann man z.B. eine Berufs-Rechtsschutzversicherung, eine Praxisversicherung, eine Berufsunterbrechungs- oder eine Pensionsvorsorge bei einer Versicherungsgesellschaft abschließen. Hier ist zu beachten, dass die Versicherungsunternehmen unterschiedliche Leistungen anbieten. Deswegen sollte man mehrere Angebote einholen, um einen Vergleich zu haben. Es gilt somit genau nachzulesen, welchen Versicherungsschutz und Leistungsumfang die jeweilige Versicherung anbietet, nachfolgend ein paar Beispiele:

1.2 Berufsrechtsschutzversicherung

Diese versichert im Rahmen der Versicherungssumme die Wahrnehmung Ihrer rechtlichen Interessen inklusive der Übernahme der dabei entstehenden Kosten, wie z.B. im Bereich Strafrecht (gerichtliche Verfahren wegen Fahrlässigkeitsdelikten) oder Schadenersatzrecht.

1.3 Betriebsunterbrechungsversicherung

Diese Versicherung dient dazu, Ihnen Ihre Betriebsausgaben – also Fixkosten wie Miete, Gebühren, Kreditzinsen und Ähnliches – und den Gewinn zu ersetzen, der Ihnen entgangen ist, wenn Sie z. B. einen Unfall, eine Infektion, eine Krankheit oder einen Spitalsaufenthalt haben und ihre berufliche Tätigkeit nicht ausüben können.

1.4 Praxisversicherung

Sie können auch Ihre Räumlichkeiten versichern, wie z. B.

- die kaufmännische und technische Betriebseinrichtung, Gebrauchsgegenstände, haustechnische Anlagen und Adaptierungen zum Neuwert
- fremde Sachen zum Zeitwert gegen Feuer, Leitungswasser, Sturm, Einbruchdiebstahl, Glasbruch, Betriebsunterbrechung
- Haftpflicht für die Praxis

2 Steuern

Da es im Steuerrecht immer wieder zu Änderungen der Fristen oder Beträge kommt, ist es von Vorteil, sich jahresaktuell zu informieren.

2.1 Die Steuererklärung

§ Die **Pflicht** zur Abgabe einer Steuererklärung entsteht nach § 42 Abs. 1 EStG, wenn:

„1. er vom Finanzamt dazu aufgefordert wird oder

2. das Einkommen ganz oder teilweise aus Einkünften im Sinne des § 2 Abs. 3 Z 1 bis 3 bestanden hat und der Gewinn auf Grund eines Betriebsvermögensvergleiches zu ermitteln war oder ermittelt worden ist oder

3. *wenn das Einkommen, in dem keine lohnsteuerpflichtigen Einkünfte enthalten sind, mehr als 11 000 Euro betragen hat; liegen die Voraussetzungen des § 41 Abs. 1 Z 1, 2, 5, 6 oder 7 vor, so besteht Erklärungspflicht dann, wenn das zu veranlagende Einkommen mehr als 12 000 Euro betragen hat, oder*
4. *wenn Einkünfte aus Kapitalvermögen im Sinne des § 27a Abs. 1 oder entsprechende betriebliche Einkünfte vorliegen, die keinem Kapitalertragsteuerabzug unterliegen, es sei denn, eine Regelbesteuerung gemäß § 27a Abs. 5 ergäbe keine Steuerpflicht, oder*
5. *wenn Einkünfte aus privaten Grundstücksveräußerungen im Sinne des § 30 erzielt werden, für die keine Immobilienertragsteuer gemäß § 30c Abs. 2 entrichtet wurde, oder wenn keine Abgeltung gemäß § 30b Abs. 2 gegeben ist."*

§

Die **Fristen** der Abgabenerklärungen sind laut § 134 BAO:
- am 30.4. des Folgejahres, wenn die Steuererklärung händisch/manuell erfolgt, dies beinhaltet die Abgabenerklärung für die Einkommensteuer und die Umsatzsteuer
- am 30.6. des Folgejahres, wenn die Steuererklärung (Einkommensteuer und Umsatzsteuer) mittels FinanzOnline elektronisch erfolgt

Wenn ein Steuerberater die Erstellung der Steuererklärung vornimmt, gibt es andere Fristen, welche vom Steuerberater mitgeteilt werden (§ 134 Abs. 2 BAO).

Welche **Formulare** sind für die Steuererklärung zu verwenden?
- unselbständige Tätigkeit, d. h. Arbeiter/Angestellte:
  → L1 Arbeitnehmerveranlagung
- selbständige Tätigkeit, d. h. in eigener Praxis:
  Psychotherapeut:innen sind verpflichtet, eine Einnahmen-Ausgaben-Rechnung zu führen, welche Basis für die Einkommensteuererklärung ist. Der ermittelte Gewinn bestimmt die Höhe der Einkommensteuer, der zukünftigen Einkommensteuervorauszahlungen und der Sozialversicherungsbeiträge.

Alle Einkunftsarten sind hier zu berücksichtigen, also auch jene aus unselbständiger Arbeit, eventuelle Einkünfte aus Vermietung und Verpachtung, Kapitalertragsteuer etc.
→ E1 Einkommensteuererklärung sowie eventuell E1a, E1b

2.2 Umsatzsteuer

§

Psychotherapie ist unecht umsatzsteuerbefreit gemäß § 6 Abs. 1 Z 19 UStG.

Liegt der jährliche Gesamtumsatz bei unter 35 000 Euro netto (bis 2019 unter 30 000 Euro), tritt die Kleinunternehmerregelung in Kraft: Selbständige sind dann von der Umsatzsteuer befreit (§ 6 Abs. 1 Z 27 UStG).

Bei der Ermittlung des Gesamtumsatzes sind Hilfsgeschäfte und (unecht) steuerfreie Umsätze nicht einzubeziehen. Das heißt, Umsätze aus psychotherapeutischer Tätigkeit haben für die Berechnung der Umsatzgrenze keine Bedeutung (§ 6 Abs. 1 Z 27 UStG).

Praxismiete oder -untermiete sind ebenfalls unecht umsatzsteuerbefreit, weshalb keine Umsatzsteuer verrechnet wird (§ 6 Abs. 1 Z 16 in Verbindung mit § 6 Abs. 2 UStG, Achtung: Nachweispflicht).

2.3 Einkommensteuer

Alle Personen, die ihren Wohnsitz oder gewöhnlichen Aufenthalt in Österreich haben, sind unbeschränkt einkommensteuerpflichtig. Unbeschränkt heißt, dass das „Welteinkommen" herangezogen wird, also die gesamten in- und ausländischen Einkünfte. Der Einkommensteuersatz hängt von der Höhe des Einkommens ab (siehe Tabelle 1).

Tabelle 1: Steuersätze nach Einkommensstufen

Tarifstufen Einkommen in Euro	Grenz-steuersatz 2020 bis 2021	Grenz-steuersatz 2022	Grenz-steuersatz 2023
11 000 und darunter	0 %	0 %	0 %
über 11 000 bis 18 000	20 %	20 %	20 %
über 18 000 bis 31 000	35 %	32,50 %	30 %
über 31 000 bis 60 000	42 %	42 %	41 %
über 60 000 bis 90 000	48 %	48 %	48 %
über 90 000 bis 1 000 000	50 %	50 %	50 %
über 1 000 000	55 %	55 %	55 %

3 Die Buchhaltung in einer psychotherapeutischen Praxis

In einer psychotherapeutischen Praxis darf ein vereinfachtes System der Gewinnermittlung angewendet werden. Eine solche **Einnahmen-Ausgaben-Rechnung** erfasst lediglich die Betriebseinnahmen und -ausgaben des jeweiligen Kalenderjahres. Sowohl bare als auch unbare (über Bankkonten getätigte) Vorgänge werden dabei berücksichtigt (Zufluss-Abfluss-Prinzip). Am Ende des Geschäftsjahres erfolgt die Ermittlung des Gewinns bzw. Verlustes der Praxis, indem alle Betriebsausgaben von der Summe der Betriebseinnahmen abgezogen werden.

3.1 Honorarnote/Rechnung

Stellen Sie Ihre Leistungen in Rechnung, ist es erforderlich, hierfür einen Beleg auszufertigen. Wenn kein Angestelltenverhältnis besteht, geschieht dies mittels einer Honorarnote.

Kleinbetragsrechnungen bis 400 Euro müssen laut § 11 UStG folgende Inhalte aufweisen:

- Ihr Name und die Praxisadresse (Name und Anschrift des leistenden Unternehmens)
- handelsübliche Bezeichnung der Leistung, z. B. Psychotherapie
- Tag der Leistung oder Zeitraum, über den sich die Leistung erstreckt
- Entgelt für die Leistung (brutto inkl. Umsatzsteuer)
  Der anzuwendende Steuersatz bei psychotherapeutischer Behandlung, einschließlich Diagnostik, ist 0 %, da umsatzsteuerbefreit nach § 6 Abs. 1 Z 19 UStG 1994; Supervision ist nicht umsatzsteuerbefreit.
- Hinweis auf die Anwendung der Kleinunternehmerregelung nach § 6 Abs. 1 Z 27 UStG, wenn die Umsätze 35 000 Euro (bis 31.12.2019 30 000 Euro) nicht übersteigen; nicht einzurechnen sind die Umsätze aus der Tätigkeit als Arzt laut § 6 Abs. 1 Z 19 UStG, auf die keine Umsatzsteuer zu erheben ist
- Ausstellungsdatum der Kleinbetragsrechnung bzw. Honorarnote

Rechnungen über 400 Euro müssen zusätzlich folgende Merkmale beinhalten:

- Name und Anschrift des Leistungsempfängers
- Entgelt ohne Mehrwertsteuer, d. h. der Nettobetrag
- der auf das Entgelt entfallende Umsatzsteuerbetrag
- im Falle einer Steuerbefreiung (siehe oben) ein Hinweis, dass für diese Lieferung oder sonstige Leistung eine Steuerbefreiung gilt
- UID des liefernden bzw. leistenden Unternehmers
- fortlaufende Nummer, wobei vom Leistungsempfänger keine Überprüfung vorgenommen werden muss

Bei **Rechnungen über 10 000 Euro (inkl. USt)** ist außerdem erforderlich:

- UID des Leistungsempfängers

Zu beachten ist: Gutschriften müssen als Gutschriften bezeichnet werden.

3.2 Einnahmen-Ausgaben-Erfassung

Einnahmen und Ausgaben sind fortlaufend aufzuzeichnen:

- chronologisch sortiert, d.h. nach Datum geordnet
- fortlaufende Nummerierung der Belege
- zeitgerecht (1 Monat und 15 Tage nach Ablauf des Monats oder Quartals), wenn eine Umsatzsteuervoranmeldung erstellt wird
- Excel gilt als nicht ordnungsgemäß, da veränderbar, ein Ausdruck ist möglich
- einzeln, nicht nur als Tagessumme
- Die lückenlose Sammlung der Kontoauszüge gilt als Aufzeichnung, wenn die zugehörigen Belege zugeordnet werden, daneben sind die Barein- und -ausgänge zu erfassen.
- Aufbewahrungsfrist der Unterlagen: 7 volle Jahre; Grundstücke betreffende Aufzeichnungen und Unterlagen: 22 Jahre

Achtung: Bevor kopierte Belege z.B. an Steuerberater:innen weitergegeben werden, sind die Namen der Klient:innen zu schwärzen – es gilt die Verschwiegenheitspflicht (siehe Kapitel „Ethische Richtlinien, Berufskodex“, S. 74). Bei Zweifelsfällen leistet der Österreichische Bundesverband für Psychotherapie (ÖBVP) Unterstützung..

3.3 Anlagenverzeichnis führen

Als **geringwertige Wirtschaftsgüter (GWG)** gelten Anschaffungen bis 1 000 Euro brutto (vor dem 1.1.2023 bis 800 Euro, vor dem 1.1.2020 lag der Wert bei 400 Euro), wenn man Psychotherapeut:in und dadurch unecht steuerbefreit ist. Diese GWG werden sofort als Ausgabe verbucht.

Anschaffungen, die über diese Betragsgrenze hinausgehen, müssen in einem **Anlagenverzeichnis** erfasst werden. Dieses beinhaltet:

- Lieferant mit genauer Adresse
- Kaufdatum
- Datum der Inbetriebnahme

- Nutzungsdauer
- Abschreibung pro Jahr
- Anschaffungswert
- Restbuchwert zu jedem Jahresende

Die Nutzungsdauer bei PKW ist zwingend 8 Jahre.
Die lineare **Absetzung für Abnutzung (AfA)** wird zur gleichmäßigen Verteilung der Anschaffungskosten auf den Zeitraum der Nutzungsdauer verwendet. Es gilt die Halbjahresregel, wenn das Anlagengut im zweiten Halbjahr angeschafft wurde. Dann wird eine halbe Jahresabschreibung erfasst: Anschaffungswert / Nutzungsdauer / 2

Die betriebsgewöhnliche Nutzungsdauer bezieht sich darauf, wie lange ein Anlagegut in technischer bzw. wirtschaftlicher Hinsicht nutzbar ist. Dies wird entweder anhand von Erfahrungswerten bestimmt oder geschätzt.

3.4 Betriebsausgaben (exemplarisch)

- Personal- und Lohnnebenkosten, z. B. für eine Reinigungskraft (in diesem Fall ist ein Lohnkonto zu führen, Formular L17)
- Beheizung und Beleuchtung der Praxisräume
- AfA – Abschreibung des Anlagevermögens (siehe oben)
- Fahr- und Reisespesen (z. B. der Arbeitsweg Wohnung – Praxis – Wohnung oder die Fahrt zu einer Weiterbildung)
  Mit dem **amtlichen Kilometergeld** werden alle Kosten für die private und dienstliche Nutzung eines Kraftfahrzeuges pauschal abgegolten. Diese Pauschale beträgt 0,42 Euro/km für PKW, 0,38 Euro/km für Fahrräder und 0,24 Euro/km für Motorräder. Als Nachweis der gefahrenen Kilometer ist ein Fahrtenbuch oder eine anderweitige Belegsammlung zu führen. Pro Kalenderjahr können maximal 30 000 km geltend gemacht werden.
- Honorare (Anwalt, Notar, Steuerberater)
- Miete (Raum und Gegenstände, wie z. B. ein Kopierer)

- Büromaterial (Stifte, Papier, Toner ...), Fachliteratur, Arbeitsmaterial (Knetmasse ...)
- Reinigungsmaterial, Verbrauchsmaterial (z. B. WC-Papier)
- betriebliche Versicherungen (Sach- und Haftpflicht, Betriebsunterbrechung)
- Werbung (Visitenkarten, Webseite, Folder, Inserate)
- Porto, Telefon, Internet (Trennung von beruflichem und privatem Telefon empfiehlt sich wegen DSGVO; wenn nur ein Telefon genutzt wird, ist ein prozentualer Anteil beruflich absetzbar)
- Pflichtbeiträge zur Sozialversicherung
- betriebliche Spenden (wenn Spenden von der Empfängerorganisation ans Finanzamt gemeldet werden, dann gelten diese als private Spenden)
- **Diäten:** wenn Sie mindestens 25 km vom Mittelpunkt Ihrer normalen Tätigkeit entfernt sind; keine Tagesdiäten, wenn Sie länger als 5 Tage durchgehend oder öfter als 15-mal im Jahr am gleichen Ort waren, weil dieser Ort dann zu einem „Mittelpunkt der Tätigkeit" wird.
  Bei Inlandsreisen steht ein Tagesgeld in Höhe von maximal 26,40 Euro zu. Dieser Betrag versteht sich für die Zeitspanne von 24 Stunden. Dauert eine Reise länger als drei Stunden, so kann für jede angefangene Stunde 1/12 (somit 2,20 Euro) berechnet werden. Dauert eine Reise mehr als 11 Stunden an, erhält man bereits die volle Diät von 26,40 Euro.
  Für die Nächtigung sieht das Einkommensteuergesetz (EStG) einen Pauschalbetrag in Höhe von 15 Euro als Nächtigungsgeld (inkl. Frühstück) vor. Meist wird dieser Betrag nicht ausreichen. Anstelle des Pauschalbetrages können Sie immer die tatsächlichen Aufwendungen für die Übernachtung (inkl. Frühstück) geltend machen.

Die **gemischte Nutzung von Betriebsgütern** liegt z. B. in folgenden Fällen vor:

- Ein KFZ wird überwiegend betrieblich oder privat genutzt.

- Der Arbeitsraum befindet sich im Wohnungsverband, wobei gilt:
  a) ausschließliche Nutzung des Arbeitsraums für die Arbeit (keine privaten Gegenstände)
  b) die entsprechende Tätigkeit (Psychotherapie) muss überwiegend in diesen Räumen ausgeübt werden

Bei Zutreffen von a) und b) sind auch alle Einrichtungsgegenstände dieses Raumes, anteilige Miete oder AfA, anteilige Betriebskosten und anteilige Finanzierungskosten als Betriebsausgaben geltend zu machen.

3.5 Verlustausgleich und Verlustvortrag

In den meisten Fällen ist es möglich, innerhalb eines Geschäftsjahres Verluste und positive Einnahmen miteinander zu verrechnen. Ein solcher Verlustausgleich unterliegt jedoch nach EStG bestimmten Beschränkungen, z. B. sind private Grundstücksveräußerungen davon ausgeschlossen.

Ist ein Verlustausgleich im gleichen Jahr nicht möglich, da nicht ausreichend positive Einkünfte vorliegen, können die angefallenen Verluste in das Folgejahr vorgetragen und als Sonderausgabe abgezogen werden (§ 18 Abs. 6 EStG).

3.6 Gewinnfreibetrag

Der letztendlich zu versteuernde Gewinn ergibt sich noch nicht aus der einfachen Verrechnung von Betriebseinnahmen (Erträgen) mit den Betriebsausgaben (Aufwendungen). Auf diesen vorläufig ermittelten Gewinn kann nämlich noch ein Gewinnfreibetrag angerechnet werden. Dieser besteht aus zwei Teilen:

- Grundfreibetrag von bis zu 30 000 Euro (seit dem Ökosozialen Steuerreformgesetz 2022 nicht mehr max. 13 %, sondern 15 % des Gewinns, § 124b Z 385 EStG, gültig für nach dem 31.12.2021 beginnende Wirtschaftsjahre)
- investitionsbedingter Gewinnfreibetrag

3.7 Sozialversicherung

Die **Mindestbeitragsgrundlage** beträgt pro Jahr:

2020: 5 527,92 Euro	2022: 5 830,20 Euro
2021: 5 710,32 Euro	2023: 6 010,92 Euro

Die **Berechnungsbasis** der Sozialversicherung sind Einnahmen abzüglich Ausgaben plus der schon bezahlten bzw. vorgeschriebenen Kranken- und Pensionsversicherungsbeiträge. Der tatsächliche Beitrag zur Kranken- und Pensionsversicherung beträgt 26,83 % von diesem Wert.

Die 26,83 % setzen sich zusammen aus 6,8 % Krankenversicherung, 18,5 % Pflicht-Pensionsversicherung und 1,53 % Vorsorgekasse ab dem Jahr 2020. Bis 31.12.2019 waren es 7,65 % Krankenversicherung, 18,5 % Pflicht-Pensionsversicherung und 1,53 % Vorsorgekasse.

Die **Höchstbeitragsgrundlage** pro Jahr liegt bei:

2020: 75 180 Euro	2022: 79 380 Euro
2021: 77 700 Euro	2023: 81 900 Euro

Eine eventuelle **Differenzvorschreibung** wird von der Sozialversicherungsanstalt der Selbständigen (SVS) automatisch durchgeführt, eine Beantragung ist nicht erforderlich. Sobald alle Versicherungszeiten und Beitragsgrundlagen feststehen, nimmt die SVS die Verrechnung für das laufende Beitragsjahr und für vergangene Beitragsjahre vor.

3.8 Registrierkassenpflicht

Psychotherapeut:innen sind verpflichtet, ihre Barumsätze, also Barzahlungen und Zahlungen per Bankkarte, mit einer Registrierkasse aufzuzeichnen. Davon ausgenommen sind alle nachträglichen Zahlungen mittels Erlagschein und E-Banking. Die Registrierkassenpflicht gilt für Praxen mit einem Jahresumsatz über 15 000 Euro und Barumsätzen von mehr als 7 500 Euro im Jahr. Alle Bareingänge sind täglich

§ einzeln mit einem elektronischen Aufzeichnungssystem festzuhalten (§§ 131b, 132a BAO). Die entsprechenden elektronischen Registrierkassen müssen einen Manipulationsschutz aufweisen.

Bei Fragen gibt die Wirtschaftskammer Österreich weitere Auskünfte. Eventuelle technische Störungen und deren Behebung sind an das Finanzamt zu melden.

Nachstehende **Belege** sind zu erzeugen:

- Anfangsbeleg (jährlich)
- Monatssummenbeleg (jeweils am Monatsende)
- Jahressummenbeleg (jährlich)

Es gilt die **gesetzliche Aufbewahrungspflicht** (7 Jahre) für alle elektronischen Aufzeichnungen, die im Zuge der Nutzung der Registrierkasse anfallen, z. B. Datenerfassungsprotokolle sowie Start- und Monatsbelege.

4 Die wirtschaftliche Planung

Es ist von Vorteil, sich einen Überblick zu verschaffen, wie hoch die Einnahmen und Ausgaben unterjährig sind, um nicht in einen Liquiditätsengpass zu kommen. In Tabelle 2 findet sich ein Rechenbeispiel mit frei erfundenen Beträgen, wobei zu beachten ist, dass es sich durchweg um Bruttobeträge (d. h. inkl. Vorsteuer) handelt, da Psychotherapeut:innen nicht vorsteuerabzugsfähig sind.

Tipp

Da die angeführten Themenbereiche einen Ausschnitt aus dem Psychotherapiegesetz, Steuercodex (EStG, UStG, BAO usw.), Informationen der WKO, ÖBVP, Sozialversicherungsanstalt u. a. darstellen und nicht vollständig ausgeführt sind, ist es im Einzelfall notwendig, sich bei etwaigen Fragen an Fachpersonen zu wenden.

Tabelle 2: Rechenbeispiel zu Ausgaben/Einnahmen

	Jänner	Februar	März	April	Mai	Juni	usw.
Monatsmiete Raum	-300,00	-300,00	-300,00	-300,00	-300,00	-300,00	
Strom, Heizung, ...	-60,00	-60,00	-60,00	-60,00	-60,00	-60,00	
Telefon	-20,00	-20,00	-20,00	-20,00	-20,00	-20,00	
Internet	-20,00	-20,00	-20,00	-20,00	-20,00	-20,00	
Webseite	-10,00	-10,00	-10,00	-10,00	-10,00	-10,00	
Supervision	-120,00		-120,00		-120,00		
Weiterbildung		-300,00			-350,00		
Reisekosten		-200,00			-300,00		
Mitglieds-beitrag	-350,00	-120,00					
Büromaterial (Papier, Toner, ...)	-60,00		-70,00			-100,00	
Fachliteratur		-50,00			-30,00		
GWG Sessel			-400,00				
Versicherung Haftpflicht		-100,00					
Versicherung Betriebsunter-brechung	-80,00	-80,00	-80,00	-80,00	-80,00	-80,00	
Steuerberater				-800,00			
SVS-Voraus-zahlung		-2 500,00			-2 500,00		
Einkommen-steuer Vorauszahlung		-1 700,00			-1 700,00		
AUSGABEN	-1 020,00	-5 460,00	-1 080,00	-1 290,00	-5 490,00	-590,00	
EINNAHMEN	4 000,00	4 000,00	4 000,00	4 000,00	4 000,00	4 000,00	
LIQUIDITÄT	2 980,00	-1 460,00	2 920,00	2 710,00	-1 490,00	3 410,00	

5 Verrechnung mit Krankenkassen

Wenn Sie Ihr Diplom als Psychotherapeut:in in Händen halten und in die Liste des Gesundheitsministeriums eingetragen sind, besteht die Möglichkeit, Therapiestunden mit den Krankenkassen zu verrechnen. Es gibt zwei Varianten: der Kostenzuschuss und die Kostenübernahme.

5.1 Kostenzuschuss

Hier erhalten Ihre Patient:innen einen Teil der Kosten, die sie bei Ihnen für die Therapiestunden bezahlt haben, retour. Bis zu einer Therapiedauer von zehn Stunden reicht es, auf der **Honorarnote** folgende Angaben zu machen:

- Name, Versicherungsnummer und Adresse
- Diagnose, Behandlungsmethode und Dauer der Einheiten
- die einzelnen Behandlungstage, die Kosten pro Sitzung und insgesamt

Die Patient:innen reichen diese Honorarnote bei ihrer Krankenkasse ein.

Dauert die Psychotherapie (voraussichtlich) länger als zehn Stunden – was meistens der Fall ist –, braucht es nach der ersten Stunde eine **Arztbestätigung**, dass die in Zusammenhang mit der Inanspruchnahme von psychotherapeutischer Behandlung vorgeschriebene ärztliche Untersuchung (gemäß § 135 Abs. 1 Z 3 ASVG, § 63 Abs. 1 Z 2 B-KUVG, § 85 Abs. 1 Z 3 BSVG, § 91 Abs. 1 Z 3 GSVG) durchgeführt wurde.

Zusätzlich ist ein Antrag von Ihnen an die jeweilige Krankenkasse des Patienten/der Patientin auszufüllen. Diese Anträge variieren je nach Krankenkasse, die Formulare können bei den Kassen angefordert werden.

Sieht die Krankenkasse den Antrag als gerechtfertigt an, bewilligt sie diesen mit einer bestimmten Anzahl von Stunden, mitunter auch mit einem bestimmten Zeitraum. Nach Ablauf der Stundenanzahl bzw. des Datums ist ein neuer Antrag zu stellen.

Die Patient:innen geben bei Einreichung der Honorarnote ihre Bankverbindung an und erhalten den Kostenersatz direkt auf ihr Konto.

5.2 Kostenübernahme

Hierfür unterscheiden sich die Vorgehensweisen je nach Bundesland. Neben der Eintragung in die Psychotherapeut:innenliste sind einschlägige berufliche Erfahrungen nachzuweisen. Wenn diese den Anforderungen entsprechen, können Sie einen Vertrag mit einer Versorgungsgesellschaft im betreffenden Bundesland abschließen. In manchen Bundesländern gibt es Wartelisten, weil die zu vergebenden Plätze für die sogenannte Psychotherapie auf Krankenschein ausgebucht sind.

Im Fall der Kostenübernahme zahlen die Patient:innen kein Honorar an Sie. Sie als Psychotherapeut:in wickeln den gesamten Informations- und Zahlungsverkehr mit einer damit beauftragten Versorgungsinstitution ab. Den Antrag für die jeweiligen Patient:innen senden Sie an die Institution und erhalten nach Bewilligung den festgesetzten Satz pro Einheit auf Ihr Konto.

Wichtige Anmerkung: Sie dürfen von Ihren Patient:innen keine über die von der Krankenkasse hinausgehenden Stundensätze verlangen, die die Differenz zwischen diesem Kassensatz und Ihrem üblichen Stundenhonorar ausgleichen würden.

Die Ausbildungsvereine und die Berufsverbände werden Sie bei der Vorgehensweise zur Verrechnung mit den Krankenkassen unterstützen.

Literatur

Bundesministerium für Finanzen (BMF). Abruf von Informationen unter www.bmf.gv.at/themen/steuern (18.09.2022).

Doralt, W. (2022). Kodex des Österreichischen Rechts. Steuergesetze. Mit der Ökosozialen Steuerreform. 69. Aufl. Wien: Linde.

Fuchs, H. W. & Steiger, S. (Hg.) (2022). Leitfaden Steuern und Sozialversicherung. Wien: Österreichische Gesellschaft der Steuerberater und Wirtschaftsprüfer.

Kapferer, A. (2022). Steuerservice. Arbeitsbehelf für Steuerberater und Wirtschaftsprüfer. Wien: Vereinigung Österreichischer Steuerberater und Wirtschaftsprüfer.

oesterreich.gv.at des Bundesministeriums für Finanzen. Abruf von Informationen unter https://www.oesterreich.gv.at/lexicon (18.09.2022).

Österreichische Sozialversicherung (2022). Beitragsrechtliche Werte in der Sozialversicherung 2022. Abruf unter https://www.sozialversicherung.at/cdscontent/load?contentid=10008.763126&version=1640771764 (18.09.2022).

Österreichischer Bundesverband für Psychotherapie (ÖBVP). Abruf von Informationen unter https://www.psychotherapie.at/psychotherapeutinnen/mitgliedschaft/versicherungen (18.09.2022).

Unternehmensserviceportal (USP) des Bundesministeriums für Finanzen. Abruf von Informationen unter https://www.usp.gv.at/steuern-finanzen (18.09.2022).

Wirtschaftskammer Österreich (2022). Abgaben und Steuern. Betriebsausgaben bei der Gewinnermittlung. Abruf unter https://www.wko.at/service/steuern/est-koest_BetriebsausgabenbeiderGewinnermittlung_Broschuere.pdf (18.09.2022).

Wirtschaftskammer Österreich (WKO). Abruf von Informationen unter https://www.wko.at/service (18.09.2022).

Start der Arbeit

Ethische Richtlinien, Berufskodex

Susanne Pointner

Die psychotherapeutische Behandlung hatte, was die ethischen Grundlagen betrifft, von Anfang an einen schweren Stand. Die unvermeidbare Intimität zwischen den behandelnden und den hilfesuchenden Personen machte die **Grenzziehung** zwischen einer privaten und einer professionellen Beziehung nicht einfach. Es gab zu Beginn keine lang tradierten, wissenschaftlich fundierten Behandlungskonzepte. Die Notwendigkeit des Experimentierens ließ in der Vielfalt und Heilkraft des psychotherapiewissenschaftlichen Gartens auch manch giftige Pflanze aufkeimen.

Missbrauch von Klient:innen in unterschiedlicher Form war lange Zeit leider keine Seltenheit. Und die traumatischen Folgen wurden unterschätzt (vgl. Wirtz, 2001; von Kirchbach & Peinhaupt, 2013). Seit 1991 gibt es in Österreich ein Psychotherapiegesetz, das klar vorgibt, welche Haltungen und Regeln im Umgang mit Patient:innen zu beachten sind. Inzwischen wurden zahlreiche Richtlinien ergänzt und eine Novellierung des Gesetzes ist in Planung.

Das Wesen der therapeutischen Beziehung verlangt innerhalb festgelegter Grenzen eine individuelle Abstimmung des formalen Rahmens auf die Besonderheiten von Klient:innen und Therapeut:innen. In jeder personalen Begegnung, umso mehr in der Psychotherapie, wird die unreflektierte Anwendung von Regeln und Normen dem Menschen nicht gerecht (vgl. Längle & Pointner, 2014). Die Festschreibung verbindlicher Regeln und Gesichtspunkte ist sinnvoll und notwendig, macht jedoch in keiner Weise die ethische **Reflexion und Eigenverantwortlichkeit** der Psychotherapeut:innen obsolet. Die Präambel des Berufskodex für Psychotherapeut:innen weist explizit darauf hin: Die vom Gesetzgeber erhobenen konkreten Forderungen, wie sie die Berufspflichten darstellen, entbinden Psychotherapeut:innen keinesfalls davon, selbstverantwortlich in der Berufsausübung ihr psychotherapeutisches Handeln aus ethischer Sicht zu reflektieren. In schwerwiegenden Konfliktsituationen kann sich jemand verpflichtet fühlen, sich über einzelne Regelungen hinwegzusetzen – in eigener Verantwortung und mit der Bereitschaft, sich Nachfragen und weiteren Konsequenzen zu stellen.

Dieses Kapitel liefert einen Überblick über die wichtigsten Richtlinien des österreichischen Berufskodex. Die **Präambel** gibt Hinweise zum verantwortungsvollen Umgang mit der eigenen Person, der Aufgabe und den anvertrauten Menschen. Sie verweist auf die gesellschaftliche Verantwortung und die Wahrung des Ansehens des Berufsstandes. Darüber hinaus betont sie die selbstverantwortliche Reflexion der ethischen Verpflichtungen.

1 Der psychotherapeutische Beruf

Der Beruf ist eigenverantwortlich und wachsam gegenüber jeglichem Missbrauch der Psychotherapie (persönlichem, sozialem, institutionellem, wirtschaftlichem, politischem Missbrauch) auszuüben (§ 1 Abs. 1 und 2 PthG). §

2 Fachliche Kompetenz und Fortbildung

Therapeut:innen sind bemüht um eine selbstkritische Haltung zur eigenen Kompetenz, um ihre Weiterentwicklung und um einen angemessenen Umgang mit den eigenen Grenzen (persönlich und fachlich).

zB

Beispiel: Ein existenzanalytischer Psychotherapeut vereinbart mit einem Klienten eine Stunde außerhalb der Praxis. Bei einem Spaziergang in der Natur werden die Wahrnehmung und die emotionale Berührbarkeit des Klienten vertieft. Im weiteren Verlauf verschlechtert sich die therapeutische Beziehung, es kommt zur Beschwerde.

Der Klient führt an, der Therapeut verbringe gern Zeit im Freien und hätte sich für Spaziergänge bezahlen lassen. Im Gespräch mit Kolleg:innen sieht sich der Therapeut mit folgenden Fragen konfrontiert:

- Wodurch war die Veränderung des Settings motiviert und wie ist sie vor dem Hintergrund der existenzanalytischen Theorie und Methodik zu begründen?
- Wurde der Klient ausreichend über Sinn und Zweck des veränderten Settings informiert?
- Wie ist die Veränderung des Settings beziehungsweise die erfolgte Intervention theoretisch und methodisch angebunden?
- Wurden trotz Ortsveränderung die Rahmenbedingungen gewahrt (Zeitspanne, Honorierung, keine privaten Mitteilungen durch den Therapeuten)?
- Inwiefern könnte die Veränderung des Settings eine Rolle gespielt haben bei der Verschlechterung der therapeutischen Beziehung?
- Wurde die Veränderung des Settings, insbesondere aufgrund des weiteren Verlaufs, supervidiert? Wenn ja, welche Einsichten wurden daraus gewonnen?

In der Regel wird der Kollege keine oder nur geringe Konsequenzen zu tragen haben, wenn er seiner regelmäßigen Fortbildungspflicht (nachweisbar) nachgekommen ist und die Fragen ausreichend beantworten sowie mögliche Fehleinschätzungen reflektieren kann. Falls die Reflexion mangelhaft ist oder wenn es mehrere nachweisbare (kleinere) Regelverletzungen gibt, werden ihm Auflagen erteilt werden.

Weiters besteht eine **Verpflichtung:**

§

- zur beruflichen Fortbildung und eigenverantwortlichen Auseinandersetzung mit neuen Entwicklungen (§ 14 Abs. 1 PthG)
- zur fortlaufenden oder periodischen Supervision
- zur redlichen Überprüfung der eigenen Tätigkeit
- sich über Vorschriften und Rahmenbedingungen für die Psychotherapie im Gesamtzusammenhang des Gesundheitswesens und der psychosozialen Einrichtungen informiert zu halten

In der Regel wird die Information über neue Richtlinien durch den Ausbildungsverein erfolgen. Es empfehlen sich – vor allem nach Beendigung der Ausbildung – eine Intervisionsgruppe, fachliche kollegiale Zusammenarbeit und eine Mitgliedschaft bei einem Berufsverband.

3 Vertrauensverhältnis, Aufklärungs- und besondere Sorgfaltspflicht in der therapeutischen Beziehung

Dieser Punkt befasst sich mit dem Behandlungsvertrag im engeren Sinn, also mit Berufspflichten und Patient:innenrechten. Er weist auf die freie Therapeut:innenwahl hin sowie auf die umfassende Abklärung der Störung bzw. Leidenszustände, gegebenenfalls unter Einbeziehung anderer Berufsgruppen des Gesundheitswesens gemäß § 14 Abs. 2 PthG. Weiters betont er den Hinweis auf die Freiwilligkeit der Behandlung (§ 14 Abs. 3 PthG) sowie auf die Aufklärung über Art und Umfang der Behandlung und der Bedingungen des besonderen Vertragsverhältnisses (§ 14 Abs. 4 PthG). Patient:innen sind außerdem über den Rücktritt von der Behandlung oder eine längere Abwesenheit zu informieren (§ 14 Abs. 6 PthG).

3.1 Dokumentation

Der § 16a PthG und die später erstellte ergänzende Dokumentationsrichtlinie befassen sich mit der Führung von Aufzeichnungen und mit dem Recht von Patient:innen auf Einsichtnahme. Es ist wichtig, zwischen der offiziellen Dokumentation und persönlichen Notizen zu unterscheiden.

Die Patient:innen oder deren gesetzliche Vertretung haben jederzeit das Recht auf Einsichtnahme in die offizielle Dokumentation. Der Kreis kann auf Personen erweitert werden, die von der behandelten Person als einsichtsberechtigt benannt wurden. Der Dokumentation kommt in ihrer Rechenschaftsfunktion gegenüber der behandelten Person sowie Behörden eine bedeutende Rolle zu.

Für alle Patient:innen ist ein **Dokumentationsblatt** anzulegen. Es sollte folgende Informationen enthalten:

- Name, Anschrift, Kontaktmöglichkeiten (möglichst mehrere), Geburtsdatum, eventuell Sozialversicherungsnummer
- Diagnose, Therapieziel
- Zeitpunkt und Ende der Behandlung, Anzahl und Dauer der Sitzungen
- Setting (Einzelstunden, Gruppensetting, Frequenz)
- Honorar und Zahlungsmodalitäten (inkl. Ausfall von Behandlungseinheiten), (Teil-)Finanzierung durch Krankenversicherungsträger bzw. Dritte
- erfolgte Aufklärungsschritte und nachweisliche Informationen
- Familienstand, eventuell Ansprechperson im Krisenfall
- Anlass für die Behandlung/Beratung, Diagnose(n) nach ICD-10 (DSM-IV)
- eventuell Vorgeschichte der Problematik und der allfälligen Erkrankung sowie die bisherigen Diagnosen und den bisherigen Krankheitsverlauf, eventuell zuweisende Einrichtung oder Person – in wenigen Stichworten
- Übermittlung von Daten und Informationen an Dritte, insbesondere an Krankenversicherungsträger
- allfällige ärztliche oder klinisch-psychologische Befunde, für die psychotherapeutische Behandlung relevante Erkrankungen
- allfällige Empfehlungen und Konsultationen von Berufskolleg:innen oder Angehörigen anderer Gesundheitsberufe
- Medikation (Namen der Medikamente und der verschreibenden Ärzt:innen)
- psychotherapeutische Maßnahmen in Stichworten:
  - Thema der Stunde (eventuelle Besonderheiten der Stunde oder besondere Vorkommnisse wie stationäre Aufenthalte, Krisen, besondere Lebensereignisse, Urlaubsregelung)

  - methodische Schritte (z. B. Arbeit an der ersten Grundmotivation, Beziehungsklärung, Trauma-Aufarbeitung, Stabilisierung, biografische Arbeit, Personale Existenzanalyse, Psychoedukation, Krisenintervention, Arbeit an Abgrenzung und Konfliktfähigkeit/Übertragungsbeziehung/Wahrnehmung/Emotionalität/Positionierung, Arbeit mit kreativen Methoden/Atmung/Imaginationen, Aufstellung, Rollenspiel, Motivationsarbeit, Reflexion des Therapieverlaufs, Änderungen im Setting etc.)
- eventuelle Einsichtnahmen in die Dokumentation sowie Begründung der Verweigerung der Einsichtnahme in die Dokumentation
- Art der Beendigung der Therapie (Abschluss, Unterbrechungen, Abbruch, Überweisung)

3.2 Aufbewahrung

Die Dokumentation ist mindestens zehn Jahre ab Beendigung der psychotherapeutischen Leistungen aufzubewahren. Für den Fall des Todes von Psychotherapeut:innen ist dem Bundesministerium für Gesundheit rechtzeitig eine Person zu benennen, die die Pflicht zur Aufbewahrung der Dokumentation übernimmt.

Für die Meldung der Dokumentationsaufbewahrung ist das **Formblatt** auf der Webseite des Bundesministeriums für Gesundheit abrufbar: https://www.sozialministerium.at/Themen/Gesundheit/Medizin-und-Gesundheitsberufe/Berufe-A-bis-Z/Psychotherapeutin,-Psychotherapeut.html Unterpunkt „Dokumentation" (25.12.22).

Private **Notizen**, in denen Psychotherapeut:innen selbst den psychotherapeutischen Prozess aufzeichnen, sind dem Recht auf Einsichtnahme durch Patient:innen nicht unterworfen.

Die Frage, wie viel oder wie wenig in der Stunde protokolliert werden soll, lässt sich nicht eindeutig beantworten. Manche Patient:innen empfinden es als störend, wenn Therapeut:innen eifrig mitschreiben, weil die Begegnung darunter in ihrem subjektiven Erleben leidet. Andere fühlen sich gehört und wichtig genommen. Es empfiehlt sich, die Vorgangsweise etwas flexibel zu halten, am Beginn der Berufsausübung verschiedene Varianten auszuprobieren und auch später noch das Thema mit den Patient:innen zu besprechen.

Tipp

Erfahrungsgemäß steigert ein punktuelles Dokumentieren, das auf wesentliche Aspekte fokussiert, die Merkfähigkeit und das Finden des roten Fadens. Es erhöht auch die Chance, dass die Notizen tatsächlich vor der nächsten Stunde zur Einstimmung gelesen werden.

3.3 Verschwiegenheit

§

Nach § 15 Abs. 6 PthG müssen der umfassende Schutz der Persönlichkeitsrechte sowie die uneingeschränkte Verschwiegenheitspflicht über Geheimnisse gewährleistet sein.

Die Einhaltung der Verschwiegenheitspflicht bezieht sich nur auf **„Geheimnisse"**. Diese dürfen weder an private Personen noch an öffentliche Einrichtungen weitergegeben werden. Was darunter zu verstehen ist, unterliegt der Vereinbarung zwischen Therapeut:in und Klient:in. Tatsachen, die für die Patient:innen selbst, deren Angehörige oder auch Dritte („Drittgeheimnisse") einen Nachteil in gesundheitlicher, wirtschaftlicher oder gesellschaftlicher Sicht bedeuten könnten, sind eindeutig vom Geheimnisschutz erfasst. Im Zweifel ist bereits der Fakt, dass Patient:innen in psychotherapeutischer Behandlung stehen, ein zu schützendes Geheimnis.

Die Verschwiegenheitspflicht gilt auch für **Hilfspersonen**, etwa Personen, die durch die Verarbeitung von Patient:innendaten Kenntnisse über deren Privatsphäre erlangen, sowie Supervisor:innen, die zur Unterstützung oder zu Ausbildungszwecken herangezogen werden (§ 15 Abs. 1 PthG). Tatsachen, die außerhalb der Therapiestunden bekannt geworden oder explizit vereinbart und dokumentiert keine Geheimnisse sind, unterliegen nicht der Verschwiegenheit.

3.4 Entbindung von der Verschwiegenheitspflicht

Renate Hutterer-Krisch (2007, S. 340) betont die Verpflichtung zur uneingeschränkten Einhaltung der Verschwiegenheit: „Das Psychotherapiegesetz verzichtet auf jede explizite Durchbrechung oder Ausnahmeregelung; die Offenbarung eines Geheimnisses wird auch nicht durch Interessen der öffentlichen Gesundheitspflege oder der Rechtspflege gerechtfertigt." Daher ist laut Kierein, Pritz und Sonneck (1991) auch eine Entbindung von Psychotherapeut:innen durch Patient:innen selbst nicht möglich.

In der Richtlinie zur Verschwiegenheitspflicht des BMSGPK (2021) wird allerdings festgehalten, dass, einer Entscheidung des Oberlandesgerichtes Wien vom 10.09.2001 (15 R 135/01k) folgend, eine Entbindung von Psychotherapeut:innen von der Verschwiegenheitspflicht im Sinne der **Privatautonomie** durch die betroffene Person selbst zulässig ist. Voraussetzung ist die mündige, freie Entscheidung der Klient:innen. Diese muss persönlich (nicht durch eine Vertretung) erfolgen. Weiters dürfen Psychotherapeut:innen auf (dokumentierten) Wunsch der (mündigen) Klient:innen die Grunddaten (Beginn und Verlauf der Behandlung, Diagnose, Setting, Honorarvereinbarung) ausgehändigt werden.

3.5 Entschuldigender Notstand

Es besteht keinerlei Melde- oder Anzeigepflicht in Bezug auf anvertraute oder bekannt gewordene schwerwiegende strafrechtlich relevante Sachverhalte, wie sie etwa im § 27 des Ärztegesetzes 1998 verankert ist. Die einzige Ausnahme betrifft die **Selbst- oder Fremdgefährdung**: Sehen Therapeut:innen eine gegenwärtige oder unmittelbare reale Gefahr, die den Eintritt des Schadens als sicher oder höchst wahrscheinlich erscheinen lässt, so kann die Verletzung der Verschwiegenheitspflicht im Sinne eines „entschuldigenden Notstands" gerechtfertigt sein.

Keine Verschwiegenheitspflicht besteht außerdem, wenn Berufsangehörige Geheimnisse, die ihnen in Ausübung ihres Berufes anvertraut oder bekannt geworden sind, „in eigener Sache" vorbringen müssen, um sich in einem behördlichen oder gerichtlichen Verfahren zu verteidigen oder behauptete Schadenersatzansprüche abzuwehren. Berufsangehörige dürfen „in eigener Sache" Berufsgeheimnisse im unbedingt notwendigen Ausmaß preisgeben (vgl. OGH 25.04.2012, 7 Ob 50/12x).

Gleiches gilt, um Honorarforderungen gegen Patient:innen durchzusetzen. Patient:innen, die trotz Mahnschreiben das vereinbarte Honorar nach Fristsetzung nicht einzahlen, dürfen geklagt werden bzw. darf ein Inkassobüro informiert und beauftragt werden.

3.6 Aussagen bei Gericht und Behörden

Bei aufrechter Verschwiegenheitspflicht dürfen Berufsangehörige auch die gerichtliche Aussage verweigern. Entbinden jedoch Patient:innen sie von der Verschwiegenheitspflicht, so sind sie in einem Zivilrechtsprozess verpflichtet auszusagen. Für Strafrechtsprozesse gilt auch bei Entbindung von der Verschwiegenheit das Aussageverweigerungsrecht.

Im Falle eines Settings, das mehrere Personen betrifft, etwa in der Paartherapie, müssen alle beteiligten Personen die berufsausübende Person entbinden. Weiters ist zu beachten, dass Psychotherapeut:innen keine Aussagen von Klient:innen über Dritte weitergeben sollten. Diese subjektiven Wahrnehmungen sind Gegenstand der Behandlung und nicht zu überprüfende Tatsachen (im rechtlichen Sinn).

3.7 Gewaltschutzgesetz

§

§ 15 Psychotherapiegesetz in der Fassung des Gewaltschutzgesetzes 2019 regelt die Verschwiegenheits-, Mitteilungs- und Anzeigepflichten neu. Die Verschwiegenheitspflicht bezüglich Geheimnissen bleibt aufrecht. Entbinden können nur entscheidungsfähige Klient:innen.

Es besteht jedoch eine **Anzeigepflicht** (Kriminalpolizei, Staatsanwaltschaft), wenn der Klient/die Klientin jemanden getötet, schwer verletzt oder vergewaltigt hat oder wenn Kinder, Unmündige oder Wehrlose (z. B. gebrechliche Personen) misshandelt wurden. Voraussetzungen sind:

- die Mitteilung erfolgt in Ausübung der beruflichen Tätigkeit und
- es besteht ein begründeter Verdacht auf das Vorliegen einer gerichtlich strafbaren Handlung.

Es gibt keine zeitlichen Vorgaben.

Die Anzeigepflicht ist allerdings dann nicht gegeben, wenn Klient:innen nicht einverstanden sind oder wenn es die therapeutische Arbeit gefährden würde (wovon in der Regel auszugehen ist) – außer es besteht unmittelbare Gefahr für diese oder eine andere Person, d. h. eine realistische Gefährdung von Leben, Gesundheit oder Sicherheit. Berufsangehörige dürfen und sollen eine entsprechende Interessenabwägung vornehmen.

In einem Dienstverhältnis reicht die Meldung an den Dienstgeber. Eine Anwendung der Bestimmung auf Hilfspersonen oder Auszubildende sieht das Gesetz nicht vor (PthG, 2019).

3.8 Gutachten

Psychotherapeut:innen können Gutachten erstellen und aushändigen, sofern die anfragenden Personen nicht Patient:innen sind. Sie müssen darauf hinweisen, dass das Gespräch nicht im Rahmen einer Behandlung stattfindet und somit keine Geheimnisse ausgetauscht werden. Die Verschwiegenheit wird daher nicht verletzt.

Im Laufe oder nach einer psychotherapeutischen Behandlung darf kein Gutachten erstellt werden: „Sofern daher im Laufe oder nach Beendigung einer psychotherapeutischen Behandlung oder Betreuung die Notwendigkeit eines psychotherapeutischen Gutachtens entsteht, ist es den bisher behandelnden PsychotherapeutInnen nicht mehr möglich ohne Verletzung der Verschwiegenheitspflicht das Gutachten zu erstellen" (Gutachterrichtlinie des BMSGPK, S. 13). Es müssen daher für Gutachten **Kolleg:innen** herangezogen werden. Als „Gutachten" können auch Bestätigungen, die Inhalte der Behandlung wiedergeben, gesehen werden.

zB

Beispiel: Eine Klientin möchte von einer Therapeutin eine Bestätigung, dass sie nicht arbeitsfähig ist. Die Therapeutin müsste diese Einschätzung begründen – damit ist sowohl die Verletzung der Verschwiegenheit als auch die Gefahr der Verstrickung gegeben. Korrekterweise verweist die Therapeutin auf eine Kollegin, die nach ausreichender Diagnostik ein angemessenes Gutachten bereitstellt.

3.9 Ton- und Bildaufzeichnungen

Für die Ton- oder Bildaufzeichnung therapeutischer Gespräche muss das **Einverständnis** der Therapeut:innen und der Patient:innen einge holt werden. Eine Mustererklärung findet sich im Anhang (siehe S. 237).

3.10 Verbot jedes persönlichen Missbrauchs des Vertrauens- und Abhängigkeitsverhältnisses

Verstrickungen passieren oft schleichend. Sie betreffen leider besonders häufig Patient:innen, die bereits entsprechende biografische Vorerfahrungen und Verletzungen mitbringen, und wirken sich meist schädigend aus.

Besonders nachhaltig (re)traumatisieren sexuelle Übergriffe. Ihre Folgen sind am besten untersucht (Wirtz, 2001; Becker-Fischer & Fischer, 1996). Häufiger kommt es allerdings zu kleinen Verstößen, welche die therapeutische Beziehung gefährden, sowie zu wirtschaftlichem Missbrauch (überhöhte Honorarforderungen, Gegenleistungen statt Bezahlung). Unbemerkt bleibt oft lange die beeinträchtigende Wirkung des narzisstischen Missbrauchs, etwa die ausufernde Selbstdarstellung der Therapeut:innen (vgl. Reimer, 1996; Hutterer-Krisch, 2007). Darunter sind auch Handlungen zu verstehen, die vordergründig das Leiden der Patient:innen verringern, auf Dauer jedoch deren eigene Ressourcen mindern und Abhängigkeiten schaffen (vgl. Schmidbauer, 2007; Längle & Pointner, 2014).

Nur wenige Therapeut:innen kommen niemals in eine ethische Zwickmühle. Der professionelle Umgang besteht darin, so früh wie möglich unterstützende **Supervision** in Anspruch zu nehmen und geeignete Schritte zum Schutz der Klient:innen zu unternehmen.

Ein heikler Punkt ist die Aufnahme einer privaten Beziehung oder einer Verbindung im nicht therapeutischen Kontext nach Beendigung der Therapie (vgl. Missbrauch eines Autoritätsverhältnisses, § 212 StGB; bzw. vgl. Berufskodex, Punkt 3.7). Dabei steht die inhaltliche Komponente im Vordergrund. Patient:innen müssen die Möglichkeit haben, sich ausreichend von Therapeut:innen zu lösen. Die Zeitangabe von etwa zwei Jahren ist also nur als grober Richtwert im Sinne einer Minimalspanne zu sehen.

4 Spezielle Anwendungsbereiche des Berufskodex

Die Maßgaben des Berufskodex wirken sich auch auf das **Anbieten psychotherapeutischer Leistungen in der Öffentlichkeit** aus. Zu diesem Thema sei auf das Kapitel „Selbstpräsentation und Werbung im digitalen Zeitalter“ (siehe S. 40) verwiesen. Selbiges gilt für die kollegiale Zusammenarbeit und die Kooperation mit angrenzenden Berufen, die im Kapitel „Zusammenarbeit von Psychotherapeut:innen mit Ärzt:innen und Vertreter:innen anderer Berufsgruppen“ (siehe S. 94) ausführlich thematisiert werden.

4.1 Anwendung des Berufskodex im Rahmen der psychotherapeutischen Ausbildung

In der Zusammenarbeit mit Psychotherapeut:innen in Ausbildung unter Supervision gilt: Sie sind für ihr unmittelbares psychotherapeutisches Handeln selbst verantwortlich. Es dürfen ihnen nur Aufgaben übertragen werden, die der jeweiligen persönlichen und fachlichen Kompetenz und Belastbarkeit angemessen sind. Die Heranziehung zu einseitigen oder ausschließlich untergeordneten Hilfstätigkeiten ist unzulässig. Grundsätzlich gelten die ethischen Richtlinien auch für den Umgang mit Ausbildungskandidat:innen.

4.2 Mitwirkung im Gesundheitswesen

Psychotherapeut:innen sollten sich für die Erhaltung und Schaffung von Lebensbedingungen einsetzen, die der psychischen Gesundheit, Reifung und Entwicklung des Menschen dienen. Sie haben eine soziale Verpflichtung, für einen verbesserten Zugang zu Psychotherapie für benachteiligte und beeinträchtigte Gruppen zu wirken. Sie sollten darauf achten, dass die Krankenkassenfinanzierung reflektiert und sozial gerecht zugeteilt wird, aber auch Standfestigkeit gegenüber therapiefremden oder die Therapie gefährdenden Einflussnahmen zeigen.

4.3 Psychotherapieforschung

Psychotherapeut:innen sind angehalten, im Rahmen ihrer Möglichkeiten – unter Wahrung der Patient:innenrechte – einen Beitrag zur Forschung und Weiterentwicklung zu leisten. Mögliche Auswirkungen auf den therapeutischen Prozess sind zu reflektieren. Patient:innen sind aufzuklären und ihre schriftliche Zustimmung ist einzuholen.

4.4 Regelung von Streitfällen und Umgang mit Verstößen gegen den Berufskodex

Die Regelung von Streitfällen obliegt zunächst den Fachverbänden, dann dem Berufsverband – und nur im Fall, dass dort keine Schlichtung oder Regelung erfolgt oder es sich um besonders gravierende Verstöße handelt, dem Psychotherapiebeirat im zuständigen Bundesministerium. Im Verdachtsfall sollte erst einmal die vertrauliche Auseinandersetzung mit den **Kolleg:innen** gesucht werden. Bei Nichtbereinigung ist die **psychotherapeutische Fachvereinigung** der Betreffenden oder der **Berufsverband** in Kenntnis zu setzen. Die entsprechenden Organisationen haben Beschwerde- und Schlichtungsstellen bereitzustellen, an die sich auch Patient:innen wenden können. Zuvorderst wird in den meisten Fällen eine Klärung und Schlichtung angestrebt und entsprechende Unterstützung angeboten.

Bei schweren Verstößen oder wenn in den Fachverbänden keine Beilegung möglich ist, kommt die Beschwerde zum Beschwerdeausschuss des Psychotherapiebeirats. Beide Sichtweisen sind einzuholen. Zunächst werden die Beschwerdeführer:innen um eine schriftliche Stellungnahme gebeten. Danach werden die Beschwerten schriftlich mit der Beschwerde konfrontiert und um schriftliche Entgegnung und Darstellung des Sachverhalts gebeten. Wenn die Beschwerdeführer:innen einverstanden sind, werden häufig beide Seiten zum gemeinsamen Gespräch mit Mitgliedern des Ausschusses eingeladen. Ist dies nicht möglich, gewünscht oder zielführend, kommen sie einzeln, wobei sie berechtigt sind, eine Begleitperson mitzubringen.

Auch bei Unstimmigkeiten, die keinen eindeutigen Verstoß gegen den Berufskodex implizieren, wird eine Klärung oder Schlichtung angestrebt. Bei Verstößen hat der **Psychotherapiebeirat** des BMSGPK die Möglichkeit einer Verwarnung oder vorübergehender Kontrollen (etwa in Form von Supervision, Fortbildungen, schriftlichen Reflexionen, Berufsunterbrechung) bis hin zur bescheidmäßigen Streichung aus der Psychotherapeut:innenliste.

Schadenersatzforderungen können an dieser Stelle nicht gestellt werden, dafür ist das **Zivilgericht** zuständig. Die Strafen sind teilweise empfindlich: Zum Beispiel kann die Verletzung der Verschwiegenheit bis zu 3 600 Euro Geldstrafe oder bis zu sechs Monate Freiheitsstrafe zur Folge haben. Sexueller Missbrauch wird jedenfalls zur Anzeige gebracht und obliegt dem Strafgesetzbuch (§ 12 StGB). §

5 Datenschutz-Grundverordnung

§ Die Datenschutz-Grundverordnung (Verordnung (EU) 2016/679 des Europäischen Parlaments und des Rates vom 27. April 2016 zum Schutz natürlicher Personen bei der Verarbeitung personenbezogener Daten, zum freien Datenverkehr und zur Aufhebung der Richtlinie 95/46/EG) ist seit 2018 die Grundlage des allgemeinen Datenschutzrechts in der EU und Österreich. Das Datenschutzgesetz legt fest, wie personenbezogene Daten, elektronisch oder in Papierform, erhoben und verarbeitet, an Dritte weitergegeben und gelöscht werden müssen.

Personenbezogene Daten sind Name, Adresse, E-Mail-Adresse, aber auch, dass eine konkrete (durch die Daten „identifizierbare") Person diese oder jene Angehörige hat. Psychotherapeut:innen haben außerdem Umgang mit einer besonderen Kategorie von Daten, welche besonders behandelt und geschützt werden muss (politische Meinung, genetische Daten, Gesundheitsdaten, ICD-Diagnosen etc.).

Daten dürfen nur dann verarbeitet werden, wenn eine **Einwilligung** der jeweiligen Person in die Verarbeitung vorliegt und die Verarbeitung für die Erfüllung eines Vertragsverhältnisses oder zur Erfüllung einer rechtlichen Verpflichtung erforderlich ist (Mustervorlagen siehe Anhang, S. 237 u. 243). Da Psychotherapeut:innen Daten meist zur Erfüllung des Behandlungsvertrages oder der Dokumentationspflicht benötigen (§ 16a PthG), ist eine separate Einwilligung der Patient:innen zur Verarbeitung meist nicht erforderlich. Allerdings muss der Zweck der Verarbeitung genau beachtet werden. Wird die E-Mail-Adresse von Patient:innen zwecks Terminerinnerung erhoben, darf diese E-Mail-Adresse nicht für die Bewerbung eines Seminars verwendet werden. Psychotherapeut:innen sind grundsätzlich selbst für die korrekte Verarbeitung von Daten verantwortlich.

Alle Psychotherapeut:innen in freier Praxis müssen als datenschutzrechtliche Verantwortliche ein Verzeichnis über die von ihnen durchgeführten Verarbeitungstätigkeiten führen. In einem solchen Verzeichnis muss beispielsweise dokumentiert werden, woher die Daten stammen, zu welchen Zwecken diese verarbeitet werden und was mit diesen passiert (Mustervorlage siehe Anhang, S. 238).

5.1 Erhebung und Auflistung der verwendeten Aufzeichnungen, Unterlagen und Tools, welche die DSGVO betreffen

Folgende **Arbeitsbereiche** sind zu prüfen:

- Applikationen („Apps" = Anwendungssoftware), wie E-Mail-Programme, Webbrowser, Textverarbeitung etc.
- IT-Systeme
- Dokumentenablagen, wie z. B. Excel-Dateien
- physische Akten (handschriftliche Aufzeichnungen, Kopien, Ausdrucke etc.)
- Videoüberwachungen, Tonaufzeichnungen etc.

Sachverhalte, die erfasst werden müssen:

- Wo (Standorte, Abteilungen etc.) werden die Daten verarbeitet?
- Wer ist jeweils dafür zuständig?
- Welche personenbezogenen Daten werden von welchen Personen verarbeitet?
- Zu welchem Zweck werden die Daten verarbeitet?
- Was ist die Rechtsgrundlage (z. B. Vertragserfüllung, Einwilligungserklärung?
- Von wo kommen die Daten (Herkunft)?
- Wo gehen die Daten hin, an wen werden die Daten versendet?
- Wie lange werden die Daten benötigt/gespeichert?
- Welche Verarbeitungstätigkeiten werden nicht mehr benötigt?
- Welche Daten können gelöscht werden?
- Wer ist Ansprechpartner:in für Datenschutz bzw. welche Personen sind involviert?

5.2 Verfahrensverzeichnis

Über alle datenbezogenen Verarbeitungstätigkeiten ist ein schriftliches oder auch elektronisches Verzeichnis zu führen. Es ist auf Anfrage der Aufsichtsbehörde zur Verfügung zu stellen und dient der Kontrolle.

✓ Erforderliche **Eintragungen** sind:

- Name und Kontaktdaten des/der Verantwortlichen
- Zweck der Verarbeitungstätigkeit
- Kategorien betroffener Personen (Mitarbeiter:innen, Patient:innen etc.)
- Kategorien personenbezogener Daten (Rechnungsdaten, Adressdaten etc.)
- Kategorien von Empfänger:innen, gegenüber denen die personenbezogenen Daten offengelegt worden sind oder noch offengelegt werden (Sozialversicherung, Finanzamt, Steuerberater:in etc.)
- eventuelle Übermittlungen von personenbezogenen Daten an Empfänger:innen in einem Drittland oder internationale Organisationen
- eventuelle Löschungsfristen für verschiedene Datenkategorien
- „TOMs" = technisch-organisatorische Maßnahmen zur Datensicherheit
- Angabe der Rechtsgrundlage (Einwilligungserklärung, Behandlungsvertrag etc.) für den Zweck der Verarbeitungstätigkeit

✓ 5.3 Grundregeln für den Umgang mit Daten

- nur tatsächlich notwendige personenbezogene Daten verarbeiten und immer nur für einen konkreten Zweck (Dokumentation, Terminvereinbarungen etc.)
- Aufbewahrungspflichten beachten und eventuell automatisierte Löschung ermöglichen
- WWW Schutz der Daten vor Verlust, Veränderung und unbefugtem Zugriff (Stand der Technik beachten – vgl. z. B. www.onlinesicherheit.gv.at)

- Rechte von betroffenen Personen wahren: Recht auf Auskunft, Berichtigung, Löschung bzw. Vergessenwerden, auf Einschränkung der Verarbeitung, Datenübertragbarkeit und Widerspruch

Beispiele für Datenschutzverzeichnisse finden sich im Anhang auf Seite 238.

Literatur

Becker-Fischer, M. & Fischer, G. (1996). Sexueller Missbrauch in der Psychotherapie – was tun? Orientierungshilfen für Therapeuten und interessierte Patienten. Heidelberg: Asanger.

BMSGPK (2020a). Komplementär/Alternativmedizin. Abruf unter https://www.sozialministerium.at/Themen/Gesundheit/Medizin-und-Gesundheitsberufe/Komplementärmedizin.html (25.12.22).

BMSGPK (2020b). Information zum Gewaltschutzgesetz 2019. Verschwiegenheits-, Mitteilungs- und Anzeigenpflichten nach der Novelle des Psychotherapiegesetzes, BGBl. I Nr. 105/2019. Abruf unter https://www.psychotherapie.at/sites/default/files/files/noelp/BMG-Information-zum-Gewaltschutzgesetz-Stand-27.03.2020.pdf (25.12.22).

BMSGPK (2022). Psychotherapeutin, Psychotherapeut. Abruf unter https://www.sozialministerium.at/Themen/Gesundheit/Medizin-und-Gesundheitsberufe/Berufe-A-bis-Z/Psychotherapeutin,-Psychotherapeut.html (25.12.22).

Cronenberg, D. & Christopher, H. (2011). A dangerous method. Spielfilm. Sony Pictures Classics.

Hochgerner, M. (2021). Grundlagen der Psychotherapie. Lehrbuch zum Psychotherapeutischen Propädeutikum. 2. Aufl. Wien: Facultas.

Hutterer-Krisch, R. (2007). Grundriss der Psychotherapieethik. Praxisrelevanz, Behandlungsfehler und Wirksamkeit. Wien, New York: Springer.

Kierein, M., Pritz, A. & Sonneck, G. (1991). Psychologengesetz/Psychotherapiegesetz. Kurzkommentar. Wien: Orac.

Kriz, J. (2014). Grundkonzepte der Psychotherapie. Weinheim, Basel: Beltz.

Längle, A. (2013). Das Richtige spüren. Authentizität und Gewissen. Existenzanalyse, 30(2), 46–58.

Längle, A. & Pointner, S. (2014). Risiken, Nebenwirkungen und Schäden aus Sicht der Existenzanalyse. In: A. Leitner, B. Schigl & M. Märtens (Hg.), Wirkung, Risiken und Nebenwirkungen von Psychotherapie. Ein Beipackzettel für TherapeutInnen und PatientInnen (S. 107–111). Wien: facultas.wuv.

Reimer, C. (1996). Ethische Aspekte der Psychotherapie. In: C. Reimer, J. Eckert, M. Hautzinger & E. Wilke (Hg.), Psychotherapie. Ein Lehrbuch für Ärzte und Psychologen (S. 536–554). Heidelberg: Springer.

Schmidbauer, W. (2007). Das Helfersyndrom. Hilfe für Helfer. Hamburg: Rowohlt.

Stumm, G., Brandl-Nebehay, A. & Fehlinger, F. (1996). Handbuch für Psychotherapie und psychosoziale Einrichtungen. Wien: Falter.

von Kirchbach, G. & Peinhaupt, W. (2013). Warum sexuelle Handlungen innerhalb der psychotherapeutischen Beziehung toxisch sind. Existenzanalyse, 30(2), 72–74.

Wirtz, U. (2001). Seelenmord. Inzest und Therapie. Stuttgart: Kreuz.

§ Gesetze und Richtlinien

Berufskodex für Psychotherapeutinnen und Psychotherapeuten. BMSGPK, 2020. Abruf unter https://www.sozialministerium.at/dam/jcr:dea97f39-8567-4677-a84b-747fc49612a2/Berufskodex.pdf

Fort- und Weiterbildungsrichtlinie. Richtlinie des Bundesministeriums für Soziales, Gesundheit, Pflege und Konsumentenschutz auf Grundlage von Gutachten des Psychotherapiebeirates; zuletzt vom 02.12.2014. BMSGPK, 2020. Abruf unter https://www.sozialministerium.at/dam/jcr:cf3937ed-8f6b-4039-8829-5398e97760fa/Pth-Fort-und_Weiterbildungsrichtlinie.pdf

Gutachterrichtlinie. Richtlinie für Gutachterinnen und Gutachter Kriterien für die Erstellung von Gutachten durch Psychotherapeutinnen und Psychotherapeuten. BMSGPK, 2020. Abruf unter https://www.sozialministerium.at/dam/jcr:89fc31dc-23cd-4e4c-b27f-be3562500745/Gutachterrichtlinie.pdf

Richtlinie zur Frage der Abgrenzung der Psychotherapie von esoterischen, spirituellen, religiösen und weltanschaulichen Angeboten sowie Hinweise für PatientInnen bzw. KlientInnen. BMSGPK, 2014. Abruf unter https://www.sozialministerium.at/Themen/Gesundheit/Medizin-und-Gesundheitsberufe/Berufe-A-bis-Z/Psychotherapeutin,-Psychotherapeut.html

Verschwiegenheitspflicht gemäß Psychotherapiegesetz, Psychologengesetz 2013 und Musiktherapiegesetz unter Berücksichtigung des Gewaltschutzgesetzes 2019. BMSGPK, 2021. Abruf unter https://www.sozialministerium.at/dam/jcr:d69615f4-ba32-4726-a358-7702091a3708/Verschwiegenheitspflicht.pdf

Werberichtlinie. Richtlinie über das Verhalten in der Öffentlichkeit auf Grundlage des Gutachtens des Psychotherapiebeirats vom 14.12.2010. BMSGPK, 2020. Abruf unter https://www.sozialministerium.at/dam/jcr:95ea8ea0-a287-404e-920c-068546670dab/Werberichtlinie_22.11.2019,%20barrierefrei.pdf

E-Commerce-Gesetz 2015. Mediengesetz 2005 abrufbar im Rechtsinformationsservice des Bundeskanzleramtes unter http://www.ris.bka.gv.at

Psychotherapiegesetz – PthG. Bundesgesetz vom 7. Juni 1990 über die Ausübung der Psychotherapie. BGBl. Nr. 361/1990. RIS, Bundesrecht konsolidiert. Abruf unter https://www.ris.bka.gv.at/GeltendeFassung.wxe?Abfrage=Bundesnormen&Gesetzesnummer=10010620

Zusammenarbeit von Psychotherapeut:innen mit Ärzt:innen und Vertreter:innen anderer Berufsgruppen

Karin Matuszak-Luss

Der Mensch ist ein biopsychosoziales Wesen. Daher arbeiten Psychotherapeut:innen im biopsychosozialen Raum, was unter Umständen eine Vernetzung unterschiedlicher Berufsgruppen zum Wohle der Patient:innen, die uns anvertraut sind, verlangt. Dadurch ergibt sich die Interaktion zwischen Psychotherapeut:innen und Ärzt:innen, Psycholog:innen, Sozialarbeiter:innen, Vertreter:innen von Behörden und Berufsverbänden, Ergotherapeut:innen und Physiotherapeut:innen, um nur einige zu nennen.

Dieses Kapitel greift fünf **Ebenen der Zusammenarbeit** der Psychotherapeut:innen mit anderen Berufsgruppenvertreter:innen auf:

1) Zusammenarbeit mit anderen Berufsgruppen unter dem Aspekt der Zuweisung von Patient:innen
2) Zusammenarbeit mit anderen Berufsgruppen unter dem Aspekt der Fallarbeit
3) Zusammenarbeit unter dem Aspekt des fachlichen Austausches
4) Zusammenarbeit unabhängig vom Zuweisungskontext und von der konkreten Fallarbeit
5) Zusammenarbeit mit Angehörigen

1 Zusammenarbeit mit anderen Berufsgruppen unter dem Aspekt der Zuweisung von Patient:innen an die Psychotherapeut:innen

Mit dem Beginn der psychotherapeutischen Tätigkeit in der niedergelassenen Praxis stellt sich automatisch die Frage, wie Patient:innen den Weg zu neu etablierten Psychotherapeut:innen finden (siehe das Kapitel „Selbstpräsentation und Werbung im digitalen Zeitalter", S. 40). Der Webauftritt mittels Homepage, die Suchmaschinenoptimierung sowie die Eintragung in **Listen unterschiedlicher Berufsgruppen**, denen die Psychotherapeut:innen angehören, können in diesem Zusammenhang hilfreich sein.

zB

Beispielhaft seien folgende Listen genannt:
- BÖP (Berufsverband Österreichischer PsychologInnen)
- VAP (Verein für ambulante Psychotherapie, wurde als eigenständiger Verein auf Initiative des BÖP gegründet)
- ÖBVP (Österreichischer Bundesverband für Psychotherapie)
- Kammerlisten (z. B. Praxisplan der Österreichischen Ärztekammer)

Neben der Auffindbarkeit in den oben genannten berufsgruppenspezifischen Listen kann es sinnvoll sein, den persönlichen Kontakt zu potenziellen Zuweiser:innen zu suchen und so zu schauen, mit wem sich eine gute Kooperation entwickeln könnte.

Zwecks **Kontaktanbahnung** ist es hilfreich, sich per E-Mail, Postaussendung oder telefonischer Kontaktaufnahme bei möglichen Zuweiser:innen vorzustellen und in der Folge einen persönlichen Gesprächstermin zu vereinbaren. So besteht die Möglichkeit, dass Therapeut:innen als Person sichtbar werden, sie ihre eigene Arbeitsweise beschreiben und Spezialisierungen in der psychotherapeutischen Arbeit neben der fachspezifischen Methode verdeutlichen können (z. B. Arbeit mit psychosomatischen Patient:innen, psychotischen Patient:innen, Arbeit mit Drogenerkrankten, mit Menschen, die unter Essstörungen leiden).

Es ist sicherlich nicht immer leicht, einen persönlichen Termin zu vereinbaren, da niedergelassene Ärzt:innen und Vertreter:innen anderer Berufsgruppen im niedergelassenen Bereich zeitlich wenig Spielraum haben, aber die Mühe lohnt sich. Die Autorin tendiert in ihrer Funktion als Fachärztin dazu, Patient:innen nur zu psychotherapeutischen Kolleg:innen zu überweisen, die sie kennt und über deren Vorgehensweise sie Bescheid weiß. Nur so kann die Zuweisung gezielt und zur vollen Zufriedenheit der Patient:innen erfolgen.

2 Zusammenarbeit mit anderen Berufsgruppen unter dem Aspekt der Fallarbeit

Nicht bei allen Psychotherapien ist die Zusammenarbeit zwischen Psychotherapeut:innen und Vertreter:innen anderer Berufsgruppen notwendig. Es gibt aber bestimmte **Situationen und Entwicklungen**, die eine Zusammenarbeit erforderlich machen, wobei auf einige hier näher eingegangen werden soll:

- Verschlechterung des Zustandsbildes der Patient:innen
- Die Symptomatologie der Patient:innen verändert sich maßgeblich und die bisher gestellte Diagnose als eine der Grundlagen der bisherigen psychotherapeutischen Herangehensweise ist in Frage zu stellen.
- Agieren der Patient:innen
- Selbst- und Fremdgefährdung der Patient:innen
- Das Zustandsbild chronifiziert trotz laufender Psychotherapie, fachärztlicher Behandlung und anderer psychosozialer Interventionen.
- Die Therapeut:innen realisieren, dass die Patient:innen den Ärzt:innen nur Teilaspekte ihres Befindens zeigen, während die unerwähnte Befindlichkeit aber unter Umständen wichtig für die Wahl der ärztlichen Intervention ist.
- Die Ärzt:innen gewinnen den Eindruck, dass die Patient:innen den Therapeut:innen Themen, die für die therapeutische Zusammenarbeit wichtig wären, nicht erzählen.

§

In der Zusammenarbeit zwischen Psychotherapeut:innen und Vertreter:innen anderer Berufsgruppen oder mit anderen Psychotherapeut:innen muss immer das Einhalten der gesetzlich vorgeschriebenen **Verschwiegenheitsregelung** (gemäß § 15 PthG) und das Befolgen der DSGVO (Datenschutz-Grundverordnung, 2016) bzw. des **DSG** (Datenschutzgesetz, 1999) berücksichtigt werden. Dabei ist die Entbindung der Verschwiegenheit der Therapeut:innen und Vertreter:innen anderer Berufsgruppen durch die Patient:innen zu dokumentieren. Bevor ein Austausch zwischen Psychotherapeut:innen und anderen in der Behandlung der Patient:innen eingebundenen Personen erfolgt, sollten die Psychotherapeut:innen im Vorfeld mit den Patient:innen klar vereinbaren, worüber der kollegiale Austausch stattfindet. Es sollte auch im Vorfeld geklärt werden, wie und durch wen die Patient:innen Feedback über den fallbezogenen Austausch erhalten. Um eine bestmögliche Transparenz zu gewährleisten, kann der – meist telefonische – kollegiale Austausch in der Anwesenheit der betroffenen Patient:innen geschehen.

Diese äußerst wichtigen Themen der Verschwiegenheit und des Datenschutzes werden im Kapitel „Ethische Richtlinien, Berufskodex" (siehe S. 74) näher dargestellt und an dieser Stelle daher nur kurz erwähnt.

In der Arbeit mit psychisch kranken Menschen ist es immer wieder notwendig, weiterführende oder zusätzliche **Therapieangebote** im Sinne einer profunden psychosozialen Versorgung mit den betroffenen Menschen zu thematisieren. Sind die Patient:innen so schwer eingeschränkt, dass sie von sich aus keinen Kontakt zu anderen wichtigen Einrichtungen und anderen Psychotherapeut:innen herstellen können, sind die Psychotherapeut:innen gefragt, sie dabei zu unterstützen. Das kann so ablaufen, dass in der Therapiestunde Psychotherapeut:innen und Patient:innen gemeinsam Kontakt mit den jeweiligen Institutionen oder Therapeut:innen aufnehmen, sofern sich das einrichten lässt. Manchmal ist es aber auch gut, dass Psychotherapeut:innen im Vorfeld Informationen über die diversen Angebote der verschiedenen Einrichtungen oder anderer Therapeut:innen einholen. Solange dabei keine Daten der Patient:innen genannt werden müssen, um die gewünschten Informationen zu erhalten, braucht es im Vorfeld keine Absprache mit den Patient:innen. Anders verhält es sich, wenn Daten der Patient:innen ausgetauscht werden müssen. Hier ist gemäß der Verschwiegenheitsverordnung und der Datenschutz-Grundverordnung zu handeln.

zB

Beispiele für Einrichtungen, die im biopsychosozialen Feld in diesem Zusammenhang eine Rolle spielen, sind: Krankenhäuser, der psychosoziale Dienst (PSD), Pro Mente (Gesellschaft für psychische und soziale Gesundheit), LOK (Leben ohne Krankenhaus – Verein mit dem Zweck, Wohn-, und Lebensraum für Menschen mit psychischen Erkrankungen zu schaffen und zu erhalten), Windhorse (Gesellschaft zur Förderung psychischer Gesundheit und ganzheitlicher Therapie psychotischer Leidensformen), HPE (Hilfe für Angehörige und Freunde psychisch Erkrankter), Frauenhäuser, Männerberatungsstellen, AMS (Arbeitsmarktservice), Krankenversicherungen, Sozialreferate, Polizei, Rettung.

Im Laufe einer Psychotherapie kann sich die Frage ergeben, ob eine zusätzliche **Gruppentherapie** zur Einzeltherapie und vice versa sinnvoll wäre. In diesem Fall lassen die Psychotherapeut:innen ihren Patient:innen die notwendigen Informationen zukommen, den Kontakt mit den jeweils anderen Psychotherapeut:innen sollten die Patient:innen jedoch selbst aufnehmen.

Bei Patient:innen, die **biopsychosoziale Unterstützung in mehreren Bereichen** benötigen, hat die Kontaktaufnahme unter den mit den betroffenen Menschen arbeitenden Vertreter:innen der verschiedenen Berufsgruppen unter Wahrung der Verschwiegenheitspflicht bzw. unter der Entbindung von derselben durch die Patient:innen zu erfolgen, wie bereits erwähnt.

Ist der Wechsel zu anderen Psychotherapeut:innen aus fachlichen Gründen indiziert, dürfen die Psychotherapeut:innen nur unter Zustimmung der Patient:innen in Kontakt treten – bzw. auf deren ausdrücklichen Wunsch.

2.1 Verschlechterung des Zustandsbildes der Patient:innen

Kommt es zu einer Verschlechterung im Befinden der Patient:innen und ist eine Verständigung unter den unterstützenden professionellen Helfer:innen notwendig, so muss diese fachlich begründet und zum Wohl der Patient:innen erfolgen, dem Psychotherapiegesetz entsprechen und gemäß der DSGVO bzw. dem Datenschutzgesetz durchgeführt werden. Meistens erfolgt der Austausch über Patient:innen telefonisch. Passiert dies aber durch E-Mail oder im virtuellen Raum, müssen auch hier die Anforderungen der DSGVO bzw. des Datenschutzgesetzes gewahrt sein.

Geht die Verschlechterung im Befinden der Patient:innen so weit, dass eine **Selbst- oder Fremdgefährdung** gegeben ist und eine Zwangsbehandlung nicht vermieden werden kann, tritt die Verschwiegenheitspflicht in den Hintergrund und alle notwendigen Schritte zur Bewahrung von Leben, Gesundheit und Gut sind einzuleiten (siehe unten). Bei Vorliegen einer psychischen Krankheit und einer Selbst- und Fremdgefährdung kann eine unfreiwillige Behandlung des betroffenen Menschen in einer psychiatrischen Abteilung (im geschlossenen Bereich) erfolgen gemäß dem Unterbringungsgesetz (UbG).

2.2 Die Symptomatologie der Patient:innen verändert sich maßgeblich und die bisher gestellte Diagnose als eine der Grundlagen der bisherigen psychotherapeutischen Herangehensweisen ist in Frage zu stellen

In diesem Fall ist eine Kontaktaufnahme zu den behandelnden Ärzt:innen für Psychiatrie und/oder den Hausärzt:innen zu erwägen. Ebenso kommt eine psychologische **Differenzialdiagnose** in Betracht. All diese Überlegungen sind, sofern sie fachlich begründet sind, mit den Patient:innen auszutauschen und über deren Umsetzung muss ein Konsens gefunden werden. Der Austausch zwischen den unterschiedlichen Berufsgruppen hat entsprechend dem Psychotherapiegesetz und der DSGVO bzw. dem Datenschutzgesetz zu erfolgen.

2.3 Agieren der Patient:innen im Feld der professionellen Helfer:innen

Agieren Patient:innen, ist dieses Verhalten im Rahmen der Psychotherapie zu bearbeiten. Ein Austausch zwischen den unterschiedlichen professionellen Helfer:innen darf nur mit dem Einverständnis der Patient:innen erfolgen. Bringt das Agieren eine Selbst- oder Fremdgefährdung mit sich, sind die nachfolgend dargelegten Vorgehensweisen zu beachten.

2.4 Selbst- und Fremdgefährdung

Wenn **keine Krankheitseinsicht** seitens der Patient:innen vorliegt und/oder bei gegebener Selbst- oder Fremdgefährdung keine Einigung mit den Patient:innen über eine freiwillige Aufnahme erzielt werden kann, muss die unfreiwillige **stationäre Aufnahme** in eine psychiatrische Abteilung durch die Psychotherapeut:innen veranlasst werden. Letzteres ist durch das Unterbringungsgesetz (Unterbringung ohne Verlangen, § 8–11 UbG) definiert. Das UbG schreibt vor, dass „die Unterbringung durch einen im öffentlichen Sanitätsdienst stehenden Arzt oder Polizeiarzt bestätigt werden muss, dass die gesetzlich festgelegten Bedingungen für eine unfreiwillige Aufnahme auf einer psychiatrischen Abteilung vorliegen. Die betroffenen Erkrankten müssen von Organen des Sicherheitsdienstes dem Arzt vorgeführt werden. Bei Gefahr in Verzug, durch die das Leben oder die Gesundheit des Kranken ernsthaft betroffen ist, muss jedoch kein Arzt beigezogen werden, sondern die Polizeibeamten können den Patienten direkt in die Abteilung für Psychiatrie bringen“.

§

Liegt eine **Krankheitseinsicht** vor, so werden im Normalfall die Psychotherapeut:innen Kontakt mit den zuständigen psychiatrischen Abteilungen aufnehmen und die Patient:innen für eine **ambulante Begutachtung** vorankündigen. Die diensthabenden Ärzt:innen entscheiden in der Folge über die stationäre Aufnahme vor Ort. Sollten die Patient:innen von Angehörigen ins Spital gebracht werden wollen und erlaubt der Zustand der Patient:innen das, müssen die betreffenden Angehörigen kontaktiert werden. Die Psychotherapeut:innen haben auszuloten, ob die Angehörigen sich dieser Aufgabe gewachsen fühlen, anderenfalls muss die Rettung angefordert werden.

Achtung: Die Patient:innen sollten nicht mit dem Versprechen, selbständig ins Spital zu fahren, alleine aus der Praxis entlassen werden. Die Sorgfaltspflicht ist zu beachten!

!

2.5 Das Zustandsbild chronifiziert trotz laufender Psychotherapie, fachärztlicher Behandlung und anderer psychosozialer Interventionen

Unter diesen Umständen ist eine **Fallkonferenz** angezeigt. Die betroffenen Patient:innen müssen über die Notwendigkeit des Austausches informiert werden und ihr Einverständnis dazu geben, da eine Fallkonferenz nicht anonymisiert stattfinden kann wie eine Fallbesprechung in der Supervision oder Intervision. Dieses Einverständnis müssen Psychotherapeut:innen und Ärzt:innen und/oder Vertreter:innen anderer helfender Professionen dokumentieren. Am besten wird die Einverständniserklärung der Patient:innen schriftlich eingeholt.

2.6 Die Therapeut:innen realisieren, dass die Patient:innen den Ärzt:innen nur Teilaspekte ihres Befindens zeigen

In diesem Fall, sofern keine Selbst- oder Fremdgefährdung gegeben ist, müssen die Psychotherapeut:innen die Notwendigkeit des ehrlichen Austausches mit den behandelnden Ärzt:innen thematisieren. Es sollte mit den Patient:innen ergründet werden, warum sie gewisse Aspekte ihres Befindens den Ärzt:innen nicht zeigen. Es kann im weiteren Verlauf der Psychotherapie erarbeitet werden, was die Patient:innen für eine offene Kommunikation mit ihren Fachärzt:innen bräuchten. Eine Kontaktaufnahme mit den Ärzt:innen ohne Zustimmung der Patient:innen ist nicht zulässig.

Weiters ist ein **Agieren** der Patient:innen in Betracht zu ziehen und dessen Bedeutung für die therapeutische und ärztliche Begegnung in der Psychotherapie zu erarbeiten.

2.7 Die Ärzt:innen gewinnen den Eindruck, dass die Patient:innen den Therapeut:innen Themen, die für die therapeutische Zusammenarbeit wichtig wären, nicht erzählen

Bei dieser Problemstellung sollten die Ärzt:innen auf die Wichtigkeit einer **offenen Kommunikation** zwischen Psychotherapeut:innen und Patient:innen hinweisen. Patient:innen erleben womöglich psychodynamisch bedingte Blockaden, die sie hindern, sich hinsichtlich bestimmter Fragestellungen mitzuteilen. Psychotherapeut:innen sollten die Patient:innen ermutigen, dieses Problem mit ihnen zu klären. Eine Kontaktaufnahme mit Psychotherapeut:innen durch die Ärzt:innen ohne Zustimmung der Patient:innen ist aufgrund der Verschwiegenheitspflicht nicht angebracht.

Ein mögliches Agieren der Patient:innen sollte von den Ärzt:innen mitbedacht werden.

3 Zusammenarbeit unter dem Aspekt des fachlichen Austausches unabhängig vom Zuweisungskontext und der konkreten Fallarbeit

Psychotherapeutische Arbeit in der niedergelassenen Praxis bedeutet eine hohe **Begegnungs- und Beziehungsdichte** mit Patient:innen. Daher spielt die Aufmerksamkeit auf Psychohygiene seitens der Therapeut:innen zur Erhaltung ihrer psychischen Gesundheit eine große Rolle.

Diesbezüglich sei auf die umfangreiche **Fachliteratur** verwiesen, z. B. auf die Publikationen von Luise Reddemann, Michaela Huber, Jochen Peichl und Wolfgang Wöller sowie die zahlreichen Veröffentlichungen zur Achtsamkeit.

Ein psychohygienischer Aspekt ist u. a der **interdisziplinäre Austausch** mit Kolleg:innen, der über den konkreten Fall hinausgeht. Durch die Auseinandersetzung mit der Herangehensweise anderer Therapierichtungen an bestimmte Fragestellungen vor dem Hintergrund unterschiedlicher theoretischer Überlegungen erweitert sich die Sichtweise auf das eigene therapeutische Arbeiten und das Erfassen der Patient:innen. Das belebt den therapeutischen Alltag. Es kann den Zugang zu schwierigen Patient:innen erleichtern und verringert die Anstrengung in der Begegnung mit den Patient:innen.

Aber worin besteht der Unterschied zwischen dem interdisziplinären Austausch und der Supervision und/oder Intervision? Beim **interdisziplinären Austausch**, der über die Fallarbeit hinausgeht, wird durch die Auseinandersetzung mit anderen psychotherapeutischen Theorien und Vorgehensweisen eine Veränderung des Blickwinkels ermöglicht, was die Begegnung mit den Patient:innen beleben kann. Ebenso entsteht ein Wissen über andere therapeutische Zugänge. In Erstgesprächen stellt dies eine Hilfe dar, die bestmögliche psychotherapeutische Versorgung für die Patient:innen zu gewährleisten.

Im Falle der **Supervision** und der **Intervision** wird an konkreten Fällen bzw. Themenschwerpunkten die Fallarbeit betreffend gearbeitet. In Supervisionen reflektieren Psychotherapeut:innen unter der Leitung von Supervisor:innen das eigene therapeutische Handeln mit dem Ziel, ihr professionelles Handeln zu sichern und zu verbessern. Im Falle der Intervision suchen beruflich gleichgestellte Personen nach Lösungen für die Fallarbeit (siehe das Kapitel „Supervision und Intervision", S. 143).

Ein Beispiel für bereichernde interdisziplinäre Zusammenarbeit zeigt die Schilderung der über zehn Jahre stattfindenden „Grätzltreffen" im 14. Wiener Gemeindebezirk. Die Autorin hatte am Beginn ihrer Tätigkeit in der eigenen Ordination einen sehr anregenden Kontakt mit Psychotherapeut:innen anderer Schulen in der naheliegenden Umgebung ihrer Ordination gewonnen, der letztendlich in regelmäßige Treffen mündete. Diese fanden zwei- bis dreimal pro Jahr statt und wurden ein Forum für regen interdisziplinären Austausch zwischen Vertreter:innen diverser psychotherapeutischer Richtungen, Ärzt:innen unterschiedlicher Fachrichtungen und Vertreter:innen anderer im psychosozialen Bereich tätiger Professionen. Ebenso war damit eine Vernetzungsplattform für Kolleg:innen geschaffen, die sich neu im Grätzl beruflich einfanden. Nach ungefähr zehn Jahren löste sich das Grätzltreffen auf, da das Ziel der Vernetzung und des Voneinander-Lernens erreicht war. Das Wissen übereinander ist geblieben und hilft vielen ehemaligen Besucher:innen nach wie vor, gezielt Patient:innen an die Kolleg:innen zu überweisen, die sie während der multidisziplinären Treffen kennen und schätzen gelernt haben.

4 Zusammenarbeit mit Angehörigen

Auch wenn der Fokus dieses Kapitels auf der Zusammenarbeit von Psychotherapeut:innen mit Ärzt:innen und Vertreter:innen anderer Berufsgruppen liegt, sollte ergänzend die immer wieder notwendige Zusammenarbeit zwischen Psychotherapeut:innen und Angehörigen der Patient:innen thematisiert werden.

Die Begegnung und der Austausch zwischen den Psychotherapeut:innen und Angehörigen ihrer Patient:innen findet, wenn möglich, in Anwesenheit der Patient:innen statt und hat ein genau definiertes Gesprächsziel.

Wird der Austausch zwischen Psychotherapeut:innen und Angehörigen vonseiten der Patient:innen angeregt, ist im Vorfeld mit den Patient:innen zu klären, wozu dieses Gespräch dienen soll. Um die Begegnungsebene zwischen Patient:innen und Psychotherapeut:innen zu schützen, ist es sinnvoll, die **Gesprächsthemen** genau zu umreißen und zu definieren, was die Patient:innen nicht ins Gespräch bringen wollen. Weiters sollte im Vorfeld geklärt werden, wie im Falle eines Konfliktgesprächs mit einer potenziellen Eskalation zwischen Patient:innen und Angehörigen umgegangen wird. Liegt das Ziel eines solchen Gesprächs in der Psychoedukation über das Störungsbild der Patient:innen, ist vorab genau abzustimmen, was in Bezug auf die Krankheitssymptome der Patient:innen kommuniziert wird und auf welche Hilfestellungen für Angehörige hingewiesen werden kann.

Haben die Angehörigen den Wunsch, ein solches Gespräch zu führen, und die Patient:innen thematisieren diesen Wunsch in der Therapie, sollte das Gespräch in Anwesenheit der Patient:innen stattfinden, um das Vertrauensverhältnis zwischen Patient:innen und Psychotherapeut:innen nicht zu stören. Weiters sollten Psychotherapeut:innen generell gut abwägen, ob ein solches Angehörigengespräch zum jeweiligen Zeitpunkt **zum Wohle der Patient:innen und in deren Interesse** geschieht. Es ist hierbei besonders wichtig, ein Gesprächsziel zu definieren und die Inhalte, die Patient:innen von sich preisgeben wollen, zu vereinbaren. Psychoedukative Themen sollten festgelegt werden, wie etwa die Information über das Krankheitsbild der Patient:innen und wo Angehörige Hilfestellungen erhalten können (z. B. HPE, Anlaufstellen für Kinder von psychisch Erkrankten).

Leiten die Patient:innen den Wunsch von Angehörigen nach einem Gespräch mit den Psychotherapeut:innen weiter, aber lehnen ein solches ab, gilt es wertfrei herauszufinden, welche Gründe dafür bestehen und wie in diesem Fall verfahren werden soll. Hier muss eine dem Therapiegesetz, aber auch dem Willen und Wohl der Patient:innen entsprechende Lösung zwischen Patient:innen und Psychotherapeut:innen gefunden werden.

Kontaktieren Angehörige von sich aus die Psychotherapeut:innen, müssen die Psychotherapeut:innen darauf hinweisen, dass sie keinerlei Aussagen über Patient:innen machen und keine Auskunft geben dürfen, ob die von den Angehörigen genannte Person in Therapie in der betreffenden Praxis ist. Prinzipiell ist es ratsam, dass Familienmitglieder oder nahestehende Personen, die Kontakt zu den Psychotherapeut:innen ihrer Angehörigen suchen, darüber mit den betroffenen Erkrankten offen sprechen sollten – dann können die Patient:innen selbst den Kontakt zwischen den Psychotherapeut:innen und Angehörigen herstellen. In diesem Zusammenhang ist allgemein auf die **Verschwiegenheitspflicht** von Psychotherapeut:innen hinzuweisen.

Wollen die Angehörigen ihrerseits den Psychotherapeut:innen Informationen über die Patient:innen zukommen lassen, muss wiederum darauf hingewiesen werden, dass ein Austausch zwischen Angehörigen und Psychotherapeut:innen nur mit dem Wissen der Patient:innen stattfinden darf und auch nur, wenn die Patient:innen die Psychotherapeut:innen von der Verschwiegenheit entbinden. Sind die Angehörigen besorgt hinsichtlich der Selbst- und Fremdgefährdung der Patient:innen, muss auf das Hinzuziehen des Amtsarztes/der Amtsärztin bzw. der Polizei verwiesen werden.

Bei einer Kontaktaufnahme der Angehörigen mit den Psychotherapeut:innen ohne Wissen der Patient:innen sind die Angehörigen darauf hinzuweisen, dass die betroffenen Patient:innen darüber informiert werden, um das Vertrauensverhältnis zwischen Patient:innen und Therapeut:innen zu bewahren.

Zum Abschluss der Ausführungen über die **Zusammenarbeit zwischen Psychotherapeut:innen und Vertreter:innen anderer Berufsgruppen** seien die zentralen Eckpunkte nochmals zusammengefasst:

- Der Austausch zwischen den Helfer:innen im psychosozialen Umfeld hat immer der Optimierung der Versorgungssituation der Patient:innen zu dienen.
- Im interprofessionellen Austausch ist auf die Vorgaben zur Verschwiegenheitspflicht gemäß Psychotherapiegesetz und Datenschutzgesetz zu achten.
- Bei Vorliegen einer Selbst- und Fremdgefährdung der Patient:innen hat der Schutz des Lebens, der Gesundheit der Patient:innen oder anderer Personen oberste Priorität. Eine unfreiwillige bzw. freiwillige Behandlung in einer psychiatrischen Abteilung gemäß dem Unterbringungsgesetz ist einzuleiten.
- Der Kontakt mit Angehörigen der Patient:innen unterliegt ebenso der Verschwiegenheitspflicht, die im Psychotherapiegesetz festgelegt ist, und dem Datenschutzgesetz.
- Der interprofessionelle Austausch, unabhängig von Fallbesprechungen, kann einen Beitrag zur Psychohygiene seitens der Psychotherapeut:innen liefern.

Gesetze und Richtlinien

§

Datenschutzgrundverordnung – Datenschutzgesetz: Langtitel: Bundesgesetz zum Schutz natürlicher Personen bei der Verarbeitung personenbezogener Daten (Datenschutzgesetz – DSG). StF: BGBl. Nr. 165/1999. Datenschutzgesetz Fassung vom 3.1.2021. Abruf unter RIS.

Psychotherapiegesetz – Verschwiegenheitspflicht von Psychotherapeut*innen 1990. In: Psychotherapiegesetz. In: Bundesgesetzblatt 1990, Nr. 155; § 15; BGBl. Nr. 361/1990; Österreichische Staatsdruckerei.

Rechtsinformationssystem des Bundes – RIS. Abruf unter HYPERLINK „http://www.ris.bka.gv.at/Geltende"www.ris.bka.gv.at/Geltende Fassung.

Unterbringungsgesetz (UbG) (1990) In: Bundesgesetzblatt 1990, Nr. 155, S. 1819–1827; Österreichische Staatsdruckerei.

Unterbringungsgesetz-Bundesrecht (2017) In: BGBl. Nr. 59/2017, BGBl. Nr. 131/2017. Siehe Rechtsinformationssystem des Bundes-RIS.

Die digitale Praxis

Andrea Legerer-Bratengeyer

1 Das Internet im psychotherapeutischen Alltag

Innerhalb von wenigen Jahrzehnten hat das Internet die Welt verändert – und innerhalb von wenigen Tagen hat das Video-Setting 2020 im Zuge der Corona-Pandemie den Weg in die psychotherapeutische Praxis gefunden.

Als eine wesentliche Quelle für Informationen und Kommunikation nimmt das Internet mittlerweile einen hohen Stellenwert ein. Es steht den meisten Menschen zur Verfügung und kann einfach in die Gesundheitsversorgung der Bevölkerung mit einbezogen werden. Einen beträchtlichen Anteil bei der Behandlung von psychischen Krankheiten, und somit zur Gesundheit der Gesamtbevölkerung, leisten Psychotherapeutinnen und Psychotherapeuten. Der Einsatz von digitaler Kommunikation trägt dazu bei, dass die ambitionierten Ziele der psychosozialen Versorgung der Bevölkerung erreicht werden. Räumliche Grenzen entfallen und allen Betroffenen, auch jenen in unterversorgten Regionen, stehen Psychotherapie-Angebote zur Verfügung.

Traditionell ist Psychotherapie ein städtisches Phänomen. Im ländlichen Bereich arbeiten nur 32 Prozent der Psychotherapeut:innen und es bestehen immer noch Barrieren, wie Informationsdefizite, soziale Kontrolle und fehlende oder weit entfernte Angebote. Gerade diese Hindernisse sind durch das Online-Setting obsolet. Räumliche Distanz spielt eine untergeordnete Rolle, soziale Kontrolle findet nicht statt und Therapeut:innen aus den städtischen Bereichen können mit ihren Angeboten die mangelhafte Versorgung der ruralen Gebiete kompensieren.

Das Internet bietet unterschiedliche Zugänge, um Menschen eine moderne psychosoziale Gesundheitsversorgung zu ermöglichen. Vor allem die internetbasierte Informations- und Kommunikationstechnologie (IKT) eignet sich für den Einsatz in der psychotherapeutischen Praxis. Es findet ein Settingwechsel statt, der keine eigene Fachrichtung, sondern eine neue Form der Begegnung darstellt. Die Videosprechstunde nutzt das Internet als Kommunikationsmedium.

Mittlerweile existiert in der psychosozialen Versorgung ein breites Angebot internetbasierter Anwendungen. Diese verlaufen entweder synchron oder asynchron und umschließen Selbsthilfeprogramme mit und ohne Therapeut:innenkontakt, Telefon- und Video-Setting sowie internetbasierte Schreibtherapie und Blended Counseling.

2 Rechtliche Rahmenbedingungen in Österreich

§

Die gegenwärtig geltende, sogenannte **Internetrichtlinie für Psychotherapeut:innen** ist aus dem Jahr 2005, wurde 2020 überarbeitet und regelt die grundsätzlichen Bedingungen der psychotherapeutischen Beratung via Internet.

Die Internetrichtline schließt Psychotherapie via Internet als nicht lege artis aus.

Psychotherapeutische **Online-Beratung**, **Selbsterfahrung**, **Coaching oder Supervision** gelten ebenfalls als Ausübung von Psychotherapie, da psychotherapeutische Fachkompetenzen eingesetzt werden. Sie dürfen nur dann übernommen werden, wenn ausreichende Kenntnisse und Erfahrungen vorhanden sind. Ist das nicht der Fall, haften Berufsangehörige, weil sie sich ohne Befähigung auf die Beratung eingelassen haben.

Psychotherapeutische Online-Beratung wird also in der Richtlinie als Psychotherapie qualifiziert, darf allerdings zum Einsatz kommen, sofern die Berufspflichten erfüllt werden und keine krankheitswertige Störung vorliegt. Die Grenze zwischen Psychotherapie (Behandlung einer krankheitswertigen Störung) und Beratung unterliegt einem fachlichen Diskurs.

Synchrone Settings (Video, Telefon) ermöglichen einen persönlichen und unmittelbaren Kontakt und werden grundsätzlich als unproblematisch angesehen, weil die Kontinuität der Kommunikation gewahrt bleibt.

✓ Die **Verpflichtung zur Gefahrenbeherrschung und Sorgfalt** umfasst:
- das persönliche Gespräch und Aufklärung über die Grenzen, Ziele, Möglichkeiten und Gefahren des digitalen Settings
- die Dokumentation der Aufklärung und Gefahreneinschätzung, des Beratungsverlaufs und eventueller technischer Unzulänglichkeiten
- den Abbruch des digitalen Settings und Empfehlung einer Behandlung in der niedergelassenen Praxis, falls diese notwendig wird

Die **Datenübertragung** muss vonseiten der Psychotherapeut:innen endverschlüsselt sein. Ebenso müssen die Klient:innen auf Risiken der unverschlüsselten Datenübertragung hingewiesen werden. Das zur digitalen Beratung verwendete Endgerät muss mit einer Firewall und einem Virenschutz ausgestattet sein und darf unbefugten Personen keinen Zugriff gewähren.

Zur Gewährleistung der Einhaltung der erforderlichen technischen Standards und der Datensicherheit wird empfohlen, eine Fachkraft für Informationstechnologie hinzuzuziehen.

§ Weiters unterliegen Psychotherapeut:innen, die entgeltliche Beratung via Internet anbieten, dem E-Commerce-Gesetz und dem Konsumentenschutzgesetz (Internetrichtlinie, 2020).

3 Vor- und Nachteile internetbasierter Interventionen

Zu den **Vorteilen** einer internetbasierten Psychotherapie zählen vor allem folgende Aspekte:
- niederschwelliger und wenig stigmatisierender Zugang
- zeit- und ortsunabhängige Verfügbarkeit
- individuellere bzw. intensivere Dosierung

Vorteile für Psychotherapeut:innen ergeben sich aus dem flexiblen Workload und der besseren Versorgung bereits betreuter Klient:innen. Zusätzlich können neue Klient:innen gefunden werden, da das Einzugsgebiet kaum mehr beschränkt ist.

Nachteile werden vor allem im Bereich der qualitativen Diagnostik gesehen. Das explorierende Gespräch wird durch den reduzierten Patienten-Therapeuten-Kontakt erschwert und es bestehen gegenwärtig Einschränkungen hinsichtlich der Anwendbarkeit bei Komorbiditäten. Weiters bestehen deutliche Einschränkungen bei der Abfederung von akuten Krisen oder bei Suizidalität.

4 Das Video-Setting in der psychotherapeutischen Praxis

Bei der Einführung einer digitalen Praxis gibt es viel zu bedenken und die richtigen Entscheidungen müssen getroffen werden.

Die American Telemedicine Association (ATA) hat folgende sechs Punkte als Orientierungshilfe in einem „**Quick-Start Guide**" veröffentlicht:

- **Technologie:** Welche technischen Bedingungen habe ich in meiner Praxis? Welche Technologie, welchen Videodienstanbieter kann ich für die Videosprechstunde nutzen?
- **Klinik:** Welche Klient:innen können telemedizinisch betreut werden? Welche klinischen Bilder, Diagnosen sind geeignet?
- **Abrechnung:** Wie erfolgt die Abrechnung generell? Wie erfolgt die Abrechnung mit der Krankenkasse (Rückerstattung)?
- **Richtlinien:** Wie gehe ich mit kritischen Situationen um? Welchen Notfallplan habe ich?
- **Kommunikation:** Wie kommuniziere ich gegenüber den Klient:innen die Abläufe der Videosprechstunde?
- **Qualitätssicherung:** Wie überprüfe ich die Effektivität der abgehaltenen Sitzung?

4.1 Die Organisation der Videosprechstunde

Die Organisation der Videosprechstunde unterscheidet sich von jener des Face-to-Face-Settings. Im Video-Setting muss darauf geachtet werden, dass alle notwendigen Utensilien in Griffweite sind, damit die Therapeut:innen den Bildausschnitt nicht verlassen und die Klient:innen alleine zurückbleiben.
Zu Beginn jeder Videositzung sollte der genaue Ort erfragt werden, an dem sich die Patient:innen befinden, um die Angaben des Notfallplans (siehe S. 116) zu validieren. Falls mehrere Menschen an der Sitzung teilnehmen, sollten alle auf dem Bildschirm zu sehen sein. Die Teilnehmer:innen stimmen sich darüber ab, dass keine anderen Personen im Raum sind bzw. den Raum während der Sitzung betreten.

4.2 Der Arbeitsraum

Unabdingbar ist ein Arbeitsraum, der die **Intimität des Gesprächs** wahrt. Es ist drauf zu achten, dass der Raum geschlossen ist, keine Hintergrundgeräusche für Ablenkung sorgen und nicht von außen mitgehört werden kann.

Falls die therapeutische Arbeit am privaten Wohnort abgehalten wird, dürfen im gleichen Haushalt lebende Menschen nicht zufällig den geschützten Raum betreten. Gleiches gilt für Arbeitskolleg:innen in der Gemeinschaftspraxis.

Abhängig von der Qualität des Lautsprechers und des Mikrofons müssen störende Geräuschquellen vermieden werden und Türen und Fenster geschlossen sein. Auch der von den Patient:innen jeweils verwendete Raum sollte diese Standards aufweisen und geschützt sein. Mithören und Störungen durch Dritte muss daher auch vonseiten der Patient:innen verhindert werden.

4.3 Kamera

Die Kamera spielt eine zentrale Rolle im Video-Setting. Der von der Kamera erfasste **Hintergrund** muss ruhig und neutral erscheinen und darf wenig bis keine Ablenkung bieten. Ungeeignet sind gefüllte Bücherregale, Vitrinen mit Familienandenken, Kunst der eigenen Kinder, Küchenschränke, Kellerfenster, religiöse Symbole und Ähnliches.

Die **Position** der Kamera ist entscheidend für die Bildübertragung. Der Winkel zwischen Auge und Kamera sollte maximal 35 Grad Abblick bei einem Abstand von 50 bis 70 cm zwischen Bildschirm und Auge betragen, im Optimalfall befindet sich die Kamera auf Augenhöhe.

Ist der therapeutische Arbeitsplatz so gestaltet, dass der Bildschirm grundsätzlich erhöht steht, bewirkt das einen Aufblick, da sich die Kamera zentral am oberen Bildschirmrand befindet. Handelt es sich um einen sehr kleinen Bildschirm oder ein Handydisplay, wird der Kopf des Benutzenden automatisch leicht nach unten geneigt und ein Abblick entsteht.

Der Aufblick entspricht der Vogelperspektive und lässt Menschen klein, hilfs- und schutzbedürftig wirken. Beim Abblick entsteht die Froschperspektive, also ein Herabschauen. Die Person erscheint autoritär, mächtig und dominant.

Bei der Entfernung vom Körper zur Kamera ist zu bedenken, welcher Teil des Menschen und in welcher Größe dieser abgebildet wird. Die Bildausschnitte der Gesprächsteilnehmenden sollten in ihren Größenverhältnissen ident sein.

Damit während der Sitzung der Eindruck von **Augenkontakt** entstehen kann, sollte der Blick nach vorn zur Webcam gerichtet sein. Es bedarf etwas Übung und eventuell leichter Überwindung, direkt in die Kamera zu schauen bzw. in das obere Drittel des Bildschirms. Ein häufiges Variieren des Blicks ist erforderlich, um gleichzeitig den Eindruck von Blickkontakt herzustellen und die Reaktionen der Klient:innen wahrzunehmen.

Für Therapeut:innen empfiehlt es sich, neutrale, reizarme **Kleidung** (keine unruhigen Muster, keine grellen Farben) zu tragen, die einen

Kontrast zum Hintergrund bildet. Auf Schmuck ist wegen möglicher Blendeffekte zu verzichten. Das unterstützt die Klient:innen dabei, den Fokus und die Konzentration zu halten. Die meisten Videokonferenzsysteme bieten eine Bild-in-Bild-Funktion, die es ermöglicht, die eigene Erscheinung am Bildschirm zu überprüfen und sich selbst mit der eigenen Bildschirmpräsenz vertraut zu machen.

Tipp

Soll das Video-Setting häufig und regelmäßig im Praxisalltag zum Einsatz kommen, lohnt es sich, eine externe Webcam mit Tisch- oder Bodenstativ anzuschaffen. Eine zweite Kamera hilft, den ganzen Therapieraum zu übertragen, was mehr Bewegungsfreiheit und Flexibilität beim Einsatz unterschiedlicher Interventionen bietet.

4.4 Ton

Die Tonqualität ist essenziell für eine gelingende Sitzung. Für optimale akustische Qualität wird oftmals geraten, ein Headset zu nutzen und die Lautstärke nicht zu hoch einzustellen. Headsets haben allerdings den Nachteil, dass sie in den meisten Fällen dominant in Erscheinung treten. Die Lautsprecher der Over-Ear-Kopfhörer sind oftmals sehr groß und das Mikrofon bedeckt Teile des Gesichts. Eine zusätzliche Barriere wird aufgebaut. Eine gute Alternative bieten Konferenz-Freisprecheinrichtungen, welche unauffällig neben dem Bildschirm platziert werden und in der Regel für eine zumindest gleichwertige Tonqualität sorgen.

4.5 Licht

Beim Einrichten des Videoarbeitsplatzes spielt Licht eine entscheidende Rolle. Der Raum sollte gleichmäßig gut ausgeleuchtet sein. Um eine optimale Ausleuchtung des Gesichtes zu gewährleisten und gleichzeitig Schattenbildung zu vermeiden, empfiehlt es sich, eine Ringleuchte oder zwei Schreibtischlampen einzusetzen. Eine dieser Lampen wird linker Hand, die andere rechter Hand aufgestellt und beleuchtet die entsprechende Gesichtshälfte. Dieser Einsatz von Lichtquellen hat sich auch bewährt, um eine Blendung zu vermeiden. Blendungen führen zur Verengung der Pupillen und zum Zukneifen der Augen. Dieser Gesichtsausdruck kann leicht missverstanden werden. Zusätzlich birgt helles, zentral ins Gesicht scheinendes Licht die Gefahr, dass die Augen stark belastet werden.

Bei Brillenträgern eignen sich entspiegelte Gläser, um Reflexionen zu vermeiden. Entstehen Reflexe auf den Brillengläsern, kann das dahinterliegende Auge nur eingeschränkt von den Klient:innen gesehen werden.

4.6 Prozess und Ablauf

Im Erstkontakt wurden bereits alle Fragen zum Video-Setting geklärt. Bestenfalls fanden ein oder mehrere Termine im Praxisraum statt und die Diagnostik ist abgeschlossen. Es ist ratsam, die Einwilligung zum Video-Setting schriftlich einzuholen.

Eine **Online-Beratung** läuft wie folgt ab:

1. Link versenden
2. Warten auf Klienten/Klientin – eventuell telefonisch nachfragen
3. Einlassen des Klienten/der Klientin
4. gegenseitiges Zusichern, dass man sich allein im Raum befindet
5. Abklären, an welchem Ort der Klient/die Klientin sich befindet (validieren der Notfallangaben)
6. Gespräch
7. Abschluss des Gesprächs einleiten
8. Gespräch beenden und lösen der Videoverbindung

!

Achtung: Vor allem die Phase nach dem therapeutischen Online-Gespräch unterscheidet sich signifikant vom Präsenzsetting. In der niedergelassenen Praxis verlassen die Klient:innen den Praxisraum, verbringen noch einige Augenblicke im Vorzimmer, besuchen eventuell die Toilette, ziehen eine Jacke an, werfen einen Blick in den Spiegel, schalten das Handy wieder an, verlassen die Praxis, nehmen den Weg nach Hause oder zu einem anderen Ort. All diese Handlungen ermöglichen einen sanften Ausstieg aus dem therapeutischen Gespräch und die Klient:innen können sich ordnen und wieder an die Oberfläche des Alltags finden. Im Video-Setting fehlt diese wertvolle Phase völlig. Durch das Lösen der Videoverbindung erfolgt der Abriss abrupt. Die Klient:innen befinden sich allerdings immer noch am selben Ort und müssen den Weg in den Alltag alleine gestalten.

5 Patient:innensicherheit und Notfallplan

Die Frage der **Fürsorgepflicht** und Patient:innensicherheit stellt eine besondere Herausforderung dar. In der psychotherapeutischen Praxis können Notsituationen, wie z. B. eine suizidale Krise, entstehen. Eine solche akut bedrohliche Situation erfordert die Handlungsfähigkeit der Therapeut:innen. Polizei und Notarzt/-ärztin müssen verständigt werden, der Klient oder die Klientin darf die Praxis nicht verlassen, solange keine Stabilisierung eingetreten ist. Im Video-Setting kann es zu ähnlichen Notlagen kommen, die gemeistert werden müssen.

Berufsrechtlich unterliegen Psychotherapeut:innen der **Dokumentationspflicht** (siehe das Kapitel „Ethische Richtlinien, Berufskodex“, S. 77). Diese erfordert es, alle relevanten Daten wie Name, Vorname, Adresse, Telefonnummer und E-Mail-Adresse von Klient:innen zu erheben. Diese Daten sind die Basis für die Gestaltung von Notsituationen. Adressen von Krankenhäusern, Ärzt:innen und geeigneten Institutionen können ausfindig gemacht werden, wodurch die Versorgung von Klient:innen zumindest in die Wege geleitet wird.

Manchmal kann der Verlust der Internetverbindung als Notsituation empfunden werden. Es entlastet, vorab eine Vereinbarung mit den Klient:innen zu treffen, wie mit einem Ausfall von Technik umzugehen ist.

✓

Seriöse Therapeut:innen haben folgende Möglichkeiten:

- Auf deren Webseite wird bereits über die Einschränkung des digitalen Settings informiert und Notfallnummern angeboten.
- Klient:innen erhalten Hinweise auf Beratungsstellen.
- Die Suizidalität muss vor dem Beginn der Online-Beratung abgeklärt werden.
- Ein individueller Notfallplan wird erarbeitet.

6 Der Bildschirmarbeitsplatz

Um professionell via Bildschirm zu arbeiten, braucht es einen entsprechend eingerichteten Arbeitsplatz. Dieser gewährleistet einerseits eine fachkundige und kompetente Bildschirmpräsenz und minimiert anderseits die eigenen körperlichen Belastungen.

§

Eine **Definition zum Bildschirmarbeitsplatz** findet sich in § 67 Abs. 1 ASchG: „Bildschirmarbeitsplätze sind Arbeitsplätze, bei denen das Bildschirmgerät und die Dateneingabetastatur oder sonstige Steuerungseinheit sowie gegebenenfalls ein Informationsträger eine funktionale Einheit bilden."

Tipp

Durch § 67 Abs. 2 und 3 ASchG sind Arbeitgeber:innen verpflichtet, Bildschirmarbeitsplätze ergonomisch zu gestalten und nur Geräte zu verwenden, die dem Stand der Technik entsprechen. Diese Vorgaben sind auch für die Erhaltung der körperlichen Gesundheit von freiberuflich tätigen Psychotherapeut:innen sinnvoll.

Die Arbeit am Bildschirm stellt **hohe Anforderungen an das Sehsystem, den Rücken, die Schultern und den Nackenbereich**. Schlechte Arbeitsbedingungen können körperliche Probleme verursachen. Oftmals genannt werden Beschwerden wie Kopfschmerzen, Augenschmerzen und gerötete Augen, verschwommenes Sehen, Doppelbilder, rasche Ermüdung, Muskelverspannungen und eine im Laufe des Tages zunehmend geringere Leistungsfähigkeit.

In Österreich stellt die AUVA eine zuverlässige Quelle für Informationen zur Arbeitsplatzsicherheit dar. Zusammengefasst gilt Folgendes zur **Gestaltung von Bildschirmarbeitsplätzen** (Allgemeine Unfallversicherungsanstalt, 2020):

- Die Blickrichtung soll parallel zu den Fensterflächen verlaufen, um störende Reflexionen am Bildschirm zu vermeiden.
- Helle Fensterflächen dürfen sich keinesfalls in Blickrichtung des Bildschirms befinden, da diese blenden.
- Die Aufstellhöhe des Bildschirms muss so gewählt werden, dass die oberste Informationszeile nicht über Augenhöhe liegt.
- Das Tischflächenmaß sollte mindestens 160 x 80 cm betragen, um alle Arbeitsmittel gut unterzubringen.
- Die Tischtiefe ergibt sich aus der Sehentfernung und der Bildschirmtiefe und sollte einen Sehabstand von 50 bis 75 cm ermöglichen.
- Der Tisch weist eine reflexionsarme Oberfläche auf und bietet ausreichend Beinfreiheit.
- Der Tisch muss höhenverstellbar sein oder eine Höhe von 72 cm vorweisen.
- Aus ergonomischer Sicht ist auch die Verstellmöglichkeit bis in den Stehbereich (dynamisches Arbeiten) zu empfehlen.
- Beim Arbeitsstuhl ist die Sitzhöhe verstellbar und die Rückenlehne muss eine gute Abstützung in verschiedenen Arbeitshaltungen ermöglichen.

7 Voraussetzungen für das Video-Setting aus der Perspektive der Klient:innen

Eine Besonderheit des digitalen Settings liegt darin, dass die Therapeut:innen nicht mehr alleine für den Therapieraum zuständig sind, sondern die **Ressource „digitaler Raum" gemeinschaftlich gestaltet** wird. Entscheidende Faktoren sind hierbei:

- Gibt es auf der Seite der Klient:innen einen geeigneten Ort, der Vertraulichkeit und Ruhe gewährleistet?

- Verfügen die Klient:innen über einen eigenen Computer?
- Welche Einstellung haben die Klient:innen gegenüber der Nutzung von elektronischen Kommunikationsmitteln?
- Sind die Klient:innen motiviert, elektronische Kommunikationsmittel zu nutzen?
- Können sich die Klient:innen an die vereinbarten Rahmenbedingungen, die „Video-Netiquette", halten?
- Sind gegebenenfalls gesetzliche Vertreter:innen oder Sorgeberechtigte mit der Nutzung einverstanden?
- Erfolgt die Einwilligung zum Video-Setting aus freien Stücken?

Zusätzlich wird empfohlen, die Medienkompetenz der Klient:innen abzuklären, insbesondere wie intensiv elektronische Medien bisher genutzt wurden und wie sensibel die Klient:innen mit eigenen Daten umgehen.

8 Qualitätssicherung für die digitale Praxis

8.1 Transparenz

Eine wesentliche Anforderung bei der Implementierung von Online-Angeboten ist Transparenz. **Angaben zu folgenden Themen** sollten für Klient:innen frei (z. B. als Information auf der Webseite) zugänglich sein:

- Vorstellung des Therapeuten/der Therapeutin
- Qualitätsnachweis: Ausbildung, Fortbildung
- Zeitrahmen: Art und Dauer der Sitzungen
- Ablauf: persönlich, unmittelbar, Klärung der Ziele
- Kosten
- Vertraulichkeits- und Datenschutz: Videokonferenzsystem benennen
- rechtlicher Rahmen: gemischtes Setting, eventuell die Notwendigkeit des Settingwechsels zu Präsenzsitzungen thematisieren
- Grenzen und Notfallplan

8.2 Wahl des Videodienstanbieters, Datensicherheit und Vertraulichkeit

Es ist notwendig, zwischen Daten- bzw. Computersicherheit und Datenschutz zu differenzieren. Datenschutz bezieht sich auf rechtliche Anforderungen und die Grundlage ist die DSGVO. **Datensicherheit bzw. Computersicherheit** ist ein Thema der IT mit drei Fokusbereichen:

- Benutzer:in (Anwender:in) als Sicherheitsrisiko
- Betriebssicherheit: Hardware, Betriebssysteme, Virenschutz, Firewall (Netzwerksicherheit)
- Anwendungssicherheit: Wahl der Applikation (z. B. Videokonferenzsystem)

Technisch-organisatorische Maßnahmen zum **Schutz der Vertraulichkeit**:

- Es ist für eine Ende-zu-Ende-verschlüsselte Kommunikation zu sorgen, um alle Berufspflichten zu wahren.
- Aktuelle Virenschutzsoftware, aktuelle Betriebssysteme, Firewall und Passwortschutz sind Grundanforderungen für Endgeräte von Therapeut:innen.
- Die IT-Infrastruktur muss vor unbefugtem Zugang geschützt sein.

Der Videodienstanbieter hat den Nachweis (Datenschutzzertifikat) zu führen, dass er die Anforderungen an die Gewährleistung der Vertraulichkeit, Integrität und Verfügbarkeit der personenbezogenen Daten erfüllt. Vonseiten des Videodienstanbieters darf keine Werbung geschaltet werden und der gewählte Server sollte sich in der EU befinden, damit die DSGVO wirksam ist.

Das Angebot von geeigneten Videodienstanbietern ist kontinuierlich im Wachsen begriffen. Einige punkten mit zusätzlichen Tools, wie z. B. Whiteboard, Chat-Möglichkeiten, Teilen des Bildschirms, Möglichkeiten des Dateiaustauschs, unterschiedliche Ansichten von Sprechern oder auch integrierte Abrechnungssysteme. Als Regel gilt: Je umfangreicher die Auswahl an Tools, desto teurer ist die monatliche Miete des Online-Dienstes. Hier ist genau zu überlegen, welche Werkzeuge wirklich für die therapeutische Arbeit gebraucht werden.

Andere Firmen halten das Angebot eher schlank und sind dadurch kostengünstiger. Von einem Gratisaccount ist allerdings dringend abzuraten, denn wer nicht mit Geld bezahlt, bezahlt mit Daten.

> **Tipp**
> Die wichtigste Empfehlung zur Wahl des Videodienstanbieters ist: Achten Sie auf das **Datenschutzzertifikat**! Versprechungen des Unternehmens, sorgfältig mit den Daten umzugehen, reichen nicht aus.

9 Blended Counseling, Blended Treatment

Blended Counseling ist eine **Mischform von Face-to-Face-Beratung (f2f) und Online-Beratung**. Es geht darum, virtuelle und f2f-Beratungen so zu kombinieren, dass eine sinnvolle Verbindung von On- und Offline-Beratung entsteht. Dabei werden die Vorteile der beiden Settings genutzt und in der Kombination mögliche Nachteile kompensiert.

Aus Sicht der Klient:innen bedeutet ein gemischtes Setting nicht nur mehr Flexibilität, sondern auch mehr Wahlmöglichkeiten. Termine in unterschiedlichen Settings wahrnehmen zu können, eröffnet entlastende Perspektiven.

Die Frage, wann der Wechsel des Settings angezeigt ist, lässt sich nicht eindeutig beantworten, da Beratungs- oder Therapieprozesse nicht nach einem festen Schema ablaufen. Wichtig ist eine positive und sich auf Augenhöhe mit den Klient:innen befindende Haltung (partizipative Entscheidungsfindung).

Aus Sicht der Therapeut:innen entsteht durch ein gemischtes Setting die Möglichkeit, eine krankheitswertige Störung bei einem Präsenztermin auszuschließen. Zu Beginn der Therapie sollten auf jeden

Fall einige Präsenztermine vereinbart und die Planung des Settings gemeinsam besprochen werden.

10 Das Telefon-Setting

Das Telefonat gehört zu den **synchronen Settings** und kann bzw. darf in der psychotherapeutischen Arbeit angewendet werden. Eine Sitzung über Telefon abzuhalten, ist als Kontaktbrücke sehr gut geeignet.

Das Telefonat stellt eine sogenannte „unimodale Erkenntnisquelle“ dar, da es ausschließlich den akustischen Sinneskanal nutzt. Ein großer Teil der nonverbalen Kommunikation ist in der telefonischen Beratung kaum bis gar nicht zugänglich. Neben den tatsächlich ausgesprochenen Inhalten geben jedoch auch Sprachmelodie, Artikulation, Sprechgeschwindigkeit, Lautstärke der Stimme, Tonfall, Atmung usw. wichtige Hinweise auf die Emotionalität. Für die Klient:innen hat diese Kanalreduktion eine Art von Schutzfunktion im Sinne einer größeren Kontrolle der eigenen Darstellungen. Seitens der Therapeut:innen ist sprachliche Vorsicht und Genauigkeit notwendig.

In Bezug auf die Berufspflichten und Aspekte der Vertraulichkeit gelten dieselben Bedingungen wie beim Video-Setting.

11 Die Chat-Beratung

Die Chat-Beratung stellt eine **Besonderheit der synchronen Beratungsformen** dar und darf als Setting in der psychotherapeutischen Praxis in Österreich nicht eingesetzt werden. In der psychosozialen Beratung kommt der Chat jedoch erfolgreich zum Einsatz und bietet eine wertvolle Möglichkeit, Menschen niederschwellig zu erreichen.

Der Chat entspricht einem getippten Dialog und der Gesprächsverlauf weist wesentliche Merkmale mündlicher Kommunikation auf. Beide Gesprächspartner sind gleichzeitig an den Tastaturen und gehen unmittelbar aufeinander ein. Tatsächlich handelt es sich beim Chat allerdings nur um eine quasi-synchrone Form der Kommunikation, da er zwar zeitgleich, aber nicht zeichensimultan verläuft: Durch das jeweilige Tippen der Nachricht entsteht für Leser:innen eine zeitliche Verzögerung, eine Wartezeit, bis die Wortmeldung (der Text) empfangen und gelesen werden kann.

Eine Chat-Beratung erfordert geeignete Software und hält sich an Regeln, wie z. B. einen fix vereinbarten Termin. Prinzipiell gelten die gleichen Standards der Verschwiegenheit und Vertraulichkeit wie beim Video-Setting.

Messenger-Apps, wie z. B. WhatsApp, Signal oder Threema, sind keine Chat-Beratungssoftware und sollten grundsätzlich nicht zum Einsatz kommen.

Literatur

Allgemeine Unfallversicherungsanstalt (2020). Bildschirmarbeitsplätze. Sicherheitsinformationen der allgemeinen Unfallversicherungsanstalt. Abruf unter https://www.auva.at/cdscontent/load?contentid=10008.544628&version=1461319709 (24.5.2020).

American Telemedicine Association (2020). ATA's quick-start guide to telehealth during a crisis. Abruf unter https://www.americantelemed.org/ (24.5.2020).

Bauer, S. & Kordy, H. (2008). E-Mental-Health. Neue Medien in der psychosozialen Versorgung. Heidelberg: Springer.

Berger, T. (2015). Internetbasierte Interventionen bei psychischen Störungen. Göttingen: Hogrefe.

Berger, T. (2022). Online- und computergestützte Interventionen. In: M. Linden & M. Hautzinger (eds.), Verhaltenstherapiemanual – Erwachsene. Psychotherapie: Praxis. Berlin, Heidelberg: Springer.

Bundes Psychotherapeuten Kammer (2019). Praxis-Info Videobehandlung. Abruf unter https://www.bptk.de/wp-content/uploads/2022/05/bptk_praxis-Info_videobehandlung_22_web.pdf (24.5.2020).

Döring, N. (2003). Sozialpsychologie des Internet. Die Bedeutung des Internet für Kommunikationsprozesse, Identitäten, soziale Beziehungen und Gruppen. 2. Aufl. Göttingen: Hogrefe.

Eichenberg, C. & Küsel, C. (2016). Zur Wirksamkeit von Online-Beratung und Online-Psychotherapie. Resonanzen. E-Journal für biopsychosoziale Dialoge in Psychotherapie, Supervision und Beratung, 4(2), 93–107.

Eichenberg, C. & Küsel, C. (2017). E-Mental health. Potenzielle Grenzverletzungen. Deutsches Ärzteblatt PP, 15(12), 590–592.

Engelhardt, E. M. & Gerner, V. (2017). Einführung in die Onlineberatung per Video. e-beratungsjournal.net Fachzeitschrift für Onlineberatung und computervermittelte Kommunikation, 13(1), 18–29. Abruf unter https://www.e-beratungsjournal.net/ausgabe_0117/Engelhardt_Gerner.pdf (10.6.2020).

Engelhardt, E. M. & Reindl, R. (2016). Blended Counseling – Beratungsform der Zukunft? Resonanzen. E-Journal für biopsychosoziale Dialoge in Psychotherapie, Supervision und Beratung, 4(2), 130–144. Abruf unter http://www.e-beratungsinstitut.de/wordpress/wp-content/uploads/2014/02/Artikel-Blended-Counseling-EE-RR_12-2016.pdf (23.05.2020).

Föderation der Schweizer Psychologinnen und Psychologen (2017). Qualitätsstandards Onlineinterventionen. Für Fachpersonen Psychotherapie. Abruf unter https://www.psychologie.ch/sites/default/files/media-files/2019-03/standards_online-interventionen_therapie_de.pdf (7.6.2020).

Gekeler, C. (2017). Auf der sicheren Seite. Standards zum Datenschutz der bke-Onlineberatung. E-beratungsjournal.net, 13(2), 75–82. Abruf unter https://www.e-beratungsjournal.net/ausgabe_0217/gekeler.pdf (5.4.2020).

Greenhalgh, T., Wherton, J., Shaw, S. & Morrison, C. (2020). Video consultations for covid-19. BMJ, 368, m998. https://doi.org/10.1136/bmj.m998

Haun, M. W., Hoffmann, M., Tönnies, J. et al. (2020). Videokonsultationen durch Psychotherapeuten in Zeiten der COVID-19-Pandemie. Psychotherapeut, 65, 291–296. https://doi.org/10.1007/s00278-020-00438-6

Hautzinger, M. & Fuhr, K. (2018). Kann die Online-Therapie die Psychotherapie sinnvoll ergänzen? Pro. Der Nervenarzt, 89, 94–95.

Hintenberger, G. (2006). *taschentuchreich* – Überlegungen zur Methodik der Chatberatung. e-beratungsjournal.net, 2(2), 1–14. Abruf unter http://www.e-beratungsjournal.net/ausgabe_0206/hintenberger.pdf (5.4.2020).

Justen-Horsten, A. & Paschen, H. (2016). Online-Interventionen in Therapie und Beratung. Ein Praxisleitfaden. Weinheim, Basel: Beltz.

Kassenärztliche Bundesvereinigung (2020). Vereinbarung über die Anforderungen an die technischen Verfahren zur Videosprechstunde gemäß § 291g Absatz 4 SGB V vom 21. Oktober 2016 in der Fassung vom 30. September

2019. Abruf unter: https://www.kbv.de/media/sp/Anlage_31b_Videosprechstunde.pdf (23.5.2020).

Klasen, M., Knaevelsrud, C. & Böttche, M. (2012). Die therapeutische Beziehung in internetbasierten Therapieverfahren. Der Nervenarzt, 84, 823–831.

Klein, J. P., Gerlinger, G., Knaevelsrud, C., Bohus, M., Meisezahl, E. et al. (2016). Internetbasierte Interventionen in der Behandlung psychischer Störungen. Überblick, Qualitätskriterien, Perspektiven. Der Nervenarzt, 87, 1185–1193.

Knaevelsrud, C., Wagner, B. & Böttche, M. (2016). Online-Therapie und -Beratung. Ein Praxisleitfaden zur onlinebasierten Behandlung psychischer Störungen. Göttingen: Hogrefe.

Kühne, S. & Hintenberger, G. (2020). Onlineberatung und -therapie in Zeiten der Krise. Ein Überblick. E-beratungsjournal, 16(1), 33–45. Abruf unter https://www.e-beratungsjournal.net/wp-content/uploads/2020/03/kuehne_hintenberger.pdf (11.6.2020).

Legerer-Bratengeyer, A. (2020). Der digitale Dialog. Online-Setting in der psychotherapeutischen Praxis. Vortrag, Vereinigung der österreichischen Psychotherapeutinnen und Psychotherapeuten (VÖPP Akademie), Wien, erstmals gehalten am 22.04.2020.

Reindl, R., Lehmann, R., Limmer, R., Engelhardt, E. & Zauter, S. (2020). Handlungsempfehlungen zur kurzfristigen Umsetzung von Onlineberatung vor dem Hintergrund der Corona-Krise. Institut für E-Beratung der Technischen Hochschule Nürnberg. Abruf unter https://www.e-beratungsinstitut.de/wordpress/wp-content/uploads/2020/03/IEB_1012_INFO_Onlineberatung_Corona_public.pdf (23.5.2020).

Rubeis, G. F. & Steger, F. (2019). Internet- und mobilgestützte Interventionen bei psychischen Störungen. Implementierung in Deutschland aus ethischer Sicht. Der Nervenarzt, 90, 497–502.

Sagerschnig, S. & Tanios, A. (2018). Psychotherapie, Klinische Psychologie, Gesundheitspsychologie, Musiktherapie. Statistik der Berufsgruppen 1991–2017. Gesundheit Österreich, Wien.

Schuster, R., Berger, T. & Laireiter, A.-R. (2017). Computer und Psychotherapie – geht das zusammen? Stand der Entwicklung von Online- und gemischten Interventionen in der Psychotherapie. Psychotherapie, 63, 271–282.

Simpson, S. (2009). Psychotherapy via videoconferencing: A review. British Journal of Guidance & Counselling, 37(3), 271–286.

Simpson, S., Bell, L., Knox, J. & Mitchell, D. (2005). Therapy via videoconferencing: A route to client empowerment? Clinical Psychology and Psychotherapy, 12(2), 156–165.
Smith, K., Moller, N., Cooper, M., Gabriel, L., Roddy, J. & Sheehy, R. (2022). Video counselling and psychotherapy: A critical commentary on the evidence base. Couns Psychother Res., 22, 92–97. https://doi.org/10.1002/capr.12436
Sötemann, C. H. (2019). Telefonische Beratung in Krisensituationen. Hintergründe und Interventionen für Psychologen, Berater und Ehrenamtliche. Wiesbaden: Springer.
Universität Zürich, Psychologisches Institut o.J.: Wirksamkeit der Internet-Therapie. Abruf unter https://www.psychologie.uzh.ch/de/bereiche/hea/psypath/Psychotherapie/Onlin-Therapie/Wissenschaft.html (13.8.2020).
Weiß, S. & Engelhardt, E. (2012). Blended Counseling – Neue Herausforderungen für BeraterInnen (und Ratsuchende!). e-beratungsjournal.net, 8(1), 1–9. Abruf unter https://www.e-beratungsjournal.net/ausgabe_0112/weiss_engelhardt.pdf (5.4.2020).

§ Gesetze und Richtlinien

Bildschirmarbeitsverordnung – BS-V. Verordnung der Bundesministerin für Arbeit, Gesundheit und Soziales über den Schutz der Arbeitnehmer/innen bei Bildschirmarbeit. BGBl. II Nr. 124/1998. RIS, Bundesrecht konsolidiert. Abruf unter https://www.ris.bka.gv.at/GeltendeFassung.wxe?Abfrage=Bundesnormen&Gesetzesnummer=10009121
Internetrichtlinie. Kriterien zur Ausgestaltung der psychotherapeutischen Beratung via Internet. BMSGPK, 2020. Abruf unter https://www.sozialministerium.at/Themen/Gesundheit/Medizin-und-Gesundheitsberufe/Berufe-A-bis-Z/Psychotherapeutin,-Psychotherapeut.html
Psychotherapiegesetz – PthG. Bundesgesetz vom 7. Juni 1990 über die Ausübung der Psychotherapie. BGBl. Nr. 361/1990. RIS, Bundesrecht konsolidiert. Abruf unter https://www.ris.bka.gv.at/GeltendeFassung.wxe?Abfrage=Bundesnormen&Gesetzesnummer=10010620

Im Verlauf der Tätigkeit

Fort- und Weiterbildungspflicht, Psychohygiene

Karin Steinert

Wenn die Psychotherapieausbildung nach vielen Jahren auf einmal zu Ende ist, gibt es unterschiedliche Arten, diese Situation zu erleben. Manche Psychotherapeut:innen sind froh, dass jetzt endlich Schluss ist mit Ausbildung und mit verpflichtenden Seminaren, Supervisionen etc. Andere wiederum können sich gar nicht so richtig vorstellen, wie sie jetzt weiterarbeiten sollen ohne regelmäßige Supervisionen und/oder fachspezifische Veranstaltungen.

Ganz Schluss mit Fortbildungen ist jedenfalls auch nach der Eintragung in die Psychotherapeut:innenliste des Bundesministeriums nicht, aber der damit verbundene Aufwand entspricht nicht mehr dem während der Ausbildung. Und natürlich ist es sinnvoll, sich auch nach Ende der Ausbildung weiterzubilden, manche Themenbereiche zu vertiefen und regelmäßig über die eigene Arbeit zu reflektieren.

Deswegen regelt das Psychotherapiegesetz (PthG) eine **Fort- und Weiterbildungspflicht für Psychotherapeut:innen** in Österreich:

> *„§ 14. (1) Der Psychotherapeut hat seinen Beruf nach bestem Wissen und Gewissen und unter Beachtung der Entwicklung der Erkenntnisse der Wissenschaft auszuüben. Diesem Erfordernis ist insbesondere durch den regelmäßigen Besuch von in- oder ausländischen Fortbildungsveranstaltungen zu entsprechen."*

1 Ausmaß der Fort- und Weiterbildungspflicht

Der regelmäßige Besuch von Fortbildungsveranstaltungen im Umfang von **mindestens 150 Stunden im Zeitraum von fünf Jahren** gilt als allgemein akzeptierter Richtwert (siehe die Fort- und Weiterbildungsrichtlinie). Hierbei kann eine Stunde als eine Einheit verstanden werden mit der Dauer von 45 bis 50 Minuten.

Das bedeutet, dass Psychotherapeut:innen durchschnittlich 30 Stunden Fortbildung pro Jahr nachzuweisen haben. Das entspricht regelmäßigen Fortbildungen von einer Woche jährlich und bildet die untere Grenze der Fortbildungspflicht. Dass allerdings nicht 30 Stunden pro Jahr, sondern 150 Stunden auf fünf Jahre nachgewiesen werden müssen, erlaubt eine gewisse Flexibilität: Psychotherapeut:innen können z. B. in einem Jahr nur 15 Stunden Fortbildung absolvieren, wenn sie dafür im nächsten oder übernächsten Jahr auf 45 Stunden kommen. Immer zurückschauend auf die letzten fünf Jahre soll die Summe der Fortbildungen 150 Stunden betragen.[1]

1.1 Fortbildung

Fortbildung ist also als selbstverständlicher Bestandteil psychotherapeutischer Berufsausübung zu sehen. Sie schafft eine Interaktion zwischen Psychotherapeut:innen als Lernenden und der sich weiterentwickelnden wissenschaftlichen Erkenntnis bzw. dem Berufs- und Praxisumfeld.

Im Rahmen der wissenschaftlichen und fachgerechten psychotherapeutischen Berufsausübung orientiert sich Fortbildung an dem, was in der Fachwelt in breiter Form durch Diskussionen auf Kongressen und Fachtagungen, durch Forschung, Ausbildung und Darstellung in Standardwerken, Fachzeitschriften etc. aufgegriffen worden ist. Fortbildung kann **methodenspezifisch** und **methodenerweiternd** sein sowie besondere **Schwerpunkte** (z. B. praxisrelevante Themen, Fachliteratur, rechtliche Fragen, Psychiatrie, Diagnostik) beinhalten.

---

1 In den Jahren vor der Corona-Pandemie war ein Ausmaß von mindestens 90 Stunden im Zeitraum von drei Jahren vorgeschrieben. Das wurde 2020 in der Fort- und Weiterbildungsrichtlinie geändert, weil viele Veranstaltungen aufgrund der Lockdown-Vorschriften nicht stattfinden konnten.

Neben der Teilnahme an Fortbildungsveranstaltungen kann auch die Lektüre einschlägiger wissenschaftlicher Zeitschriften und Literatur angerechnet werden ebenso wie Supervisionen oder Intervisionen.

Da es zu den psychotherapeutischen Berufspflichten gehört, sich regelmäßig fortzubilden, bieten sowohl der Bundesverband für Psychotherapie (ÖBVP) als auch die verschiedenen fachspezifischen Einrichtungen fächer- und methodenübergreifende Fortbildungsveranstaltungen an.

1.2 Weiterbildung

Nach vollendeter Ausbildung können Psychotherapeut:innen neben Fortbildungen auch **Weiterbildungslehrgänge** absolvieren und so eine besondere Befähigung in einem oder mehreren bestimmten Arbeitsbereichen erlangen. Während Fortbildungen auch schon im Laufe der Psychotherapieausbildung besucht werden können, gilt dies für Weiterbildungen erst nach dem abgeschlossenen Fachspezifikum. Psychotherapeutische Weiterbildungen sollen vertiefende und zusätzliche Qualifikationen in verschiedenen Teilbereichen und Gebieten der Psychotherapie ermöglichen. Darunter fallen vor allem zielgruppenorientierte Spezialisierungen (z. B. Säuglings-, Kinder- und Jugendlichen-Psychotherapie), die Spezialisierung auf Arbeitsschwerpunkte (z. B. Psychosomatik), aber auch methodenerweiternde Techniken.

§ Der Unterschied zu Fortbildungen besteht entsprechend der Fort- und Weiterbildungsrichtlinie des BMSGPK darin, dass Weiterbildungen eine **curriculare Struktur** erfordern, die eine Mindestzeitdauer und eine Mindeststundenanzahl gewährleistet. Sie sind vom Österreichischen Bundesverband für Psychotherapie (ÖBVP) zertifiziert bzw. können jeweils zertifiziert werden.

Zur Qualitätssicherung dient eine **Weiterbildungskommission (WBK)**. Ihre Arbeit hat die Anhebung und Erhaltung hoher fachlicher und organisatorischer Standards bei den Fort- und Weiterbildungsangeboten für graduierte und eingetragene Psychotherapeut:innen zum Ziel. Die Weiterbildungskommission wurde vom Bundesvorstand (BUVO)[2] eingerichtet, der auch die fünf Kommissionsmitglieder ernennt. Zentrale Aufgaben dieser Weiterbildungskommission sind die Erarbeitung von Zertifizierungskriterien in Form von Kriterienkatalogen, die Durchführung von Zertifizierungs- und Rezertifizierungsverfahren, der Entzug von Zertifizierungen sowie die Herausgabe von Leitlinien, Empfehlungen und Ermahnungen.

1.3 Bestätigungen über die Fort- und Weiterbildung

Für die Teilnahme an Fortbildungsveranstaltungen wird jeweils eine Bestätigung ausgestellt, in der neben Inhalt, Datum usw. auch die Anzahl der anrechenbaren Stunden vermerkt ist. Die in spezifischen Fachgebieten curricular in Weiterbildungen erworbenen Zusatzkenntnisse werden mit einem **Diplom** bestätigt.

Handelt es sich um eigenes Literaturstudium oder z. B. um die Teilnahme bei online angebotenen Fachvorträgen, so gibt es für diese Veranstaltungen keine Bestätigung durch Vortragende. Psychotherapeut:innen können dafür die Dauer, das Datum, die Autor:innen bzw. Vortragenden sowie den Titel des Buches bzw. Vortrags selbst notieren und dadurch bestätigen. Ein einstündiger Vortrag entspricht einer Stunde Fortbildung. Eine Vorgabe, in welcher Stundenzahl das selbständige Literaturstudium angerechnet werden kann, gibt es nicht.

Intervisionsgruppen oder Literaturstudium, das gemeinsam in einer Fachgruppe stattfindet, werden ebenfalls aufgeschrieben und können von den anderen anwesenden Teilnehmer:innen durch Unterschrift bestätigt werden.

2 Der Bundesvorstand (BUVO) ist ein Gremium des ÖBVP und nach der Generalversammlung die oberste Entscheidungsinstanz. Er tagt mindestens viermal jährlich und besteht aus 18 stimmberechtigten Mitgliedern.

1.4 Wer bietet Fort- und Weiterbildungen an?

Als **Anbieter von Fortbildungsveranstaltungen** sind wie folgt vorgesehen (vgl. Fort- und Weiterbildungsrichtlinie):

- die in Österreich anerkannten psychotherapeutischen Ausbildungseinrichtungen für das Fachspezifikum
- die vom Österreichischen Bundesverband für Psychotherapie (ÖBVP) und von der Vereinigung Österreichischer Psychotherapeutinnen und Psychotherapeuten (VÖPP) anerkannten Fortbildungen
- der ÖBVP und der VÖPP selbst
- andere Ausbildungsinstitutionen aus dem psychosozialen Bereich, die psychotherapierelevante Inhalte anbieten
- einzelne nachweislich besonders qualifizierte Psychotherapeut:innen, die über eine zumindest fünfjährige Berufserfahrung verfügen, oder Gruppierungen von Psychotherapeut:innen (die z. B. in entsprechenden Vereinen organisiert sind)
- andere Fachleute, die psychotherapierelevante und verfahrensrelevante Inhalte anbieten und dafür besonders qualifiziert sind
- vergleichbare Einrichtungen im Ausland, sofern diese den oben genannten Kriterien entsprechen

2 Psychohygiene für Psychotherapeut:innen

Psychotherapeut:innen kümmern sich um ihre Patient:innen. Dafür sind sie jahrelang ausgebildet worden und das ist oft nicht nur eine beliebige Tätigkeit, sondern ein persönliches Anliegen. Aber wer kümmert sich um die Psychotherapeuten und Psychotherapeutinnen? Denn Psychotherapeut:in zu sein, ist ein anstrengender und belastender Beruf.

Im therapeutischen Einzelsetting sitzen immer zwei Personen im Raum: Patient:in und Psychotherapeut:in. Und beide sind gleich wichtig. Wenn Patient:innen nicht in die Therapiestunde kommen, dann kann Therapie nicht stattfinden. Aber wenn Psychotherapeut:innen ausfallen, dann geht das ebenfalls zulasten der Psychotherapie. Das klingt fast banal, möchte man meinen. Aber während es über Patient:innen Unmengen an Theorien und Publikationen gibt, steht die Rolle der Psychotherapeut:innen eher im Schatten. Es existieren Untersuchungen und Studien zur **Wechselwirkung zwischen Therapeut:innen und Patient:innen**, also welche Voraussetzungen Psychotherapeut:innen mitbringen sollten, damit eine gute therapeutische Beziehung möglich wird. Aber die Person des Psychotherapeuten bzw. der Psychotherapeutin und Themen der Psychohygiene oder der **Selbstfürsorge** wurden über lange Zeit relativ stiefmütterlich behandelt.

Luise Reddemann bringt dieses Phänomen mit der Tatsache in Zusammenhang, dass viele Therapeut:innen noch der Kriegskinder- bzw. Kriegsenkelgeneration angehören. Ihre Hypothese ist,

> *„dass der Umgang mit der eigenen Psychohygiene eng verknüpft ist mit möglicherweise unbewussten Prozessen, die die Verarbeitung bzw. Nichtverarbeitung der Kriegs- und Nachkriegserfahrungen zum Inhalt haben. Ich beobachte eine in meinem Verständnis zum Teil ungesunde Genügsamkeit, die ich damit in Verbindung bringe. Nämlich die Erfahrungen von Hunger, Kälte, Mangel, die die Älteren noch selbst gemacht und die jüngeren vielleicht unbewusst von den Eltern übernommen haben […].“*
> (Reddemann, 2003, S. 79)

Neben dieser Haltung, sich mit der Befindlichkeit von Therapeut:innen gar nicht auseinanderzusetzen, gibt es allerdings auch das andere Extrem, das Anfang der 1980er-Jahre aufkam. Es besagt, „dass es Patienten nur gut gehen könne, wenn es den Therapeuten gut gehe“ (ebd., S. 82). Diese Überbetonung produziert unmittelbar Druck, weil die Frage auftaucht, ob Therapeut:innen überhaupt gute Psychotherapie leisten können, wenn sie selbst Beziehungsprobleme, familiäre Probleme, Gesundheitsprobleme etc. haben.

Zwischen diesen beiden Polen – die Therapeut:innen spielen gar keine Rolle versus die Therapeut:innen spielen die zentrale Rolle – gilt es, eine Mitte zu finden: Die Patient:innen sollten nicht aus dem Blick geraten, der Beziehung zwischen Patient:innen und Therapeut:innen kommt ein wesentlicher Stellenwert zu und auf die Person der Psychotherapeutin bzw. des Psychotherapeuten wird wertschätzend und fürsorglich geachtet.

Psychotherapeut:innen als Person stehen – wie jeder Mensch – in einer ständigen **Doppelbezüglichkeit**. „In der Bezugnahme auf sich selbst trifft sich der Mensch in seiner *Intimität* an. In der Bezugnahme auf die Welt trifft er auf das *andere* von sich [...]" (Längle, 2016, S. 58). Durch diese Doppelbezüglichkeit zur Innen- und Außenwelt ist der Mensch in einem ständigen dialogischen Austausch. Für die Psychotherapie bedeutet das, dass Therapeut:innen während einer therapeutischen Sitzung immer in einer zweifachen Beziehung stehen, nämlich zu den jeweiligen Patient:innen, aber gleichzeitig auch zu sich selbst, zur eigenen Innenwelt (siehe Abbildung 1).

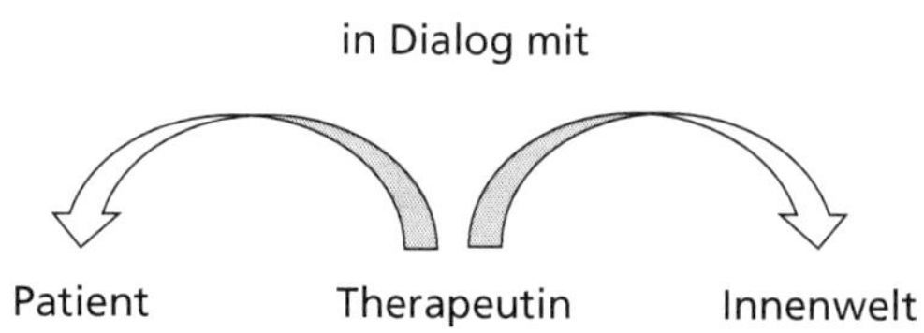

Abb. 1: Zweifache dialogische Offenheit der Therapeutin nach außen zum Patienten und nach innen zur eigenen Innenwelt

Durch diese **dialogische Sichtweise** ist Selbstfürsorge bereits grundgelegt und nicht nur ein zusätzlicher Luxus zum Arbeitsalltag, weil die Beziehung der Therapeut:innen zu sich selbst, zu ihrer Innenwelt, zu ihrer Intimität ebenso wichtig ist wie deren Beziehung zu den Patient:innen. Und so wie Therapeut:innen eine annehmende, wertschätzende und respektvolle Haltung den Patient:innen gegenüber haben, so versuchen sie, die gleiche Haltung sich selbst gegenüber einzunehmen. Vor allen Verhaltensanleitungen sind es also zunächst einmal die Haltungen, die eine wichtige Rolle beim Thema Selbstfürsorge spielen.

2.1 Psychohygienische Haltungen

Haltungen sind grundsätzliche Werte, an denen jemand festhält, es sind Grundsatzentscheidungen, ganzheitlich empfundene tiefe Überzeugungen, die einer Person Festigkeit verleihen, die dem eigenen Leben Halt geben und an denen sich jemand aufrichtet (ähnlich wie bei der körperlichen Haltung). Es ist wichtig, die eigenen Haltungen gegenüber sich selbst als Therapeut:in zu kennen, denn sie sind es, die das Verhalten beeinflussen. Verhalten zu ändern, erweist sich als schwierig, wenn die Haltungen, die dem Verhalten zugrunde liegen, dem entgegenstehen.

Daher werden im Folgenden vier Grundhaltungen vorgestellt, die für die Psychohygiene von Psychotherapeut:innen eine wichtige Rolle spielen, und zu diesen jeweils eine Grundfrage formuliert. Die vier Grundhaltungen ergeben sich aus den Grundstrukturen, durch die Existenz beschrieben werden kann.[3]

1. Psychohygienische Grundhaltung: Seinsorientierung

Seinsorientierung ist auf den ersten Blick ein etwas sperriger Begriff, aber er meint etwas ganz Elementares. Es geht darum, sich **an dem auszurichten, was ist**, die Realität wahr- und ernst zu nehmen, sie nicht zu ignorieren oder sich gar gegen sie zu stellen. Dabei geht es um Fakten, also um ganz praktische Dinge. Diese Fakten geben Sicherheit, sie sind der „Boden“, auf dem Therapeut:innen arbeiten. Dazu gehören z. B. der Therapieraum, die finanzielle Situation, aber auch Themen, die den Arbeitsrhythmus und körperliche Voraussetzungen umfassen.

Die Grundfrage dazu lautet: **Kann ich so arbeiten?**

?

- Was sind die Bedingungen, die ich brauche, um mich sicher in meiner Arbeit als Therapeut:in zu fühlen?
- Habe ich einen für mich und meine Arbeit passenden Therapieraum?

---

3 Diese Grundelemente der Existenz werden in der Existenzanalyse als Grundmotivationen beschrieben (vgl. Längle, 2016, S. 94 ff.).

- Fühle ich mich finanziell gut abgesichert durch meine psychotherapeutische Arbeit bzw. habe ich ein finanzielles Sicherheitsnetz, das mich trägt?
- Passen meine körperlichen Voraussetzungen (genug Schlaf, ausreichend Bewegung, gute Ernährung etc.)?
- Kann ich in meinem Rhythmus arbeiten, also so viele Patient:innen mit den mir entsprechenden Zeitabständen behandeln, wie es mir entspricht?

2. Psychohygienische Grundhaltung: Lebensfreude

Lebensfreude ist eine wichtige Grundkomponente, die im Modus des Funktionieren-Müssens allerdings immer wieder zu kurz kommt und – wenn es um Arbeit geht – oft gar nicht beachtet wird. Dabei ist das Mögen ein äußerst wichtiger Antrieb. Wenn ich etwas mag, mich auf etwas freue, dann zieht es mich hin, dann bin ich motiviert, es zu tun. Wenn ich allerdings wenig oder gar kein Mögen in mir spüre, dann braucht es viel Energie oder sogar Druck, damit ich in Bewegung komme und eine Arbeit ausführe.

? Ich kann mir also immer wieder die Grundfrage dazu stellen: **Mag ich so arbeiten?**

- Was macht mir Freude an meiner Arbeit? Wie fühle ich mich wohl?
- Fühle ich mich wohl in meinem Therapiezimmer? Habe ich schöne Dinge, Blumen, Bilder um mich, die mir gefallen?
- Mag ich mit diesen bestimmten Patient:innen eigentlich arbeiten? Oft glauben Psychotherapeut:innen, dass sie mit allen Patient:innen arbeiten können müssen. Aber in der Therapie bin ich als Therapeut:in genauso wichtig wie meine Patient:innen. Und wenn ich über lange Zeit hinweg einen Widerwillen gegen die Arbeit mit bestimmten Patient:innen spüre, dann ist es wichtig, diese innere Regung in mir auch ernst zu nehmen und nicht ständig gegen mich zu arbeiten.

- Bin ich gut eingebunden in einen kollegialen Austausch, in Beziehungen, die mich bei meiner Arbeit unterstützen?
  Es ist oft hilfreich und auch notwendig, dass ich nicht alles alleine mit mir ausmache, sondern dass ich eingebunden bin in eine Gruppe anderer Psychotherapeut:innen, wo ich mich z.B. genau über solche Fragen und Zweifel (Mag ich mit dieser Patientin arbeiten?) austauschen kann. Daher ist Intervision bzw. Supervision ganz wesentlich für die psychotherapeutische Arbeit. Therapie ist eine Arbeit, bei der es viel um Beziehung geht – deswegen brauche auch ich als Psychotherapeut:in Beziehungen, in denen ich mich unterstützend eingebunden fühle.
- Habe ich ausgleichende Aktivitäten zu meiner Arbeit, in denen ich kreativ sein kann? Gibt es immer wieder Geselligkeit, die auch zum Lachen anregt?
  Wenn es um Psychohygiene geht, dann ist die Freude nicht nur ein Zusatz-Goody, sondern ganz zentral: „Am wichtigsten ist der Aspekt der Freude. Wenn es der Therapeutin/dem Therapeuten gelingt, sich selbst in einem Bereich mit Freude zu unterstützen, hilft dies mehr, als wenn ein ‚Programm durchgezogen' wird, weil etwas für die Psychohygiene getan werden ‚muss'" (Reddemann, 2003, S. 84).

3. Psychohygienische Grundhaltung: Selbstannahme

Selbstannahme meint, dass ich mich als Psychotherapeut:in so akzeptiere, wie ich bin, und nicht versuche, eine andere zu sein. Das bedeutet natürlich nicht, dass ich mich nicht weiterbilden oder neue Erfahrungen sammeln soll. Aber im Hier und Jetzt bin ich immer so, wie ich eben gerade bin. Und wenn ich mit Patient:innen arbeite, dann kann ich nur so arbeiten, wie ich das eben gerade kann.

Die entsprechende Grundfrage dazu lautet: **Darf ich so arbeiten?**

- Bin ich gut genug so, wie ich jetzt gerade bin?
  Meiner Erfahrung nach ist das eine der schwierigsten Fragen. Wer kann von sich schon wirklich sagen, dass er/sie gut genug ist? Gibt

es nicht immer etwas, das noch verbessert bzw. optimiert werden könnte? Da weiß ich noch zu wenig. Da habe ich noch zu wenig Erfahrung. Da muss ich noch etwas nachlesen. Dort brauche ich noch eine Weiterbildung. Und natürlich stimmt das auch – aber nur auf der einen Seite. Auf der anderen Seite habe ich ja bereits eine psychotherapeutische Ausbildung gemacht. Ich habe meine eigenen Erfahrungen. Ich habe etwas zu sagen. Und mit genau diesem Wissen und mit meiner Präsenz bin ich jetzt hier im therapeutischen Gespräch und es entsteht etwas ganz Einmaliges zwischen uns.

- Kann ich die eigenen Ansprüche an mich zurückschrauben?
  Oft sind die Vorstellungen von dem, was in einer bestimmten Sitzung passieren soll, stark überzogen: Entweder erwartet man zu viel oder setzt Schritte bei Patient:innen voraus, die unrealistisch sind. Hoffmann und Hofman empfehlen diesbezüglich eine „Bescheidenheitskur" (2020, S. 67), das heißt, die Ansprüche an sich und an die Patient:innen ein Stück zurückzunehmen und zu schauen, welche Auswirkungen diese Haltung auf das eigene Befinden und auf die Therapie hat. Dysfunktional ist außerdem folgende Annahme: „Je schneller und je mehr ich handle, desto schneller und zahlreicher werden die Veränderungen beim Patienten sein" (ebd., S. 76).
- Kann ich meine inneren Kritiker entweder auf Urlaub schicken oder – wenn sie sehr hartnäckig sind – mich mit ihnen auseinandersetzen, damit ich in eine ruhigere und gelassenere Haltung mir selbst und meinen Patient:innen gegenüber kommen kann? Die inneren Kritiker sind oft sehr störend und belastend. Wenn sie regelmäßig auftauchen, dann kann Intervision, Supervision oder eventuell auch Selbsterfahrung guttun, um (wieder) einen besseren inneren Freiraum zu schaffen, in dem es ruhig wird, weil ich mich selbst in Ruhe lassen kann (vgl. dazu auch Pigorsch, 2019).

4. Psychohygienische Grundhaltung: Sinnhorizont

Der Sinnhorizont ist Voraussetzung, um meine Arbeit als Psychotherapeut:in in einen größeren Kontext einzubetten. Diese Einbettung hilft, nicht nur von Tag zu Tag die psychotherapeutische Arbeit zu machen, sondern auch zu wissen, in welchem größeren Lebenszusammenhang ich mein Tätigsein verstehe. Wenn es dann manchmal auch mühsam werden kann, spüre ich doch, worum es mir eigentlich und im Grunde geht.

Die Grundfrage dazu lautet: **Wofür soll meine Arbeit gut sein?** **?**

- Spüre ich Erfüllung in meiner Tätigkeit als Psychotherapeut:in? Erlebe ich meine Arbeit als sinnvoll?
- Was war meine Ursprungsmotivation, warum ich Psychotherapeut:in werden wollte?
  Es kann hilfreich sein, sich diese Frage immer wieder einmal zu stellen, wenn man mitten in der Alltagsroutine versinkt oder wenn Zweifel und Verunsicherungen auftauchen. Dann kann ich an den Ursprung meiner beruflichen Ausrichtung zurückgehen, sozusagen an den Quellpunkt, und mich fragen, ob ich davon heute noch etwas sehe, ob von diesem Ursprungsgeist noch etwas spürbar ist.
- Wie soll meine Arbeit in Zukunft aussehen und wo mag ich mich hin entwickeln?
  Der Zeithorizont ist nicht nur in die Vergangenheit zu denken, sondern auch auf die Zukunft hin. Ich verändere mich, mein Leben verändert sich. Daran angepasst ist immer wieder neu zu schauen, ob die Art und Weise, wie ich als Psychotherapeut:in arbeite, immer noch stimmig ist. Möglicherweise tauchen auch neue Interessensgebiete auf, die ich vertiefen möchte, während ich anderes, vielleicht sogar Altbewährtes, gerne einmal ein Stück hinter mir lassen würde.

2.2 Psychohygienische Handlungen

Basierend auf den psychohygienischen Haltungen und den Grundfragen dazu, die hier ausgeführt wurden, geht es nun darum, **konkrete Handlungen und deren Umsetzbarkeit** in den Blick zu nehmen. Um in ein selbstbestimmtes und stimmiges Handeln zu kommen, sind die folgenden Schritte zentral:[4]

1) Hinschauen

Es ist wichtig, Situationen genau anzuschauen und sehr konkret in der Wahrnehmung zu werden. Wie geht es mir in meiner Arbeit? Was geht leicht und mühelos? Wo wird es schwierig oder sogar überfordernd?

zB

Ich selbst kann mich zum Beispiel daran erinnern, dass mich zu Beginn meiner Arbeit als Psychotherapeutin mein eigener Arbeitsrhythmus gestresst hat. Ich habe mir die Patient:innen so eingeteilt, wie „man das halt so macht". Nach meiner Vorstellung waren das 50 Minuten mit dem Patienten, dann zehn Minuten Notizen, dann die nächste Patientin. Dabei habe ich gegen Ende einer Therapiestunde oft Stress bekommen: „Ich muss auf jeden Fall pünktlich schließen. Aufs Klo muss ich auch noch, bevor ich mit der nächsten Stunde beginne. Und eigentlich sollte ich unbedingt etwas trinken. Ach ja – ein paar Notizen hätte ich auch noch aufzuschreiben …"

2) Hinfühlen

Wenn ich einen klaren Blick auf die konkrete Situation habe, dann ist es wichtig, nicht nur darüber nachzudenken, sondern auch hinzufühlen, was diese Situation mit mir macht.

zB

Ich habe mir Zeit genommen, in mein Gestresst-Sein am Stundenende hineinzufühlen, und habe bemerkt, wie eng es mir dabei in meinem Körper wird. Die Atmung wird schneller, meine Sitzhaltung angespannter. Und vor allem bin ich in den letzten Minuten einer Therapiestunde schon mehr mit mir und meiner Eile als mit der Patientin und ihrem Thema beschäftigt, kann also mit meiner Aufmerksamkeit nicht mehr gut beim Abrunden und Ausklingenlassen der Stunde bleiben.

---

4 Die Schritte entsprechen dem Prozessmodell der Existenzanalyse (Personale Existenzanalyse, PEA) (vgl. Längle, 2016, S. 124 ff.).

3) Stellungnahme

Nach dem Schauen und Fühlen braucht es eine Stellungnahme, eine Entscheidung. Wenn ich das so spüre, was halte ich davon?

zB

Meine Stellungnahme war klar: So möchte ich nicht weiterarbeiten. Da muss sich etwas Grundlegendes ändern – erstens aus Respekt vor meinen Patient:innen (Wie kann ich ihnen zumuten, dass ich regelmäßig am Ende der Stunde unkonzentriert werde?), aber zweitens auch ganz wesentlich für mich (Warum bin ich in meiner Arbeit ständig so viel Stress ausgesetzt, obwohl ich meine Termine in freier Praxis ganz alleine für mich einteilen kann?).

4) Handlung

Zum Schluss stellt sich die Frage, welche Handlung ich umsetzen möchte. Was will ich tun, und zwar ganz konkret?

zB

Ich habe mich also dazu entschlossen, zwischen den Patient:innen längere Pausen zu lassen. 30 Minuten Pause lassen mir insgesamt 40 Minuten freie Zeit zwischen den Stunden. Das bedeutete zwar, dass ich an meinen Therapietagen insgesamt länger in der Praxis bleibe, dafür aber viel weniger müde nach Hause gehe, weil ich zwischendurch genügend Zeit zum „Entspannen" habe. In der Pause mache ich in Ruhe meine Notizen zur vorangegangenen Therapiestunde. Dadurch kann ich die einzelnen Sitzungen besser abschließen und nehme nicht so viele Themen zur emotionalen Nachbearbeitung mit nach Hause. Dann bleibt mir immer noch genügend Zeit, um aufs Klo zu gehen, mir etwas zu trinken oder zu essen zu holen und einfach etwas bei mir und mit mir zu sein.

Welche psychohygienischen Handlungen mir als Psychotherapeut:in guttun, muss jede/jeder für sich selbst klären. Da gibt es keine allgemeingültigen Regeln, kein Richtig oder Falsch. Es gibt eine Fülle an Ratgeberliteratur für mehr Lebensqualität. Schlagworte sind z. B. Work-Life-Balance, Achtsamkeit und digitale Abstinenz. Wichtig ist aber vor allem, einen wertschätzenden Blick auf sich selbst zu haben, bei dem es nicht ausschließlich darum geht, funktionieren zu müssen. Vielmehr sollte die liebevolle Selbstfürsorge einen zentralen Platz bekommen. Denn „die größte Gefahr für ein Menschenleben [ist] nicht das Sterben [...], sondern das Funktionieren“ (von Schirach, 2018, S. 41).

Literatur

Hoffmann, N. & Hofman, B. (2020). Selbstfürsorge für Therapeuten und Berater. Grundlagen und Anwendung. 3. Aufl. Weinheim, Basel: Beltz.

Längle, A. (2016). Existenzanalyse. Existentielle Zugänge der Psychotherapie. Wien: Facultas.

Pigorsch, B. (2019). Der innere Kritiker von Psychotherapeutinnen und Psychotherapeuten. Selbstabwertung und übertriebene Zweifel entmachten. Weinheim, Basel: Beltz.

Reddemann, L. (2003). Einige Überlegungen zu Psychohygiene und Burnout-Prophylaxe von TraumatherapeutInnen. Erfahrungen und Hypothesen. Zeitschrift für Psychotraumatologie, Psychotherapiewissenschaft und Psychologische Medizin, 1(1), 79–86.

von Schirach, A. (2018). Du sollst nicht funktionieren. Für eine neue Lebenskunst. 3. Aufl. Stuttgart: Tropen.

§ Gesetze und Richtlinien

Fort- und Weiterbildungsrichtlinie. Richtlinie des Bundesministeriums für Soziales, Gesundheit, Pflege und Konsumentenschutz auf Grundlage von Gutachten des Psychotherapiebeirates; zuletzt vom 02.12.2014. BMSGPK, 2020. Abruf unter https://www.sozialministerium.at/dam/jcr:cf3937ed-8f6b-4039-8829-5398e97760fa/Pth-Fort-und_Weiterbildungsrichtlinie.pdf

Supervision und Intervision

Doris Fischer-Danzinger

1 Supervision

Supervision ist … super.
Sie ist dann bereichernd, wenn man nach der Supervision sagen kann:

- Ich habe die Bestätigung bekommen, dass ich gut arbeite (vor allem wenn man noch Ausbildungskandidat:in ist).
- Ich habe gesehen, woran es liegt, dass es mit diesem Patienten/dieser Patientin nicht so gut läuft, und habe Ideen gewonnen, wie ich mit dieser Schwierigkeit umgehen könnte.
- Ich bin (wieder) motiviert mit diesem Patienten/dieser Patientin zu arbeiten. (Ja, es kann vorkommen, dass es zeitweise „langwierig“ wird in der Therapie, und ein neuer Blick kann die Motivation wieder beleben.)

Aber was versteht man eigentlich unter **Supervision**? Supervision ist „die geregelte Reflexion und Beratung von Arbeitsprozessen und beruflichen Rollen und Tätigkeiten“ (Reichel, 2016, S. 24). Sie wird in ganz verschiedenen Kontexten angewendet. Psychotherapeutische Supervision meint vor allem die Lehrsupervision, die Anwendung findet, wenn Ausbildungskandidat:innen die Berechtigung zur eigenständigen psychotherapeutischen Arbeit unter Supervision („in Ausbildung unter Supervision“) erworben haben. Zum anderen gibt es die berufsbegleitende Supervision als Unterstützung und zur Qualitätssicherung der beruflichen Tätigkeit.

1.1 Ausbildungssupervision

In der Ausbildungssupervision geht es besonders darum, „professionelles Handeln zu erlernen, einschließlich der Überprüfung, wie professionelle Standards erfüllt werden" (Judy & Knopf, 2016, S. 147). Hier steht unter anderem der Prozess, der zwischen Ausbildungskandidat:innen und Patient:innen stattfindet, im Vordergrund.

§ Worum es im Besonderen gehen mag, beschreibt die **Supervisionsrichtlinie des Bundesministeriums** (2021) wie folgt:

- zu welchen Übertragungs- und Gegenübertragungsbeziehungen bzw. Interaktionsmustern die Patient:innen neigen
- mit welchen Problemlagen bei welchen Patient:innen Schwierigkeiten auftreten
- Wissen über Gruppenprozesse, Interaktionen, Zusammenhänge und Kommunikationsabläufe zu erhalten
- durch die Reflexion und Verdeutlichung des eigenen Handelns mit Hilfe von Supervisor:innen neue Sichtweisen und flexiblere Handlungsmöglichkeiten (Interventionen) herauszuarbeiten
- Fragen der beruflichen Identität zu klären
- eine Psychotherapie in schwierigen Phasen weiterzuführen, wozu z. B. auch eine Stärkung der Frustrationstoleranz und eine Förderung der Flexibilität gehören
- durch die Absolvierung der Supervision eingetretene Veränderungen im therapeutischen Vorgehen herauszuarbeiten
- Hilfe bei der Umsetzung von aktuellen Theorieinhalten in die Praxis zu erfahren
- Gedächtnisprotokolle zu erstellen

Es geht hier also einerseits darum, die Ausbildungskandidat:innen in ihrer selbständigen psychotherapeutischen Tätigkeit zu unterstützen, andererseits aber auch die Qualität der Tätigkeit zu überprüfen und zu sichern.

Diese Aufgabe der **Lehrsupervision** kann unter Umständen dazu führen, dass Supervisand:innen in ihrer eigenständigen psychotherapeutischen Tätigkeit als nicht erfolgreich anzusehen sind. Wenn keine Änderung eintritt, kann dies letztendlich den Widerruf bzw. die Aussetzung der von der Ausbildungseinrichtung ausgestellten Bescheinigung zur selbständigen psychotherapeutischen Tätigkeit unter Supervision zur Folge haben.

Ein paar grundsätzliche Gedanken seien hierzu ausgeführt: In meiner Funktion als Lehrtherapeutin eines Fachspezifikums („Existenzanalyse" bei der GLE-Ö) kenne ich natürlich die Seite der Ausbildner:innen mit Blick auf die Supervisand:innen. Dadurch, dass ich selbst immer wieder Zusatzausbildungen absolviere, komme ich aber auch in die Position der Supervisandin (mit dem großen Unterschied, dass ich keine Sorge mehr habe, ob ich grundsätzlich Psychotherapeutin werden kann – diese Sorge beschäftigte mich in meiner Fachspezifikumsausbildung natürlich sehr).

In meinen Supervisionen, die ich als Lehrsupervisorin für Ausbildungskandidat:innen halte, lade ich dazu ein, einen Fall vorzustellen und das eigene Anliegen der Supervision zu benennen. Damit verbindet sich die Hoffnung, dass die Supervisand:innen wirklich das ansprechen, was ihnen in Bezug auf ihre Patient:innen am Herzen liegt. Ausbildungskandidat:innen profitieren wenig von einer Supervision (und da spreche ich aus eigener Erfahrung), wenn sie „glatte" Stunden und Verläufe vorstellen. Viel spannender ist es (auch für die Supervisor:innen!), wenn etwas herauszuarbeiten ist, z. B. die Diagnose oder warum die Stunden mit dieser Person so „zäh" verlaufen oder worum es eigentlich wirklich geht, weil so viele Themen in der Stunde vorgebracht werden, oder Ähnliches.

zB

Ich kann mich an eine Supervisionsstunde mit einer kleinen Gruppe von vier Ausbildungskandidat:innen erinnern, in der eine Kollegin einen Patienten vorgestellt hat, der von seiner Persönlichkeit her sehr „karg", im Ausdruck sehr gehemmt und in seinem Anliegen nicht als klar von der Therapeutin empfunden wurde. Wir hatten in dieser Sitzung etwas mehr Zeit, weil nicht alle Kolleg:innen einen Fall besprechen wollten, und so haben wir rein phänomenologisch versucht zu erfassen, was diesen Patienten „ausmacht", was ihn bewegt. Wir haben fast 2½ Stunden nur so auf diesen Fall geschaut und formuliert, was bei uns angekommen ist. Dieses phänomenologische Arbeiten stellt natürlich ein Spezifikum der existenzanalytischen Methode dar. Und nicht immer kann man sich so einen Zeit-Raum nehmen, um ganz genau hinzuschauen. Wir alle (auch ich) waren wirklich erstaunt und berührt, wie anders uns der Patient am Ende dieser Einheit erschien.

Darin liegt im Übrigen auch der Vorteil einer Gruppensupervision gegenüber einer Einzelsupervision: Mehrere Personen erfassen naturgemäß mehr Aspekte, eine Gruppe hat mehr „Weisheit" als ein Einzelner. Dafür kann eine Einzelsupervision tiefer in einen Fall schauen, weil mehr Zeit ist. Und vielleicht fühlen sich Supervisand:innen im Einzelsetting geschützter, wenn sie etwas anschauen wollen, womit sie Schwierigkeiten haben.

Noch ein Wort zur Darstellung der Fälle: Üblich ist, dass die Supervisand:innen über ihre jeweiligen Patient:innen erzählen und so den „Fall" darstellen. Es gibt natürlich noch andere Möglichkeiten, die sehr zu empfehlen sind – für einige ist etwas Mut erforderlich, z.B. dass die Therapiestunden (natürlich mit schriftlichem Einverständnis der Patient:innen) **mittels Videokamera gefilmt** und Ausschnitte daraus in der Supervision gezeigt werden.[1] Bei dieser Methode habe ich selbst am meisten gelernt. Durch das Filmen und Anschauen der Therapiestunden ist mir erstmals wirklich bewusst geworden, wie komplex so eine Therapiestunde ist, was da alles gesagt, erzählt wird (verbal, aber natürlich auch nonverbal!), was mir alles entgangen ist … Szenen, Abschnitte, die ich anders in Erinnerung hatte, als ich sie dann im Video sah.

zB

Auch hier ein Beispiel aus der eigenen Praxis: Ich hatte einen jungen Mann in Therapie, der bei einem Motorradsturz drei Jahre vor dieser Stunde eine schwere Verletzung seines rechten Beines erlitten

1 In meiner TFP-Ausbildung – Transference-Focused Psychotherapy nach Clarkin, Yeomans und Kernberg – mussten wir die Therapiestunden mittels Videokamera aufzeichnen und in den Supervisionen wurden dann bestimmte Teile der Sitzung anhand des Videomaterials besprochen.

hatte. In der besagten Stunde erzählte er wieder davon, dass das Bein solche Schmerzen verursacht und er jetzt versucht, einen Chirurgen zu finden, der eine Amputation des Beines vornimmt. Seine Ausführungen begleitete er mit eindeutigen Bewegungen seiner Hände, das betreffende Bein „abzuhacken" ... so auch sein verbaler Ausdruck der erwünschten Amputation. Ich hatte in Erinnerung, dass ich von dieser brutalen Art der Schilderung und des Umgangs mit sich selbst geschockt war – allerdings dachte ich, dass ich in der Stunde recht bald diese Brutalität zum Thema gemacht hatte. Als ich dann das Video sah, ist mir erst bewusst geworden, wie sehr mich diese Stunde betroffen gemacht hatte und dass ich gute fünf Minuten lang geschwiegen hatte. Unterdessen hatte der Patient munter drauflos von anderen Dingen zu sprechen begonnen – während mir noch immer durch den Kopf ging: „Wie furchtbar, so brutal mit sich umgehen zu wollen und so kalt über sich und seinen Körper zu reden." Wie gesagt: In meiner Erinnerung hatte ich diese Brutalität sehr bald angesprochen – tatsächlich machte ich eine erste Bemerkung darüber zu einem Zeitpunkt, wo mein Patient gedanklich schon mit etwas ganz anderem beschäftigt war. Die Körpersprache (das dargestellte Abhacken des Beines) hatte ich gar nicht mehr bewusst in Erinnerung. Erst durch das Anschauen des Videos ist mir klar und verständlich geworden, was mich so geschockt hatte ... und wie sehr es mich geschockt hatte. Das Thema seiner grundsätzlich kalten, immer wieder brutalen Beziehung zu sich selbst hat uns dann noch sehr lange beschäftigt.

Eine andere Möglichkeit ist (soweit die Patient:innen dem schriftlich zustimmen), die Stunden mit einem **Tonträger** aufzunehmen. Da geht natürlich das Optische verloren, aber es ist immer wieder erstaunlich, wie sehr alleine durch das Hören der Originalstimme von Patient:innen, der Sprechgeschwindigkeit, der verwendeten Wörter (Supervisand:innen fassen ja in eigenen Worten die Erzählung der Patient:innen zusammen) etc. die Supervision bereichert wird. Das ist eine Methode, die sich im Allgemeinen leichter in der Einzelsupervision als in der Gruppe einsetzen lässt, da die Qualität der Tonbandaufnahmen (oft mittels Handy) meist nicht so gut ist. Im Übrigen finden einige Patient:innen das nochmalige Anhören einer Stundenaufnahme auch für sich selbst bereichernd.

zB

Die Videoaufnahmen kamen nicht nur in der Supervision zum Einsatz: Manche Ausschnitte habe ich gemeinsam mit den jeweiligen Patient:innen angeschaut und wir haben uns darüber ausgetauscht. Das waren immer sehr spannende Stunden, weil sich die Patient:innen aus der Vis-à-vis-Perspektive erleben.

So bereichernd diese Art der Aufzeichnungen ist, so viel Zeit braucht sie auch. Damit das aufgezeichnete Material sinnvoll eingesetzt werden kann, muss ich mir als Therapeut:in die Stunde nochmals anschauen oder anhören (für eine gehaltene Therapiestunde braucht es also zwei Stunden), um für die Supervision bestimmte Abschnitte auszusuchen. Aber es lohnt sich, das kann ich versichern.

Tipp

Insbesondere Ausbildungskandidat:innen seien ausdrücklich ermutigt, Stunden aufzuzeichnen. Sie können die Aufnahmen auch nur für sich selbst anschauen und anhören[2] – Supervisor:innen müssen keinesfalls zwingend eingebunden sein. Auch davon werden Sie sicher profitieren!

1.2 Berufsbegleitende Supervision

Im Unterschied zur Fallsupervision während der Ausbildung geht es bei der berufsbegleitenden Supervision mehr um die Festigung und Integration von Gelerntem – insbesondere wenn man gerade die Fachspezifikumsausbildung abgeschlossen hat und in die Liste der

2 Bitte nicht vergessen: Sie müssen natürlich genauso wie bei Ihren schriftlichen Aufzeichnungen sicher sein, dass kein Unbefugter mithören oder mitsehen kann!

Psychotherapeut:innen des Bundesministeriums eingetragen wurde. Natürlich kann es auch sein, dass man eine Zeit lang nach der Eintragung „seine Ruhe haben“ und nur seine Freude auskosten will, endlich als „gleichrangige“ Kollegin bzw. Kollege zu arbeiten. Vielleicht sehnt man sich nach einer Pause, möchte sich erst einmal nicht um einen Platz in einer Supervisionsgruppe oder die aktuellen Supervisionsprotokolle kümmern müssen und endlich sitzt einem die akademische Abschlussarbeit (oder etwas Gleichwertiges) nicht mehr im Nacken ... Falls nach einiger Zeit doch wieder die Lust auf Supervision aufkommt – die ich persönlich immer verspürt habe –, bieten sich je nach Vorlieben ganz unterschiedliche Möglichkeiten.

Tipp

Auch Supervision bei fachfremden Supervisor:innen kommt in Betracht. Diese Option besteht bereits während der Ausbildungszeit, ist aber meist eine finanzielle Herausforderung und wird nicht für die Ausbildung anerkannt. Vor allem läuft man Gefahr, verwirrt zu werden anstatt Klarheit zu bekommen. In der Lehrsupervision geht es ja darum, das methodenspezifische Vorgehen gut zu erlernen und zu reflektieren. Von großer Bedeutung ist, dass Therapeut:innen zunächst in der eigenen Richtung „sattelfest“ werden, bevor sie anderes in die Therapie einfließen lassen. Die Klarheit, wann man was mit welcher Intention „macht“ oder „setzt“ etc., steht an erster Stelle.

Ich habe in meiner beruflichen Laufbahn fast durchgängig in multiprofessionellen Teams im klinischen Setting gearbeitet und es immer als große Bereicherung erfahren, mit Kolleg:innen aus anderen psychotherapeutischen Richtungen in Austausch zu treten und verschiedenste Supervisor:innen in ihrer unterschiedlichen Herangehensweise zu erleben. Dazu gehört meine persönliche Überzeugung: Viele (nicht alle) Wege führen „nach Rom“. Verschiedene Schulen haben unterschiedliche Zugänge – aber immer mit dem Ziel, das Wesentliche herauszuarbeiten: Was bewegt diese Person, die zu mir in Therapie gekommen ist?

Supervision dient dazu, die eigene **Professionalität** zu wahren oder zu erhöhen – das ist die eine Seite. Ein anderer positiver Aspekt der pervision, aber auch der Intervision ist, dass sie einen wichtigen Beitrag zur **Psychohygiene** von Psychotherapeut:innen leistet (siehe auch den Abschnitt „Psychohygiene für Psychotherapeut:innen“, S. 132ff.) sowohl in der Ausbildung als auch im Zuge der lebenslangen Fortbildung.

2 Intervision

Intervision ist die kleine Schwester der Supervision.

In der Intervision sind alle Beteiligten **gleichrangig**, es handelt sich also um eine kollegiale Beratung.[3] Falls sich im Fachspezifikum bereits sogenannte Peergroups gebildet haben (z. B. um erlernte Methoden zu üben), kommt es oft zu einem nahtlosen Übergang von der Peergroup zu einer Intervisionsgruppe.

Vom Ablauf her entsprechen sich Intervision und Supervision: Ein Mitglied der Gruppe bringt sein/ihr Thema bzw. einen Fall mit entsprechender Fragestellung ein und die anderen suchen gemeinsam nach einer „Lösung“ oder äußern ihre Sichtweisen.

Ich habe eigentlich immer sowohl Supervision als auch Intervision wahrgenommen. Supervision eignet sich, wenn ich etwas Neues lerne, z. B. im Rahmen einer Zusatzausbildung. Auch bei der Arbeit in multiprofessionellen Teams gehört regelmäßige Supervision üblicherweise dazu und leistet wertvolle Unterstützung. An die Supervision schließt sich dann oft eine Intervision in dem Kolleg:innenkreis aus der Ausbildung an, um die Reflexion fortzuführen und weiter voneinander zu lernen. Und ich kann wirklich sagen: Ich möchte weder auf das eine noch auf das andere verzichten, weil ich es bereichernd finde, Neues oder Anderes zu erfahren.

3 Das lateinische „supervideo“ bedeutet u. a. „ich sehe darauf“, „ich untersuche etwas“, „ich prüfe“. Das lateinische „inter“ bedeutet „zwischen“, „dazwischen“.

Literatur

Judy, M. & Knopf, W. (Hg.) (2016). Im Spiegel der Kompetenzen. Supervision und Coaching in Europa. Wien: Facultas.

Reichel, R. (2016). Beratung, Psychotherapie, Supervision. Einführung in die psychosoziale Beratungslandschaft. 2. Aufl. Wien: Facultas.

Gesetze und Richtlinien

Supervisionsrichtlinie. Kriterien für die Durchführung der psychotherapeutischen Supervision durch Psychotherapeutinnen und Psychotherapeuten. BMSGPK, 2021. Abruf unter https://www.sozialministerium.at/dam/jcr:1eca6c74-ce3f-4d71-b500-0f06d704982a/Supervisionsrichtlinie.pdf

Besondere Situationen im psychotherapeutischen Alltag

Brigitta Mühlbacher

Menschen, die in Psychotherapie kommen, sind meistens sehr belastet und haben unterschiedliche Probleme und/oder leichte bis schwere klinische Symptome. Sie können sich daher auch manchmal auffällig verhalten, wobei die Bezeichnung „auffällig" nicht wertend gemeint ist. Es ist ratsam, sich schon vorweg damit auseinanderzusetzen: Wie würde man reagieren, wenn man während der Psychotherapie in eine ungewöhnliche, unangenehme bis bedrohliche Situation gerät? ... in der Hoffnung, dass sie nicht eintreten wird. Diese mentale Vorbereitung auf mögliche unvorhergesehene Situationen kann helfen, weniger Angst davor zu haben bzw. weniger überrascht zu sein. So können sich Psychotherapeut:innen besser der schwierigen Situation stellen und gegebenenfalls ruhig und angemessen reagieren. Ob dies dann im Realfall tatsächlich gelingt, ist nicht gewiss, aber die Chance ist weit größer, als wenn man sich gar nicht damit befasst.

Welche besonderen Situationen könnten auftreten? Gemeint sind krisenhafte Situationen, die z.B. durch plötzlich auftretende vegetative Beschwerden, Nichtreagieren, Erregungszustände, aggressives Verhalten oder auch durch Suizidankündigungen von Patient:innen entstehen. So ein Ausnahmezustand ist eine große Herausforderung und erfordert ein rasches, effizientes Handeln. Zudem fordern Patient:innen, die im alkoholisierten Zustand zur Therapie kommen oder unter Drogen stehen, die Therapeut:innen ebenfalls zu Maßnahmen heraus.

Es ist daher wichtig, sich schon im Vorfeld der psychotherapeutischen Arbeit zu überlegen, welche Patient:innen hinsichtlich Störungsbildern und Schweregraden Sie übernehmen möchten. Möglicherweise haben Sie aufgrund Ihrer Erfahrungen durch die Praktika während der Ausbildung und durch Ihren Quellenberuf bereits Schwerpunkte gesetzt und über die eigene Bereitschaft und auch Grenzen reflektiert: Worauf lasse ich mich ein, was mute ich mir zu und was möchte ich nicht?

1 Psychosoziale Krise

Eine psychosoziale Krise entsteht dann, wenn ein **außerordentlich belastendes Ereignis** aufgrund mangelnder Kraft nicht bewältigt werden kann und zur Überforderung oder auch bis zum Kontrollverlust führt. Eine Krise bedeutet daher immer einen Verlust des psychischen Gleichgewichts und zeigt sich durch körperliche, psychische und soziale Veränderungen. Dementsprechend ist die Alltagsbewältigung erschwert (Bundesministerium für Gesundheit, 2005).

Je nach Auslöser unterscheidet man zwischen Lebensveränderungskrisen und traumatischen Krisen (Sonneck et al., 2016). Unter **Veränderungskrisen** sind z. B. Berufseinstieg, Pension, Wohnortwechsel oder Geburt eines Kindes zu verstehen. **Traumatische Krisen** entstehen z. B. durch Trennung, schwere Krankheit, Tod einer nahestehenden Person, Gewalterfahrung oder massive Bedrohung der Existenz. Je nach Vorerfahrungen kann dadurch auch eine Retraumatisierung ausgelöst werden.

Abhängig von der subjektiv erlebten Bedrohung des Ereignisses und den Bewältigungsversuchen kann eine Krise Tage bis Monate anhalten, begleitet von verschiedenen Symptomen sowie mehr oder weniger labilen Phasen. Verschlechtert sich der Zustand und chronifizieren die Symptome, dann entsteht eine ausgeprägte klinische Störung. Psychisch vorbelastete Personen sind aufgrund von Vulnerabilität und reduzierter Bewältigungsstrategien weit anfälliger für Krisen, die mit Dekompensation, Fremd- oder Selbstgefährdung einhergehen können.

Bei Personen in einer Krise können häufig folgende **Merkmale** beobachtet werden:

- vernachlässigtes äußeres Erscheinungsbild
- Verschlechterung der psychischen oder psychosomatischen Erkrankung
- starke Gefühlsschwankungen
- auffällige Verhaltensweisen
- Unruhe und Erregungszustände
- Angst und Panik
- Aggression
- Bewusstseinseinengung, wie z. B. keine Reaktion auf Ansprechen, Verwirrtheit, Benommenheit
- dissoziative Zustände mit Depersonalisation und Derealisation
- Störung des Realitätsbezugs (Denkstörung, Wahnvorstellung, Halluzinationen)
- Rückzug aus allen Beziehungen, Einsamkeit, soziale Isolation
- Selbstverletzung
- Suchtmittelmissbrauch
- Suizidankündigung

(Stein, 2015; Sonneck et al., 2016)

Werden bei Patient:innen solche Besonderheiten bemerkt, handelt es sich um einen **psychosozialen oder psychiatrischen Notfall**, der eine rasche Risikoabschätzung erfordert. Das Bundesministerium für Gesundheit hat auf Grundlage des Psychotherapiebeirates eine Diagnostik-Leitlinie (2005, S. 28 f.) für Psychotherapeut:innen zur Einschätzung der Krisenhaftigkeit herausgegeben, welche fünf Schweregrade unterscheidet. Anhand dieser Schweregrade ist der Leidenszustand bzw. die Ausprägung der Verhaltensstörung der Patient:innen bezüglich der gegenwärtigen Situation einzuschätzen.

Tabelle 3: Schweregrade psychosozialer Krisen

Schweregrad 1	geringe Störung mit Anzeichen von Stress, Unruhe, Überforderung, Isolierung, Ängstlichkeit
Schweregrad 2	erhebliche Störung mit vermehrten Krisenanzeichen, Verhaltensauffälligkeiten, somatischen Symptomen, Einschränkung der Handlungsfähigkeit und Flexibilität
Schweregrad 3	schwere Störung mit deutlicher Symptomatik, Gefährdung oder bereits andauernde extreme Einschränkung der sozialen Bezüge, destruktive Impulse mit Kontrollverlust; Zusammenarbeit mit entsprechenden Einrichtungen wird empfohlen
Schweregrad 4	schwerste Störung mit fast vollständigem psychischen und existenziellen Zusammenbruch, Denkstörung, emotionaler Überflutung, Realitätsverkennung, Verlust der Distanzierung von der dominierenden Symptomatik, drohende Selbst- und/oder Fremdgefährdung
Schweregrad 5	unmittelbare Selbst- und Fremdgefährdung; diese kann akut auftreten ohne Durchlaufen der Schweregrade 1–4; stationäre Aufnahme notwendig

Häufig kommt es vor, dass sich Patient:innen bereits in einer psychosozialen Krise befinden und deshalb eine Psychotherapie beginnen. Ihre Ressourcen und ihr soziales Umfeld sind dann noch nicht bekannt. Somit ist es weit schwieriger, die Krisenhaftigkeit der betroffenen Person einzuschätzen, als bei Patient:innen, die während des psychotherapeutischen Prozesses aufgrund kritischer Lebensereignisse in eine Krise geraten.

Das Bundesministerium (2005, S. 36 f.) empfiehlt die Abklärung des **Schweregrades der Krisenhaftigkeit** durch folgende Fragen: ?

- Wie stark ist die Einengung für die Patientin/den Patienten?

- Wie akut ist der aktuelle Leidenszustand der betroffenen Person? Wie sehr steht sie unter äußerem Druck?
- Wie eingeschränkt sind die Bewältigungsmöglichkeiten der Patientin/des Patienten? Welche Ressourcen stehen ihr/ihm zur Verfügung?
- Ist der Leidenszustand bewältigbar oder überfordernd? Besteht die Gefahr des Zusammenbruches? Wie schätzt die Umwelt die Krise ein?
- Gibt es Hinweise auf eine existenzielle Bedrohung für die betroffene Person?
- Gibt es Hinweise auf aktive oder passive Selbst- oder Fremdgefährdung?
- Welche direkten oder indirekten Maßnahmen ergeben sich?

2 Krisenintervention

Im Vergleich zur Psychotherapie braucht es bei der Krisenintervention vonseiten der Therapeut:innen häufig ein **strukturierteres Vorgehen**. Direkte Hilfestellungen sind erforderlich und möglicherweise müssen Angehörige einbezogen werden. Je nach Krisenzustand der Patient:innen ist auch ein flexibles Setting einzuplanen, damit eine Stabilisierung möglich ist: vermehrte Termine, eine Doppelstunde oder telefonische Erreichbarkeit (Stein, 2015). „Krisenintervention orientiert sich an der Beziehung, am aktuellen Anlass, dem aktuellen Zustand, der sozialen Situation und an den vorhandenen Hilfsmöglichkeiten“ (Sonneck et al., 2016, S. 104).

Kommen Patient:innen in einen Ausnahmezustand, zögern Sie nicht, sofort deren Zustand sowie den Schweregrad des Problems einzuschätzen, um entsprechende Sofortmaßnahmen zu setzen. Im psychiatrischen oder somatischen Notfall muss die Rettung gerufen werden, gegebenenfalls auch die Polizei. Vorrangig ist jedoch, dass Sie selbst Ruhe bewahren, die momentane Situation akzeptieren und Kompetenz zeigen:

- Wenden Sie sich der betroffenen Person empathisch und haltgebend zu, vermitteln Sie ihr ein Gefühl von Sicherheit und Hoffnung, um sie dadurch zu beruhigen.
- Sorgen Sie für unmittelbare Entlastung, indem Sie die Gefühle der Patientin/des Patienten mittragen, Verständnis zeigen und entsprechende Unterstützung anbieten, wie z. B. Atemtechniken, Entspannungstechniken, eine Decke, ein Polster, sich niederlegen, aufstehen und umhergehen, ein Glas Wasser, Ablenkung durch schöne Bilder oder Erinnerungen, frische Luft, eventuell die Hand oder Schulter halten etc.
- Fragen Sie die betroffene Person, was sie unmittelbar braucht, was ihr guttun würde und wer in ihrem sozialen Umfeld sie unterstützen könnte und in welcher Form.

Das **BELLA-Kriseninterventionskonzept** wurde von Sonneck et al. (2016) für akute Krisensituationen entwickelt und gibt konkrete Anleitungen:

B) Beziehung aufbauen: Wenden Sie sich aufmerksam und empathisch der Patientin/dem Patienten zu, sie/er soll sich mit ihren/seinen Schwierigkeiten ernst genommen fühlen.

E) Erfassen der Situation: Finden Sie den Krisenanlass, die derzeitige Lebenssituation sowie die möglichen Veränderungen durch die jetzige Situation heraus.

L) Linderung von Symptomen: Gehen Sie auf die emotionale Situation der Patientin/des Patienten ein, versuchen Sie zu entlasten, zu ordnen und durch Übungen zur Entspannung beizutragen.

L) Leute einbeziehen, die unterstützen: Ergründen Sie, wer die Patientin/den Patienten in ihrem/seinem Umfeld unterstützen könnte. Denken Sie im Ernstfall auch an Institutionen.

A) Ansatz zur Problembewältigung finden: Unterstützen Sie die Patientin/den Patienten, das eigentliche Problem zu definieren, mögliche Widersprüche zu erkennen, die gefühlsmäßigen und realen Bedeutungen zu begreifen und sich auf eine Veränderung einzulassen.

Das BELLA-Konzept ist für unmittelbare Hilfe konzipiert, damit die quälenden Symptome der Patient:innen verringert werden und sie wieder Kontrolle und Stabilität gewinnen. Somit wird einer Selbst- oder Fremdgefährdung vorgebeugt. Bei längerer Behandlung kommen auch übergeordnete Ziele zum Tragen, nämlich dass die betroffene Person Selbstvertrauen und Selbstwert entwickelt, wieder entscheidungsfähig wird sowie alternative konstruktive Verhaltensweisen findet und ausprobiert, damit sie ihren Alltag wieder selbständig bewältigen kann. Insgesamt sollen die Patient:innen von einem passiv-abhängigen zu einem aktiv-autonomen Verhalten gelangen.

3 Maßnahmen bei Suizidgefährdung

Bei einer Krisenintervention ist es wichtig, auch an **Suizidalität** zu denken und auf folgende **Warnzeichen** zu achten (Fischer et al., 2021, S. 219 f.):

- Suizidgedanken
- akut belastete Lebensereignisse
- Sinnlosigkeitsgefühl, fehlende Zukunftsaussichten
- Hoffnungslosigkeit
- Gefühl der Erniedrigung
- Gefühl, anderen zur Last zu fallen
- sozialer Rückzug/Isolation
- Verabschiedung von anderen, Verschenken von wertvollem Besitz
- Bagatellisierung aktueller bzw. früherer Suizidversuche
- Euphorie nach einem Suizidversuch ohne veränderte Bedingungen („Jetzt ist alles anders!")
- keine Veränderung der Suizidalität nach einem ausführlichen Gespräch

Hinsichtlich der Einschätzung der Suizidalität sind auch Risikofaktoren zu berücksichtigen, insbesondere psychische Erkrankungen wie Suchterkrankungen und Depression, impulsiv-aggressive Persönlichkeitsmerkmale, körperliche Erkrankungen, höheres Alter und erfolgter

Suizidversuch (Sonneck et al., 2016; Fischer et al., 2021). Zudem gelten Suizidversuche in der Familie, das männliche Geschlecht, Zuwanderung und ein fehlendes Unterstützungssystem als Suizidrisiko.

✓

Ein **präsuizidales Syndrom** liegt dann vor, wenn folgende drei Merkmale feststellbar sind:

- zunehmende Einengung – situativ, affektiv, der zwischenmenschlichen Beziehung, der Wertewelt
- gehemmte und gegen sich gerichtete Aggression
- Suizidfantasien

(Ringel, 1953, zit. n. Sonneck et al., 2016, S. 177)

Gibt es bei Patient:innen einen Hinweis auf Suizidalität, dann nehmen Sie diesen ernst. Zeigen Sie keine Überängstlichkeit und sprechen Sie die betroffene Person offen und direkt darauf an – meist wird dies als entlastend empfunden. Fragen Sie konkret nach den Suizidfantasien, der Häufigkeit, dem Zeitpunkt des Auftretens, der Auslösesituation und den Vorstellungen der Umsetzung. Gehen Sie auf mögliche Gefühle wie Ängste, Kränkung oder Verzweiflung ausführlich ein und erfragen Sie das körperliche Befinden hinsichtlich Beschwerden, Essen und Schlafen. Von Bedeutung ist auch, ob eine andere Person von den Suizidgedanken oder Suizidabsichten erfahren und wie diese darauf reagiert hat. Eruieren Sie eventuelle frühere Suizidankündigungen oder Suizidversuche sowie deren Auslöser und Interventionen. Sprechen Sie ebenso über eine psychiatrische Abklärung und Behandlung, sei es im niedergelassenen Bereich oder im Krankenhaus. Zudem ist es bedeutsam, die Ressourcen der Patient:innen zu explorieren, denn irgendjemand oder irgendetwas hat sie bisher vom Suizid abgehalten. Fragen Sie daher nach Menschen, Tieren, Tätigkeiten, Werten, für die es sich lohnt zu leben (Sonneck et al., 2016).

Schließen Sie bei Suizidankündigung mit den Patient:innen einen **Suizid-Pakt** bzw. Non-Suizid-Vertrag. In solch einer Abmachung verspricht die Person, bis zum nächsten Termin keinen Suizidversuch zu unternehmen, wobei der nächste Termin spätestens in einer Woche sein sollte. Aufgrund der therapeutischen Beziehung kann das den Patient:innen Verbundenheit und Hoffnung vermitteln. Jedoch dürfen Sie sich nicht auf die Einhaltung des Vertrags verlassen. Deshalb ist es notwendig, mit der suizidgefährdeten Person einen schriftlichen Notfallplan zu erarbeiten, sodass sie bei erneuten Belastungen nicht mit Suizidhandlung reagiert, sondern andere Maßnahmen zur Verfügung hat, die Rückhalt und Entlastung bringen. Hilfreich sind auch notierte Namen und Telefonnummern, die die Patient:innen in der Not kontaktieren können: die Therapeutin/den Therapeuten, Angehörige, Partner:innen, Freund:innen, Beratungsstellen, psychiatrischer Notdienst, Psychiatrie und Rettung.

Häufige Fehler, die im Umgang mit Suizidgefährdeten auftreten können, sind:

- Suizidankündigung nicht ernst nehmen
- psychiatrische Störung übersehen
- Trennungsängste übersehen (Therapieunterbrechung durch Urlaub, Krankheit)
- provokantes Verhalten oder Aggression fehldeuten
- Bagatellisierungstendenz der Patient:innen fehldeuten
- mangelnde Untersuchung der momentanen oder auch eventueller früherer Umstände
- zu rasche Suche nach positiven Veränderungsmöglichkeiten (verhindert, das eigentliche Problem zu erkennen)
- Suizid-Pakt zur eigenen Sicherheit
- stationäre Einweisung verzögern oder unterlassen
- überhöhte Ansprüche an die eigenen Fähigkeiten

(Sonneck et al., 2016, S. 189; Beichler, 2019, S. 84)

Insgesamt soll der Fokus auf die Reduzierung des aktuellen Leidensdrucks sowie auf den zeitlichen Aufschub bzw. die Unterlassung der suizidalen Handlung gelegt werden. Da Suizidgedanken noch keine Suizidabsicht bedeuten und Suizidabsicht noch kein fester Entschluss zur suizidalen Handlung ist, werden die Gespräche dementsprechend unterschiedlich verlaufen.

4 Aggressives Verhalten

Aggressivität oder womöglich Gewalttätigkeit ist selten auf einen Einflussfaktor zurückzuführen, sondern beruht meist auf verschiedenen Faktoren, die sich wechselseitig beeinflussen. Rupp und Rauwald (2004, S. 15) unterscheiden:

- **biologische Faktoren:** Stoffwechselstörungen, hormonelle Einflüsse, hirnorganische Beeinträchtigungen
- **soziale Faktoren:** niedriger sozioökonomischer Status, frühkindliche Vernachlässigung und Traumatisierung, schwere Misshandlung, Kriegserlebnisse
- **psychische Faktoren:** akute paranoide Schizophrenie, sonstige psychotische Erkrankungen, Suchterkrankungen, Persönlichkeitsstörungen, Komorbidität mehrerer Störungen
- **Kontextfaktoren:** äußere Belastung, Erschöpfung, familiäre Konflikte, Institutionskonflikte, fehlende soziale Kontrolle, unklare Regeln

Hinter einem aggressiven Verhalten verbergen sich häufig **innere Spannungen und Konflikte**, die als Folge von Stress, Angst, Ärger, Beschämung, Kränkung oder Schuldgefühlen entstehen. Auch Hilflosigkeitsgefühle, Trauer, Schmerz sowie Verlust von Kontrolle und Selbstbestimmung sind oft Auslöser für aggressive Verhaltensweisen. Ebenso kann eine eingeschränkte Kommunikationsfähigkeit aufgrund von Sprachbarrieren oder eine eingeschränkte Ausdrucksmöglichkeit der eigenen Gefühle, Bedürfnisse und Meinungen zu aggressiven Reaktionen führen.

Traumatische Vorerfahrungen können zur Folge haben, dass das Trauma durch Schlüsselreize (Trigger), wie z. B. bestimmte Bewegungen, Worte, Gerüche oder Geräusche, wieder erinnert wird (Intrusion) oder sogar mit allen Sinneseindrücken wieder erlebt wird (Flashback). Dies löst bei den Betroffenen extremen Stress und unterschiedlich heftige psychische wie auch körperliche Reaktionen aus. Zudem kann eine Verkennung der Situation oder eine Wahrnehmungsverzerrung mit dem Gefühl der Ausweglosigkeit und Bedrohung eintreten, worauf Traumatisierte womöglich mit Flucht, Kampf oder Dissoziation als Verteidigungs- bzw. Überlebensstrategie reagieren.

Bei Menschen mit **psychiatrischen Diagnosen**, wie z. B. Störung der Impulskontrolle, wahnhafter Störung, narzisstischer Persönlichkeitsstörung, Borderline-Persönlichkeitsstörung, dissozialer Persönlichkeitsstörung, Alkohol- oder Drogenmissbrauch, ist häufig eine erhöhte Aggressionsbereitschaft zu beobachten. Diese kann mitunter aber auch als Beziehungsversuch verstanden werden. Außerdem ist zu beachten, dass verschiedene Medikamente, wie z. B. aktivierende Antidepressiva, Antiepileptika, Barbiturate, Benzodiazepine, Schilddrüsenhormone und Parkinsonmittel, als Nebenwirkung aggressives Verhalten hervorrufen bzw. verstärken können (Wesuls, Heinzmann & Brinker, 2005).

Aggressives Verhalten kann schließlich auch mit einem **Erwartungsdruck** an die Psychotherapeut:innen bzw. die Psychotherapie zusammenhängen. Ebenso kann es vorkommen, dass Patient:innen die Therapieregeln, wie z. B. Pünktlichkeit, Absageregelung und Zahlungsmodalität, wiederholt nicht einhalten und auf die Aufforderung, die Regeln zu akzeptieren, überempfindlich mit aggressivem Verhalten reagieren.

Die Vielfalt der möglichen Ursachen für Aggressionen zeigt auf, wie wichtig es ist, sich auf eventuelle angespannte Situationen vorzubereiten. Das ist die Voraussetzung dafür, dass ein professioneller Umgang mit aggressiven Verhaltensweisen gelingen und eine drohende Eskalation abgewendet werden kann.

5 Maßnahmen zur Deeskalation

Deeskalation bedeutet, Konflikte zu verhindern, indem Aggression verstanden, gedeutet, verändert und vermieden wird. Einen wesentlichen Beitrag zur Deeskalation leistet die Schärfung der Wahrnehmung:

?

Welche Warnsignale des Gegenübers lassen sich frühzeitig erkennen, die auf eine mögliche Eskalation hinweisen?

Beim Versuch zu deeskalieren werden vier primäre **Ziele** verfolgt:

- Einhaltung der Sicherheit der Helfenden, der betroffenen Person und der sonstigen Anwesenden
- Unterstützung der betroffenen Person, ihre Emotionsregulation und Selbstkontrolle wiederzuerlangen
- nach Möglichkeit Vermeidung von Zwangsmaßnahmen
- Vermeidung von einschränkenden Interventionen, die weitere Eskalationen auslösen könnten

(Richmond et al., 2012, zit. n. Fischer et al., 2021, S. 228)

Das **Professionelle Deeskalationsmanagement ProDeMa®** von Wesuls, Heinzmann und Brinker (2005) ist ein umfassendes und evaluiertes Präventionskonzept zum professionellen Umgang mit Gewalt und Aggression für unterschiedliche Bereiche des Gesundheits- und Sozialwesens. Es beschreibt unter anderem **zwölf Grundregeln der Deeskalation**, die während des Kontakts mit hochangespannten Patient:innen zu beachten sind:

1) Wehret den Anfängen

Je früher Sie reagieren, desto besser. Sprechen Sie die Angespanntheit, Gereiztheit oder Unmutsäußerung der Patient:innen gleich an. Denn werden die ersten Anzeichen nicht früh wahr- und ernst genommen, dann könnte die Deeskalation schwieriger werden.

2) An die eigene Sicherheit denken!

Eigene Sicherheit geht vor Heldentum. Gehen Sie kein Risiko ein. Achten Sie bei einer hochangespannten Person und auch im Wissen um aggressionsbereite Patient:innen schon im Vorfeld auf mögliche gefährliche Gegenstände im Raum, wie z. B. Gläser und spitze Gegenstände, und räumen Sie diese weg. Verzichten Sie auf Schmuck wie Halsketten, lange Ohrringe und auch Halstücher bzw. nehmen Sie diese ab, damit kein Reißen oder Würgen möglich ist. Halten Sie sich einen Fluchtweg offen und bewegen Sie sich Richtung Tür. Halten Sie auch stets Mobiltelefon und Schlüssel griffbereit. Im Extremfall bringen Sie sich aus der Gefahrenzone und holen Sie Hilfe von Kolleg:innen oder rufen Sie die Polizei.

3) Schaulustige entfernen!

Sorgen Sie dafür, dass andere Patient:innen und Kolleg:innen nicht gefährdet werden und diese auch keine Plattform bieten, welche die Deeskalation erschwert.

4) Beruhigen Sie sich selbst!

Nur wer selbst ruhig ist, kann beruhigen. Achten Sie auf Ihre Atmung – tiefes Einatmen (Bauchatmung) und langsames Ausatmen führt zur Selbstberuhigung. Achten Sie ebenfalls auf Ihre Körperspannung und Körperhaltung.

5) Die angespannte Person braucht eine Ansprechpartnerin/einen Ansprechpartner!

Sind mehrere Personen anwesend, sollten diese in den Hintergrund treten, da sich die angespannte Person beobachtet oder bedrängt fühlen könnte, was zu weiterer Anspannung führt. Nehmen Sie bewusst Kontakt auf, ohne sich aufzudrängen. Sprechen Sie die Patientin/den Patienten mit dem Namen an und achten Sie auf eine einfache, verständliche Sprache, auf eine beruhigende Stimme und Satzmelodie, auf langsame Körperbewegungen und einen angemessenen Abstand.

6) Achten Sie auf Ihre Körpersprache, Mimik, Gestik und Stimme!

Die angespannte Person darf sich durch Ihre Körperhaltung nicht bedroht fühlen. Erhobene, verschränkte oder auf der Hüfte abgestützte Arme könnten Dominanz signalisieren. Halten Sie einen angemessenen Abstand ein – angespannte Personen brauchen einen größeren Körper- und Aktionsraum. Vermeiden Sie hektische Bewegungen, eine ausladende Gestik sowie eine hohe und schrille Stimme, die bedrohlich wirken könnten. Eine ruhige und wohlklingende Stimme trägt weit mehr zur Beruhigung bei als der Inhalt des Gesagten. Durch ein tiefes Durchatmen entspannt man sich und die Stimme wird sofort tiefer und wohlklingender. Die eigene Körpersprache ist das wichtigste Interventionsinstrument.

7) Stellen Sie Augenkontakt her!
Nehmen Sie wiederholt kurzen Augenkontakt zur Patientin/zum Patienten auf, ohne dass dieser aufdringlich beobachtend, herausfordernd oder bedrängend wirkt. Ein Abwenden könnte hingegen als Ablehnung verstanden werden und den Spannungszustand vergrößern.

8) Versuchen Sie nie, Ihr Gegenüber zu kontrollieren oder zu beherrschen!
Beherrschen Sie vielmehr die Situation durch Ihre Körperhaltung und Atmung, damit Sie der angespannten Person mit mehr Toleranz und Sicherheit begegnen können.

9) Lassen Sie sich nicht provozieren oder von verbaler Aggression treffen!
Ignorieren Sie in dieser Situation die Beschimpfungen oder Abwertungen der Patientin/des Patienten und nehmen Sie diese nicht persönlich.

10) Vermeiden Sie provokative Begriffe, Vorwürfe, Ermahnungen oder Drohungen!
Drücken Sie Ihre Sorge um die angespannte Person aus und vermitteln Sie ihr, dass Sie helfen möchten. Beschreiben Sie den angespannten Zustand mit wertfreien Begriffen.

11) Wertschätzende Haltung
Begegnen Sie der angespannten Person mit Respekt und Empathie. Sie braucht in ihrer inneren Not Ihre volle Unterstützung, damit sie die Kontrolle nicht verliert.

12) Bedürfnisse und Gefühle herausarbeiten
Versuchen Sie, durch behutsames Nachfragen oder durch Ihre Wahrnehmung den Grund der Aufregung und Anspannung herauszufinden, aber überhäufen Sie die Patientin/den Patienten nicht mit Fragen. Lassen Sie ihr/ihm und auch sich selbst Zeit. Spiegeln Sie die Gefühle der/des Betroffenen, zeigen Sie echtes Interesse, machen Sie Angebote und suchen Sie nach Lösungen.

Nach einer Eskalation bedarf es einer **Nachbearbeitung des Geschehens** mit den Patient:innen und gegebenenfalls mit den beteiligten Personen. Dabei kann das Erlebte eingeordnet und das Vertrauen in die therapeutische Beziehung wieder hergestellt werden. Es ist wichtig, die erfolgten Maßnahmen zu erklären und auch die Sichtweise und Beweggründe der Patient:innen zu erfahren. Dadurch können Vorgehensweisen und Rahmenbedingungen verändert bzw. verbessert und weitere Eskalationen vermieden werden. Hinsichtlich der Fortsetzung der professionellen psychotherapeutischen Arbeit mit den Patient:innen sowie für die eigene Psychohygiene empfiehlt es sich dringend, den Vorfall in einer Supervision zu reflektieren.

Literatur

Beichler, H. (2019). Erste Hilfe für Gesundheitsberufe. 2. aktual. Aufl. Wien: Facultas.

Bundesministerium für Gesundheit (2005). Diagnostik-Leitlinie für Psychotherapeutinnen und Psychotherapeuten. In: H. Bartuska, M. Buchsbaumer, G. Mehta, G. Pawlowsky & S. Wiesnagrotzki (Hg.), Psychotherapeutische Diagnostik. Leitlinien für den neuen Standard (S. 9–47). Wien, New York: Springer.

Fischer, C., Frey, M. & Kräenbring, J. (2021). Wo muss man wachsam sein? In: M. Frey & C. Fischer (Hg.), Praxishandbuch Psychiatrische Krisenintervention. Erste Hilfe bei psychischen Krisen aus interdisziplinärer Sicht (S. 213–244). München: Elsevier.

Hausmann, C. (2021). Interventionen der Notfallpsychologie. Was man tun kann, wenn das Schlimmste passiert. 2. Aufl. Wien: Facultas.

Rupp, M. & Rauwald, C. (2004). Von der Aggression zur Eskalation – Klärung einiger Grundbegriffe. In: R. Ketelsen, M. Schulz & C. Zechert (Hg.), Seelische Krise und Aggressivität. Der professionelle Umgang mit Deeskalation und Zwang (S. 12–26). Bonn: Psychiatrie-Verlag.

Sonneck, G., Kapusta, N., Tomandl, G. & Voracek, M. (Hg.) (2016). Krisenintervention und Suizidverhütung. 3. überarb. Aufl. Wien: UTB Facultas.

Stein, C. (2015). Psychotherapeutische Krisenintervention. Tübingen: Psychotherapie-Verlag.

Wesuls, R., Heinzmann, T. & Brinker, L. (2005). Professionelles Deeskalationsmanagement (ProDeMa). Praxisleitfaden zum Umgang mit Gewalt und Aggression in den Gesundheitsberufen. 4. Aufl. Stuttgart: Unfallkasse Baden-Württemberg.

Arbeit mit speziellen Gruppen und Settings

Wahl und Ausstattung der Praxis sowie rechtliche Aspekte bei der Arbeit mit Kindern und Jugendlichen

Doris Kisser

Wenn man mit Kindern und Jugendlichen arbeiten möchte, ist es ratsam, bestimmte Aspekte besonders unter die Lupe zu nehmen. Nachfolgend findet sich basierend auf Erfahrungswerten eine Sammlung von Anregungen, die jedoch keinen Anspruch auf Vollständigkeit erhebt. Im Grunde obliegt es den Psychotherapeut:innen selbst, sich so einzurichten, dass das Arbeiten gut und ohne unnötigen Zusatzaufwand möglich ist.

Vieles wird sich wahrscheinlich erst nach und nach herausstellen, sich mit der eigenen Arbeit und Erfahrung entwickeln. Nachfolgend sind relevante Aspekte und Themen zusammengetragen, die aus jahrelanger Erfahrung in der psychotherapeutischen Arbeit mit Kindern und Jugendlichen resultieren.

1 Infrastruktur im Umfeld der Praxis

Bevor man sich definitiv für ein Areal entscheidet, ist ein Blick auf den **Lageplan** von Bedeutung. Eine gute öffentliche Erreichbarkeit hat Einfluss auf den Zulauf von Klient:innen. Von Vorteil ist es, wenn sich in unmittelbarer Reichweite eine U-Bahn- oder Schnellbahnanbindung befindet, da sich damit automatisch ein größeres Einzugsgebiet ergibt.

Gerade wenn man mit Kindern und Jugendlichen arbeiten möchte, lohnt es, sich ein Bild von den umliegenden Schulen und Kindergärten zu machen und gegebenenfalls dort auch vorstellig zu werden. Ebenso empfiehlt es sich, nahegelegene Arztpraxen, Ambulatorien, aber auch andere psychotherapeutische Praxen, mit denen eventuell eine Zusammenarbeit gepflegt werden kann, ausfindig zu machen.

Darüber hinaus kann eine persönliche Kontaktaufnahme mit in der Umgebung niedergelassenen Kinder- und Jugendpsychiater:innen sowie Psychiater:innen und Neurolog:innen von Vorteil sein.

2 Die räumlichen Gegebenheiten

2.1 Der Zugang zur Praxis

Bei der Wahl der Praxis sollte auf ein **Gebäude mit eingebautem Lift** geachtet werden. Man könnte meinen, das gehöre mittlerweile zum Standard. Es ist jedoch erstaunlich, wie viele Praxisräume sich noch in Bauten ohne Lift befinden. Da besonders jüngere Kinder noch regelmäßig von ihren Bezugspersonen gebracht werden und oftmals auch kleinere Geschwister im Kinderwagen dabei sind, aber auch im Falle einer Gehbehinderung der Klient:innen oder Begleitpersonen ist der Lift von großer Bedeutung.

Außerdem gilt es, den **Eingangsbereich** des Hauses genauer unter die Lupe zu nehmen: Sind Lift und Zugang breit genug, sodass ein Kinderwagen mit zumindest zwei Begleitpersonen bzw. auch ein Rollstuhl Platz haben? Ist der Lift ohne Stufen zu erreichen (besonders bei Altbauten trifft dies nicht immer zu)? Gibt es im Eingangsbereich eine Fläche, um einen Kinderwagen, ein Laufrad oder Fahrrad abstellen und anschließen zu können? All das sind Faktoren, die Klient:innen und deren Angehörigen das Ankommen erleichtern und zur Entspannung beitragen.

Weiters ist es wichtig abzuklären, ob gegebenenfalls ein Zugang zu einem vorhandenen **Innenhof oder Garten** möglich ist, da das in vielerlei Hinsicht einen großen Gewinn für die psychotherapeutische Arbeit mit Kindern und Jugendlichen darstellt.

Ein detailliertes, gut lesbares **Praxisschild** sollte außen im Haustürbereich angebracht werden. Auch eine klar ersichtliche Beschriftung auf der Klingelanlage, am Schalterbrett des Liftes sowie direkt an der

Praxistür kann den Patient:innen längeres Suchen ersparen und Stress vorbeugen.

2.2 Das Wartezimmer

Ein helles, geräumiges und freundlich wirkendes Wartezimmer trägt dazu bei, dass sich Besucher:innen schnell wohlfühlen. Die Aufregung und Ungewissheit bei den jungen Klient:innen (meist auch bei den Eltern) sind zu Beginn oft groß. Die Wahl der Wandfarben, Leuchtmittel (warme Töne) sowie möglicher Teppiche kann das Behaglichkeitsempfinden steigern und beruhigend wirken. Die gesamte Ausstattung des Wartebereichs sollte robust, leicht zu reinigen und ggf. gut ersetzbar sein.

Im Falle schüchterner und ängstlicher Kinder, langer Anfahrtswege und gerade bei schlechtem Wetter, das keine Spaziergänge, Parkbesuche etc. zulässt, muss man mit dem Verbleib der begleitenden Personen im Wartezimmer rechnen. Es ist daher auf gut abgedichtete Türen zu achten und gegebenenfalls noch nachzubessern, damit die Inhalte von Spielsequenzen und Gesprächen nicht nach außen dringen bzw. Geräusche von außen die Klient:innen nicht ablenken.

Die **Sanitäreinrichtungen** sollten vom Wartezimmer aus gut erreichbar sein. Liegen die Therapieräumlichkeiten möglichst gut abgegrenzt dahinter, so müssen die Klient:innen auf dem Weg zum WC nicht die ganze Praxis durchqueren. Das WC sollte mit einem Waschbecken ausgestattet sein. Ein dort abgestellter WC-Sitzaufsatz sowie ein Hocker zum besseren Erreichen des Waschbeckens unterstützen die kleineren Kinder.

Mietet man sich in eine bestehende **Gemeinschaftspraxis** ein, so gilt es unbedingt im Vorfeld zu klären, ob alle Kolleg:innen gegenüber den begleitenden Aspekten der Arbeit mit Kindern und Jugendlichen (mehr Lärm im Warteraum, neugieriges Explorieren von Kindern etc.) offen eingestellt sind. So kann möglichen Konflikten vorgebeugt werden. Auch sollte mit den zukünftigen Kolleg:innen besprochen werden, ob und wieweit die gelegentliche Mitnahme von Tieren (z. B. beim Erstkontakt oder im Rahmen einer therapeutischen Intervention) toleriert wird. Einen besonderen Stellenwert hat dies, wenn man mit der regelmäßigen Einbeziehung eines Tieres zu therapeutischen Zwecken (z. B. eines Therapiehundes) liebäugelt.

Es empfiehlt sich, die **Fenster** im Wartebereich, Praxisraum und ggf. WC mit einer Absturzsicherung auszustatten, sodass an wärmeren Tagen unbedacht die Fenster geöffnet bleiben können.

Der Wartebereich sollte zumindest so groß sein, dass zwei Elternteile mit gegebenenfalls je einem im Kinderwagen befindlichen Geschwisterkind Platz finden (bei einer Gemeinschaftspraxis dementsprechend größer, sofern parallel gearbeitet wird).

Eine Kanne mit **Wasser** und sauberen Bechern kann immer frisch bereitstehen, um erste Bedürfnisse zu stillen. Taschentuch- sowie Desinfektionsmittelspender leisten ebenfalls gute Dienste.

Erwachsenenliteratur, aber auch attraktive (kurz gehaltene) Bilderbücher sowie ggf. Sachbücher mit hohem Aufforderungscharakter für Kinder und Jugendliche bereichern den Warteraum. Die **Lektüre** kann mögliche Wartezeiten für die Klient:innen und Geschwisterkinder verkürzen. Speziell bei beruflich sehr engagierten Eltern oder Mehrkindfamilien gibt die Wartezeit eine wertvolle Gelegenheit für Einzelzuwendung und Gemeinsamkeit. Vor Beginn der Stunde im Wartezimmer zusammen Bilderbücher anzuschauen bzw. zu lesen oder vorzulesen, kann eine nette kleine Tradition werden, zur Entspannung beitragen und eine positive Einstimmung der Kinder auf die darauffolgende Therapiestunde darstellen. Schafft man gleich eine größere Menge an Kinderbüchern an (Flohmärkte sind da eine gute Quelle), kann von Zeit zu Zeit ausgetauscht werden.

Auch eine **Spielecke** bzw. ein Spielbereich mit leicht zu reinigenden handelsüblichen Bausteinen (z. B. Duplo-Steine) sowie einzelnen robusten Fahrzeugen (etwa aus Holz) erweist sich im Wartebereich als dienlich. Hier ist allerdings darauf zu achten, dass die Spielutensilien keinen allzu hohen Aufforderungscharakter haben, um die Kinder nicht unnötig an den Warteraum zu binden.

2.3 Räumliche Struktur der Praxis

Es hat sich gezeigt, dass die **Größe** des Praxisraumes nicht sehr relevant ist. Kleine Räume, sofern sie genug Spielfläche am Boden bieten, können aufgrund ihrer Überschaubarkeit Geborgenheit vermitteln und so eine zusätzlich haltgebende Funktion übernehmen. Allerdings benötigt man bei kleinen Praxisräumen einen weiteren Raum als Lager für Materialien.

Möchte man auch mit Gruppen arbeiten, ist eine Raumgröße von mindestens 30 Quadratmetern zu empfehlen (siehe das Kapitel „Gruppentherapie in der eigenen Praxis“, S. 190).

Ein abgetrennter **Abstellbereich** mit entsprechendem Sichtschutz erweist sich als sinnvoll. Hier können die vielfältigen Spielzeuge und Materialien gut Platz finden und ohne großen Aufwand jederzeit hervorgeholt und wieder verstaut werden. Von besonderem Vorteil ist so ein abgetrennter Bereich, wenn derselbe Raum für die Arbeit mit Kindern, Jugendlichen und auch Erwachsenen vorgesehen ist. Auch profitieren junge, vermehrt angetriebene oder aufmerksamkeitsgeschwächte Kinder von einem einfach und übersichtlich gestalteten Therapieraum.

2.4 Ausstattung des Praxisraumes

Es empfiehlt sich, den Raum in mehrere **Bereiche** zu gliedern. Zentral ist ein möglichst großer, freier Bereich mit einem haptisch angenehmen, gut zu reinigenden Teppich. Dieser dient als Spielraum und fördert die Wohlfühlatmosphäre. Seitlich an der Wand können stapelbare Polster (wenn möglich mit waschbaren Überzügen) aufgelegt sein, die je nach Lust und Laune mit in ein Spiel eingebaut werden oder einfach nur als Sitzunterlage fungieren. Übergroße Stofftiere sind Staubfänger, meist nicht gut zu reinigen und daher aus Hygienegründen nicht für eine Praxis geeignet.

Das **Mobiliar** im Therapieraum sollte so sparsam wie möglich ausfallen, sodass der Raum nicht davon dominiert bzw. eingeschränkt wird. Wesentliches Element ist ein Schreibtisch mit (mindestens) zwei einander gegenüber angeordneten Sesseln. Je nach verfügbarem Platz kann es an anderer Stelle eine gemütliche Sitzmöglichkeit geben – z. B. eine kleine Couch mit Lehnsessel oder zwei bis drei bequeme Lehnsessel, jeweils gruppiert um ein kleines Tischchen (groß genug für ein Spielbrett).

Will man mit Gruppen arbeiten, benötigt die entsprechende Zahl gut stapelbarer Sessel ausreichend Platz im Abstellbereich.

Bei der Wahl von Couch und Lehnsesseln achtet man entweder auf abwischbare Oberflächen wie z. B. Leder oder ergänzt die Sitzgruppe durch passende waschbare Überzüge.

Möglichst schlanke Kästen und Regale werden in die Randbereiche verlegt.

Auf dem Schreibtisch oder in dessen unmittelbarer Nähe benötigt man eine dezente Aufbewahrungsmöglichkeit für die wesentlichsten Schreibutensilien (Stifte, Buntstifte, Filzstifte, weißes und buntes Zeichenpapier, Scheren, Klebstoff, Locher, Heftmaschine).

Tipp

> Ich persönlich positioniere am Schreibtisch direkt ein Ensemble mit Buntstiften, Bleistiften und kleinen Notizzetteln, sodass ich nur hingreifen muss. Manche Kolleg:innen schätzen es sehr, noch ein versperrbares Schreibtischfach zu haben.

Pflanzen können sich positiv auf das Raumklima auswirken und das Wohlbefinden steigern. Es empfiehlt sich allerdings, sie oberhalb einer Höhe von mindestens 1,60 m zu positionieren (besonders geeignet, weil ungiftig und pflegeleicht, sind z. B. Grünlilien oder Geldbaum).

Die Wahl der **Bilder** muss sorgfältig erfolgen. Auch hier gilt, weniger ist mehr. Und je neutraler die Thematik erscheint, umso ansprechender sind sie für eine Mehrheit der Klient:innen. Manchmal reicht es auch, mit einem einzelnen Bild dem Raum einen Farbtupfer zu geben. Wichtig ist, immer wieder das eigene Befinden zu befragen, denn schlussendlich sind es die Therapeut:innen, welche die meiste Zeit in den Räumlichkeiten zubringen.

Eine gute **Deckenbeleuchtung** sollte den Raum optimal ausstrahlen, das erleichtert auch die Suche nach fehlenden kleinen Spielsteinen oder -figuren. Als Ergänzung können mehrere indirekte Leuchtmittel angebracht werden, damit je nach Bedarf ein Lichtwechsel möglich ist. Der Fokus liegt auf warmen Lichttönen, gerade Kinder und Jugendliche, aber auch traumatisierte Klient:innen sprechen darauf besonders gut an.

Nicht fehlen darf ein **Erste-Hilfe-Kasten**, entweder an der Wand angebracht oder auf einem Regal bzw. Kasten verstaut. Eine fröhlich bunte Sammlung von Pflastern und Faschen für schnelle Verbände sowie ein paar nicht rezeptpflichtige Medikamente wie Halswehzuckerl oder Bachblütendrops können gegebenenfalls über den ersten Schmerz hinweghelfen.

Es zahlt sich aus, in eine kleine **Waschmaschine** zu investieren, die in einem für die Klient:innen unzugänglichen Bereich der Praxis ihren Platz findet. Angesichts des höheren Hygienebedarfs bei der Arbeit mit Kindern und Jugendlichen erspart man sich so das lästige Hin- und Herschleppen der Stoffteile (Überzüge, Vorhänge, Stofftiere, Puppenkleidung, aber auch Spielsachen wie Duplo etc.).

3 Benötigte Materialien

Es ist gut zu überlegen, welche **Spiele** man anbieten möchte bzw. für das eigene therapeutische Arbeiten als sinnvoll ansieht. Bewegungsspiele z. B. können einen guten ableitenden Effekt haben und helfen, Impulskontrolle und Körpergefühl zu verbessern. Allerdings benötigen sie auch mehr Strukturvorgaben für ein konstruktives Ausleben. Je nach Persönlichkeit und Vorlieben der Psychotherapeut:innen wird der Schwerpunkt wohl in einem anderen Bereich liegen.

Wie schon erwähnt, empfiehlt es sich, den Großteil der Materialien in einem vom Praxisraum abgetrennten Bereich aufzubewahren. Ein gutes **Ordnungssystem**, wie z. B. durchsichtige, vorne deutlich beschriftete Behältnisse mit Deckel, erleichtert die Handhabung. Der Abstellbereich wird in zwei Teile gegliedert: Ein Teil sollte für die Klient:innen offen sein, da mit dem therapeutischen Setting vertraute Kinder sich gerne selbst neues Spielmaterial auswählen. Der andere Bereich bleibt spezifischen Unterlagen und Materialien sowie persönlichen Aufzeichnungen vorbehalten und ist für die Klient:innen nicht zugänglich, z. B. aufgrund der Stellhöhe.

Im Praxisraum direkt sollten nur die wesentlichsten und am häufigsten benötigten Gegenstände unterbracht sein, wie z. B. Zeichenpapier, Buntstifte, Filzstifte sowie wesentliche Bücher und Büroutensilien für die eigene Abrechnung.

> Bekannte Spielklassiker wie Duplo-, Lego- und Playmobil-Spielzeuge eignen sich aufgrund ihrer Robustheit und Pflegefreundlichkeit (gut zu reinigen im Wäschesack in der Waschmaschine) für den Praxisgebrauch besonders. Vieles davon lässt sich günstig auf Flohmärkten erwerben, sodass das Startkapital nicht übermäßig belastet wird. **Tipp**

Um den einzelnen Spielbedürfnissen gerecht werden zu können, sei im Folgenden der Fokus auf die Spielklassifikationen gelegt.

3.1 Regelspiele – Eisbrecher für einen guten Kontaktaufbau

Bereits ab einem Alter von 2,5 Jahren sind Kinder in der Lage, einfache, auf ihr Alter zugeschnittene Regelspiele zu spielen (wie z. B. „Obstgarten“, „Tempo kleine Schnecke“). Es empfiehlt sich, zum Kennenlernen und Ausprobieren der Spiele eine Spielemesse zu besuchen (www.acv.at/de/spielefest/). **WWW** Die Altersangaben bei gängigen Spieleanbietern geben eine gute Orientierung. Für die Praxis eignen sich besonders Spiele mit einer angegebenen Länge von 10 bis 20 Minuten.

Gerade beim Einstieg in ein neues psychotherapeutisches Setting, wo noch kein Vertrauensverhältnis besteht und die Begleitpersonen oft noch für den Übergang gebraucht werden, können einfache Regelspiele mit hohem Spaßfaktor als „Eisbrecher“ fungieren. Sie geben einen transparenten Rahmen vor und sind in ihrer Struktur für das Kind gut fassbar, was situative Sicherheit vermittelt. Durch die gemeinsame Ausrichtung der Aufmerksamkeit auf den Spielverlauf fühlen sich Kinder und Jugendliche in der Regel entlastet, da sie selbst weniger im Zentrum der Aufmerksamkeit stehen.

Im Zuge der gemeinsamen Spielbeteiligung gelingt es den Kindern leichter, **Vertrauen** zu fassen, sodass sie oft schon bei einem zweiten Spieldurchgang ohne Anwesenheit der Eltern verbleiben können. Auch lässt sich in dem geregelten Rahmen ein erster Eindruck von Eltern-Kind-Dynamiken gewinnen.

3.2 Bewegungsspiele

Gerade wenn Kinder mit erhöhter Anspannung und verstärktem Angsterleben in die Stunde kommen, kann eine Auflockerung durch Bewegungsspiele zu Erleichterung führen und ein anschließendes inhaltliches Arbeiten begünstigen.

Was tatsächlich möglich ist, hängt wiederum von den räumlichen Gegebenheiten der Praxis ab. Verletzungsrisiken sollten abgeschätzt und minimiert werden (z.B. durch Kantenschutz, Rutschblocker unter Teppichen etc.).

Für Bewegungsspiele eignen sich generell **Softbälle** in mehreren Größen. Eine Kiste mit vielen kleinen Softbällen ist dienlich. Man kann dann z.B. mithilfe von Kissen zwei Lager bilden, innerhalb derer die Bälle hin- und herfliegen dürfen, und nach einer gewissen Zeit wird gezählt, wo mehr Bälle liegen. Der Fantasie und Kreativität sind keine Grenzen gesetzt.

Für ältere Kinder und Jugendliche hat sich die Anschaffung eines flexiblen Tischtennisnetzes mit Schlägern und Bällen bewährt, das leicht an einem Tisch angebracht werden kann. Gleiches gilt für einen schnell aufbaubaren und gut wieder verstaubaren Basketballkorb.

Hütchen zum Aufstellen für einen Slalomlauf und Reifen oder Platten aus Filz bzw. Gummi zum Draufsteigen für Hindernisläufe können ebenfalls dienlich sein.

> Wo die räumlichen Erfordernisse gegeben sind (Platz, Stabilität in der Montage), stellt ein Boxsack einen großen Gewinn dar.

Tipp

Weiters können einfache **Musikinstrumente** oder vorgespielte Musik die Bewegung begleiten. Mobile Lautsprecher und Orff-Instrumente sind eine gute Investition (z. B. die tiefe Trommel als erdendes, strukturierendes bewegungsbegleitendes Element, das Abrasseln von Spannungsgefühlen oder das Markieren von Bereichen der Stille und des Innehaltens durch die Triangel).

Es gibt gute Bastelvorlagen für **Papierflieger**, die ebenfalls zu einer Bewegungssteigerung führen. Auch das Spiel mit an das Alter der Kinder angepassten Fahrzeugen diverser Art bietet sich an.

3.3 Bau- und Konstruktionsspiele

In diesem Bereich werden eigene Leistungsanforderungen und -erwartungen sowie die Frustrationstoleranz und der Umgang mit erlebtem Scheitern transparent und können aufgegriffen und bearbeitet werden. Übersteigerte Leistungsansprüche zeigen sich oft in Form von komplizierten, instabil hohen Gebilden. Aspekte mangelnden Selbstvertrauens und Misserfolgserwartungen, die das eigene Handeln bestimmen und einschränken, können sichtbar gemacht werden.

Hierfür eignen sich alle handelsüblichen Bausysteme, je nach Altersstufen, genauso wie Kugelbahnbausätze. Sehr zu empfehlen ist eine Kiste mit kleinen, länglichen Holzsteinen (Kapla), die vielseitig einsetzbar sind und auch gerne in Kleine-Welt-Spiele einbezogen werden.

3.4 Kleine-Welt- und Rollenspiele

Eine Verkleidungskiste mit vielfältigem Angebot leistet gute Dienste für das Erproben von Perspektiven, die Auseinandersetzung mit eigenen Stärken und Schwächen, Sehnsüchten und Ängsten sowie für die Angstbewältigung. Archetypische Figuren wie Fee/Elf, Hexe/Magier, Prinz/Prinzessin, König/Königin, Superheld:innen, aber auch Held:innen des kindlichen Alltags wie Arzt/Ärztin, Feuerwehr und Polizei sowie eine Reihe von Tierkostümen sollten hier vertreten sein.

Handpuppen mit hohem Aufforderungscharakter eignen sich für ein angeleitetes therapeutisches Spiel. Eine attraktive Babypuppe mit möglichst viel Zubehör, um gut in Alltagssituationen des Kindes einsteigen zu können, ist ebenfalls eine gute Ausstattung. Sie erweist sich speziell dann als hilfreich, wenn es um die Auseinandersetzung mit einem jüngeren Geschwisterkind sowie die Verarbeitung der frühen Kindheit geht.

Weiters ist ein ansprechendes **Puppenhaus** mit detaillierter Ausstattung ein sehr gutes Tool, um einerseits Einblick ins familiäre Leben der Kinder zu bekommen, andererseits ihre Wünsche, Sehnsüchte und störungsbezogenen Anteile besser kennenzulernen. Parallel dazu können im gemeinsamen Kleine-Welt-Spiel helfende und heilende Aspekte entwickelt und ausgelebt werden.

Tipp

> Eine schöne, langlebige Variante aus Holz ist zu empfehlen. Auch beim Zubehör ist Holz besonders geeignet, da die Kleinteile nicht kaputtgehen, wenn man einmal unabsichtlich darauf tritt.

Ein Teil der Kinder bevorzugt das Spielen mit **Tierfiguren** gegenüber Puppen. Deshalb sollte parallel eine Palette an real ausgefertigten Kunststofftieren (z. B. Schleich) angeboten werden. Auch eine Sammlung von möglichst robusten Spielzeugfahrzeugen (z. B. Matchbox oder größer) kann gute Dienste leisten.

Wer den nötigen Platz hat, dem sei die Anschaffung einer **Sandkiste**, idealerweise etwas höhergestellt und auf Rädern, geraten. Es gibt ein großes Angebot an therapeutischem Sandspiel-Zubehör (z. B. www.sandspielfiguren.de). Erfahrungsgemäß reicht es jedoch aus, wenn man Figuren bzw. Gegenstände aus den anderen Spielbereichen (wie Playmobil, Matchboxautos, Schleich-Tiere, diverse Kleine-Welt-Spiele) benutzt.

3.5 Materialien für das kreative Gestalten

Ein gutes **Bastelsortiment** kann Impulse zu ressourcenorientiertem, kreativem Tun geben. Wer genügend Platz und Stauraum in der Praxis hat, kann mit einem rollbaren Ordnungssystem arbeiten. Benötigt werden neben viel Papier in mehrfachen Größen und Farben, Bastelkartons, Bleistifte, Buntstifte (eventuell Aquarellstifte), Filzstifte, Scheren und verschiedene Arten von Klebstoffen (auch kindergerechte Heißklebepistolen). Weiters sind eine Sammlung an kleinen Hölzern, Perlen, Funkelsteinen, Papier- und Filzvorschnitten und weiterem Bastelzubehör sowie Bastelideen und -vorlagen dienlich.

In der Arbeit mit Kindern und Jugendlichen kann es sinnvoll sein, jeweils einen gesonderten **Ordner** für die Klient:innen anzulegen. Ein Standordner aus Karton hat den Vorteil, dass er bunt bemalt werden kann. Die in den Einheiten entstandenen Zeichnungen, Aufzeichnungen, Steckbriefe etc. lassen sich darin sammeln. Es ist ein schönes Ritual, am Ende eines therapeutischen Settings nochmals gemeinsam darüberzuschauen und den Ordner dann als Abschiedsgeschenk den Klient:innen mitzugeben. Zum Schutz der Privatsphäre müssen diese Ordner im Abstellbereich so aufbewahrt werden, dass sie für andere nicht zugänglich sind.

3.6 Weitere hilfreiche Materialien im therapeutischen Prozess

Eine großzügige Sammlung von Bildkarten unterschiedlicher Darstellungen mit naturbezogenen Aspekten wie Tieren, Landschaften, Gärten, Pflanzen, aber auch mit verschiedenartigen Gebäuden oder Möbeln sowie Eindrücken aus anderen Ländern sind sehr brauchbar. Besonders in den ersten Einheiten lassen sie sich gut zum Kennenlernen einsetzen. Schulkinder und Jugendliche können sich mit Hilfe der Bilder selbst präsentieren sowie eigene Wünsche, Sehnsüchte und Ziele ausdrücken.

Insbesondere ab dem Schulalter, aber auch bei Erwachsenen können **Emotionskarten** helfen, Gefühlszustände besser zu fassen und zu benennen sowie aktuelle Themen zu definieren (z. B. Gefühlsmonster karten, www.gefuehlsmonster.de). Bei kleinen Kindern können sie als Erklärhilfen herangezogen werden. Auch Fotokarten, die ein realistisches Bild von emotionalen Gesichtsausdrücken und klassischen Interaktionssituationen vermitteln, erfüllen diesen Zweck (besonders im Falle von Rückständen in der sozio-emotionalen Entwicklung).

Besteht in Folge von Deprivation und Mangelförderung ein erhöhter Bedarf an sozio-emotionalem Nachreifen sowie Erfassen und Verstehen der Zusammenhänge in der umgebenden Lebenswelt, kann man Bilderbücher gezielt zur Unterstützung einbeziehen (sehr empfehlenswert sind Rotraut Susanne Berners „Wimmelbücher").

Bei der Arbeit mit Kindern ab dem Schulalter eignet sich ein **Familienbrett** für diagnostische Zwecke sowie zum Sichtbarmachen von Dynamiken und sozialen Zusammenhängen. In einem zweiten Schritt können auch Microtiere zum Einsatz kommen, die den aufgestellten Figuren zugeordnet („aufgesetzt") werden, um diese noch genauer zu charakterisieren (z. B. 55 Microtiere im Stoffbeutel, Manfred Vogt Spie leverlag, www.mvsv.de).

Für das körperbezogene Arbeiten (Verbesserung der Wahrnehmung) kann eine Klangschale herangezogen werden (zur Beruhigung, Spüren von Schwingungen). Auch ein Tast- und Geruchskimspiel ist eine gute Ergänzung.

Bedarfsgerechte Fragebögen unterstützen Schulkinder und Jugendliche bei der Selbst- und Situationseinschätzung.

4 Rechtliche Aspekte in der Arbeit mit Kindern und Jugendlichen

4.1 Einwilligung in die psychotherapeutische Behandlung

Psychotherapeut:innen sind verpflichtet, vor Beginn der Psychotherapie minderjährige Klient:innen (unter 18 Jahren) umfassend über die vorgesehene Heilbehandlung aufzuklären und dezidiert deren Einwilligung einzuholen. Eine detaillierte schriftliche Dokumentation zur Nachvollziehbarkeit ist dabei wesentlich. Ausnahmen stellen die Situation „Gefahr in Verzug“ oder eine mangelnde Zurechnungsfähigkeit, welche die Einwilligungsfähigkeit der Minderjährigen behindert, dar.

Achtung: Die psychotherapeutische Behandlung ohne explizite Einwilligung gilt als „eigenmächtige Heilbehandlung“ und ist strafbar.

4.2 Maßstäbe für die Beurteilung der Einsichts- und Urteilsfähigkeit

Es ist zu prüfen, ob minderjährige Klient:innen Diagnose, Ursache, Wirkung, Ausmaß und Zielführung einer psychotherapeutischen Behandlung erfassen und verstehen und ihr Verhalten in dieser Hinsicht ausrichten können. Psychotherapeut:innen sind auf Basis ihrer Ausbildung in der Lage, unter Betrachtung aller einzubeziehenden Umstände einzelfallbezogen die Einsichts- und Urteilsfähigkeit der minderjährigen Klient:innen zu beurteilen. Auch hier ist eine gute Dokumentation für die Nachvollziehbarkeit der Analyse eine wesentliche Absicherung.

4.3 Einwilligung durch die gesetzlichen Vertreter:innen

Kommen Psychotherapeut:innen zu dem Schluss, dass Einsichts- und Urteilsfähigkeit nicht vorausgesetzt werden kann, so sind sie verpflichtet, jene Umstände genau zu dokumentieren, aus denen auf das Fehlen von Einsichts- und Urteilsfähigkeit geschlossen wird. Für den Beginn der Psychotherapie ist nun die Einwilligung jener Person(en) erforderlich, die mit der gesetzlichen Vertretung im Bereich von Pflege und Erziehung betraut sind.

4.4 Vorgehensweise bei Uneinigkeit der Eltern

Sofern beide Elternteile mit der Obsorge betraut sind, ist jeder Elternteil für sich entscheidungsbefugt, sodass die Einwilligung zur Psychotherapie von einem Elternteil ausreicht.

Besteht zwischen zwei obsorgeberechtigten Elternteilen Uneinigkeit hinsichtlich der Einwilligung zur Psychotherapie, so gilt die jeweils zuletzt abgegebene Erklärung. Wenn beide Eltern gleichzeitig gegenteilige Erklärungen abliefern, liegt keine Einwilligung vor.

In solchen Fällen können Psychotherapeut:innen beim zuständigen Pflegschaftsgericht (Bezirksgericht im Wohnortsprengel des Minderjährigen) eine **gerichtliche Prüfung** anregen, welche die elterliche Einwilligung ersetzen kann, wenn keine gerechtfertigten Gründe für die Weigerung der gesetzlichen Vertreter:innen vorliegen.

4.5 Spezialfall „Gefahr in Verzug"

Wenn der mit Einholen der Einwilligung bzw. Zustimmung zur psychotherapeutischen Behandlung verbundene zeitliche Aufschub das Leben der Minderjährigen gefährden würde oder mit einer schweren Schädigung der Gesundheit verbunden wäre, ist die psychotherapeutische Intervention auch ohne Einwilligung bzw. Zustimmung rechtmäßig. Dies kann bei suizidgefährdeten, anorektischen oder suchtkranken Minderjährigen in Form von Krisenintervention gegeben sein. Auch hier ist eine gute **Dokumentation** der Umstände notwendig.

4.6 Elternarbeit und Schweigepflicht

In der Arbeit mit Kindern und Jugendlichen ist es wesentlich, eine Zusammenarbeit mit den sie begleitenden Systemen (Familie, Betreuer:innen in Wohngemeinschaften, Sozialarbeiter:innen, Schulen, weitere Therapeut:innen etc.) zu suchen. Daher muss ein besonderes Augenmerk auf das Thema Schweigepflicht gelegt werden. Oft sind Angehörige sehr besorgt und erkundigen sich vermehrt nach dem Fortgang der Psychotherapie. Sie stellen Fragen zu Themengebieten, die sie belasten, und hoffen auf Informationen und Sicherstellung durch die Psychotherapeut:innen. Es empfiehlt sich, gleich im Erstgespräch den begleitenden Bezugspersonen zu erklären, wie gearbeitet wird.

Erfahrungsgemäß ist es für Eltern beruhigend, wenn regelmäßige Gespräche angeboten werden. Dabei kann die Frequenz je nach Alter der Kinder und Problemstellung variieren. **Fix eingeplante Elterngespräche** schützen vor unerwarteten „Überfällen" und unterstützen die Psychotherapeut:innen in Klarheit und Transparenz. Inhalte können mit den Klient:innen vorbereitet und deren Privatsphäre gesichert werden. Kindern unter zehn Jahren sei es freigestellt, ob sie bei den Gesprächen dabei sein wollen. Jugendliche hingegen sollten durchaus zur aktiven Teilnahme an den Gesprächen motiviert werden, da diese erfahrungsgemäß zielführend ist. Die Gegebenheiten sind in Hinblick auf deren erhöhte Verletzlichkeit so zu lenken, dass ihre Teilnahme möglichst stressfrei ablaufen kann:

- gute Vorbereitung
- exaktes Einhalten der vorbesprochenen Aspekte
- laufende Stützung und Erklärungshilfe

✓

Psychotherapeut:innen sollten Eltern bzw. Bezugspersonen bereits im Rahmen des Erstgesprächs darüber aufklären, dass Telefongespräche in erster Linie der organisatorischen Abwicklung dienen (siehe das Kapitel „Die Praxiswahl und erste Anschaffungen", S. 18). Für das gezielte Besprechen von Themen und Inhalten werden eigene, idealerweise persönlich stattfindende Termine angestrebt. Eltern und Bezugspersonen werden darüber aufgeklärt, dass Informationen, welche den Psychotherapeut:innen in Abwesenheit der Klient:innen zugetragen werden (egal ob telefonisch, per E-Mail oder persönlich), infolge den Kindern und Jugendlichen von den Psychotherapeut:innen in eigenen

Worten übermittelt werden. Dies geschieht in sensibler Berücksichtigung des Alters der Klient:innen und der Problemstellung.

Besuche in Schulen oder anderen relevanten Bezugs- und Hilfesystemen können notwendig und zielführend sein. Auch diese werden mit den Klient:innen und deren Bezugspersonen vorbereitet. Dabei ist es wichtig, alle Eventualitäten detailliert durchzusprechen und sich in der Durchführung dann sehr exakt an die Absprachen zu halten. Die Einwilligung für den Informationsaustausch sollte schriftlich eingeholt werden. Nach jedem externen Austausch erfolgt eine Nachbearbeitung mit den Klient:innen sowie deren Bezugspersonen.

Literatur

Nachfolgend finden sich Literaturempfehlungen, die sich in der Praxis als dienlich erwiesen haben, jedoch keinen Anspruch auf Vollständigkeit erheben:

Ahl, K. (2019). Elterngespräche konstruktiv führen. Systemisches Handwerkszeug. Göttingen: Vandenhoeck & Ruprecht.

Behr, M., Hüsson, D., Nuding, D. & Wakolbinger, C. (Hg.) (2014). Psychotherapie und Beratung bei Kindern, Jugendlichen, Familien. Wien: Facultas.

Behr, M. (2012). Interaktionelle Psychotherapie mit Kindern und Jugendlichen. Göttingen: Hogrefe.

Bergmann, F. & Bergmann, D. (2020). Krimskrams und Co. Besondere und alltägliche Gegenstände in der Kindertherapie und Elternberatung. 2. Aufl. Dortmund: Verlag modernes Lernen.

Berner, R. (2005). Jahreszeiten-Wimmelbücher. Hildesheim: Gerstenberg.

Biegler-Vitek, G. & Wicher, M. (Hg.) (2014). Psychodrama-Psychotherapie mit Kindern und Jugendlichen. Wien: Facultas.

Bowlby, J. (2021). Bindung als sichere Basis. Grundlagen und Anwendung der Bindungstheorie. 5. Aufl. München: Ernst Reinhardt.

Brauns, A. (2004). Buntschatten und Fledermäuse. Mein Leben in einer anderen Welt. München: Goldmann.

Brisch, K. H. (Hg.) (2020). Bindung und Geschwister. Vorbilder, Rivalen, Verbündete. Stuttgart: Klett-Cotta.

Burchartz, A. (2019). Traumatisierung bei Kindern und Jugendlichen. Stuttgart: Kohlhammer.

Burchartz, A. (2021). Psychodynamische Psychotherapie bei Kindern und Jugendlichen. 3. Aufl. Stuttgart: Kohlhammer.

Caby, F. & Caby, A. (2017). Die kleine psychotherapeutische Schatzkiste. Teil 1: Tipps und Tricks für kleine und große Probleme im Kindes-, Jugend- und Erwachsenenalter. 4. Aufl. Dortmund: Borgmann Media.

Caby, F. & Caby, A. (2017). Die kleine psychotherapeutische Schatzkiste. Teil 2: Weitere systemisch-lösungsorientierte Interventionen für die Arbeit mit Kindern, Jugendlichen, Erwachsenen oder Familien. 3. Aufl. Dortmund: Borgmann Media.

Cohen, J. A., Mannarino, A. P. & Deblinger, E. (2009). Traumafokussierte kognitive Verhaltenstherapie bei Kindern und Jugendlichen. Wien: Springer.

Deegener, G. & Körner, W. (Hg.) (2005). Kindesmisshandlung und Vernachlässigung. Göttingen: Hogrefe.

Diepmann, R. & Schmittgen, M. (2021). Ich spüre mich: 30 Bildkarten zur Körperwahrnehmung. München: Don Bosco.

Disse, S. (2019). ICD-11 Klassifikation – Basiswissen. Bookmundo Direct.

Döpfner, M., Hautzinger, M. & Lindern, M. (Hg.) (2020). Verhaltenstherapiematerial. Kinder und Jugendliche. Berlin: Springer.

Figdor, H. (2012). Kinder aus geschiedenen Ehen. Zwischen Trauma und Hoffnung. 9. Aufl. Gießen: Psychosozial.

Fingerle, M., Opp, G. & Suess, G. (Hg.) (2020). Was Kinder stärkt. Erziehung zwischen Risiko und Resilienz. 4. Aufl. München: Ernst Reinhardt.

Franz, M. (2021). Tabuthema Trauerarbeit. Kinder begleiten bei Abschied, Verlust und Tod. 2. Aufl. München: Don Bosco.

Glaser, U. (2020). Die Eltern Trickkiste. 15. Aufl. München: GU.

Görlitz, G. (2021). Psychotherapie für Kinder und Jugendliche. Erlebnisorientierte Übungen und Materialien. 9. Aufl. Stuttgart: Klett-Cotta.

Graaf, P., Hampel, J. & Zarbock, G. (2021). Therapie-Tools – Schematherapie mit Kindern und Jugendlichen. Weinheim, Basel: Beltz.

Green, H. (2000). Ich hab dir nie einen Rosengarten versprochen. Bericht einer Heilung. Hamburg: Rowohlt.

Güroff, E. (2016). Selbstsicherheit und soziale Kompetenz. Das Trainingsprogramm mit Basis- und Aufbauübungen. Stuttgart: Klett-Cotta.

Haller, R. (2019). Das Wunder der Wertschätzung. München: GU.

Hawellek, C. & von Schlippe, A. (2011). Entwicklung unterstützen. Unterstützung entwickeln. Systemisches Coaching nach dem Marte-Meo-Modell. 2. Aufl. Göttingen: Vandenhoeck & Ruprecht.

Holl, M. (2022). Achtsamkeit und Körperwahrnehmung. 30 Bildkarten für Kinder. 3. Aufl. München: Don Bosco.

Juul, J. (2015). Das Familienhaus. Wie Große und Kleine gut miteinander auskommen. Weinheim: Beltz.

Kabat-Zinn, M. & J. (2011). Mit Kindern wachsen. Die Praxis der Achtsamkeit in der Familie. Freiburg: Arbor.

Klicpera, C., Gasteiger-Klicpera, B. & Besic, E. (2019). Psychische Störungen im Kindes- und Jugendalter. Wien: UTB Facultas.

Krantz-Lindgren, P. (2019). Wenn du mit mir schimpfst, kann ich mich nicht leiden, Mama. Stuttgart: Trias.

Krüger, A. & Reddemann, L. (2016). Psychodynamisch Imaginative Traumatherapie für Kinder und Jugendliche. Stuttgart: Klett-Cotta.

Kuntz, S. & Voglsinger, J. (Hg.) (2004). Humor, Phantasie und Raum in Pädagogik und Therapie. 2. Aufl. Dortmund: modernes Lernen.

Kutik, C. (2020). Erziehen mit Gelassenheit. 7. Aufl. Stuttgart: Freies Geistesleben.

Ladner, D. & Brandenberger, G. (2020). Tiergestützte Psychotherapie mit Kindern und Jugendlichen. 2. Aufl. München: Ernst Reinhardt.

Landolt, M. & Hensel, T. (Hg.) (2012). Traumatherapie bei Kindern und Jugendlichen. 2. Aufl. Göttingen: Hogrefe.

Lauth, G. W. & Heubeck, B. (2006). Kompetenztraining für Eltern sozial auffälliger Kinder (KES). Göttingen: Hogrefe.

Lohmann-Falkner, R. (2018). Wut ablassen ohne wehzutun. Spiele zum Umgang mit Aggression und Zorn. 2. Aufl. München: Don Bosco.

Manteufel, E. & Seeger, N. (2002). Selbsterfahrung mit Kindern und Jugendlichen. München: Kösel.

Oaklander, V. (2019). Gestalttherapie mit Kindern und Jugendlichen. 18. Aufl. Stuttgart. Klett-Cotta.

Pflug, D. (2016). Soziales Kompetenztraining „Gut drauf – gut dran“. Dortmund: Verlag modernes Lernen.

Pörter, M., Portmann, M. & Indergand, P. (2022). Ernstnehmen, Zuhören, Erfahrungen ermöglichen. Personzentrierte Haltung in der Betreuung von Kindern und Jugendlichen. Stuttgart: Klett-Cotta.

Poser, M. (Hg.) (2015). Tiefenpsychologisch fundierte Psychotherapie mit Kindern und Jugendlichen. 2. Aufl. Stuttgart: Schattauer.

Puts, V. (2016). Ich hab jetzt zwei Kinderzimmer. Hamburg: Dressler.

Reddemann, L. (2016). Imagination als heilsame Kraft. 19. Aufl. Stuttgart: Klett-Cotta.

Reddemann, L. (2021). Psychodynamisch Imaginative Traumatherapie. 11. Aufl. Stuttgart: Klett-Cotta.

Remschmidt, H. & Becker, K. (2020). Kinder- und Jugendpsychiatrie und Psychotherapie. 7. Aufl. Stuttgart: Thieme.

Rogge, J.-U. (2010). Pubertät. Loslassen und Haltgeben. 13. Aufl. Hamburg: Rowohlt.

Rotthaus, W. (Hg.) (2021). Systemische Kinder- und Jugendlichenpsychotherapie. 5. Aufl. Heidelberg: Carl Auer.

Saval, I. (2022). Starke Kinder. Strategien für selbstbewusste und ausgeglichene Kinder. 3. Aufl. Stuttgart: Trias.

Scharfetter, C. (2020). Allgemeine Psychopathologie. Eine Einführung. 8. Aufl. Stuttgart: Thieme.

Shanker, S. (2016). Das überreizte Kind. München: Goldmann.

Specht-Tomann, M. & Tropper, D. (2011). Wir nehmen jetzt Abschied. Kinder und Jugendliche begegnen Sterben und Tod. 3. Aufl. Düsseldorf: Patmos.

Stein, C. (2020). Spannungsfelder der Krisenintervention. Ein Handbuch für die psychosoziale Praxis. 2. Aufl. Stuttgart: Kohlhammer.

Thoma, C. (2007). Zutrauen, Zumuten, Zulassen. Systemische Kurztherapie mit Kindern, Jugendlichen und Eltern. 2. Aufl. Amstetten: Iskam.

Traub, J. & In-Albon, T. (2017). Therapie-Tools Angststörungen im Kindes- und Jugendalter. Weinheim: Beltz.

Trungpa, C. (2006). Achtsamkeit, Meditation und Psychotherapie. 3. Aufl. Freiamt: Arbor.

von Bracken, R. (2020). Kinderrechte. Ein Handbuch für die Praxis der sozialen Arbeit. Stuttgart: Kohlhammer.

von Gontard, A. (2013). Theorie und Praxis der Sandspieltherapie. 2. Aufl. Stuttgart: Kohlhammer.

Waibel, E. M. (2017). Erziehung zum Selbstwert. Weinheim: Beltz Juventa.

Weinberg, D. (2021). Traumatherapie mit Kindern. 8. Aufl. Stuttgart: Klett-Cotta.

Wewetzer, G. & Wewetzer, C. (2017). Therapie-Tools Zwangsstörungen im Kindes- und Jugendalter. Weinheim: Beltz.

Willscheid, U. (2020). Sinnzentrierte Psychotherapie mit Kindern und Jugendlichen. Wien: Morawa.

Winterhoff, M. (2009). Warum unsere Kinder Tyrannen werden. Gütersloh: Gütersloher Verlagshaus.

Gruppentherapie in der eigenen Praxis

Cristina Reinisch

1 Was ist Gruppenpsychotherapie?

Psychotherapie assoziiert man meist mit Eins-zu-eins-Gesprächen zwischen Therapeut:innen und Patient:innen, wie sie in der Einzeltherapie gegeben sind. Das psychotherapeutische Arbeiten ist jedoch vielfältig. Eine wirksame, dynamische und spannende Anwendungsform stellt die Therapie in Gruppen dar.

Gruppenpsychotherapie ist, wie der Name schon sagt, dadurch gekennzeichnet, dass sich mehrere Patient:innen – eben eine Gruppe – angeleitet von Gruppenpsychotherapeut:innen gemeinsam in einen therapeutischen Prozess begeben mit dem Ziel, Veränderungen auf der sozialen, intrapersonellen und Verhaltensebene zu induzieren (Strauß & Mattke, 2018). Im Vergleich zum therapeutischen Einzelsetting können hier besonders die **Mehrpersonenperspektive und Gruppendynamik** genutzt werden, um die jeweiligen individuellen therapeutischen Ziele zu erreichen.

Gruppen finden sich in den verschiedensten Settings des Alltags-, Ausbildungs- und Arbeitslebens. Sie gestalten und prägen das Leben und Selbstbild jedes einzelnen Menschen mit. Es gibt verschiedene Formen von Gruppen, die sich aufgrund eines bestimmten Zieles bilden und charakterisieren lassen, wie z. B. Selbsthilfegruppen, Beratungsgruppen, Coaching-Gruppen oder auch stationäre wie ambulante Therapiegruppen mit einem speziellen Fokus, wie Psychoedukation, Musiktherapie, Gestaltungs- oder Kunsttherapie, Tanztherapie und Körpergruppen. Psychotherapeutische Gruppen unterscheiden sich von diesen in einem entscheidenden Punkt: Es braucht hierfür den Einsatz **gezielter psychotherapeutischer Interventionen** von dafür **ausgebildeten Psychotherapeut:innen**, die für die Behandlung psychischer Störungsbilder qualifiziert sind. Dies schließt nicht aus, dass in der Gruppenpsychotherapie ebenso psychoedukative, kreative und körperbezogene Aspekte integriert werden. Jedoch liegt der Fokus und das Kernmerkmal in der psychotherapeutischen Arbeitsweise und Zielsetzung.

Seit langem ist die hohe Effektivität und Wirksamkeit der Gruppenpsychotherapie bekannt und sie wird häufig im stationären Setting eingesetzt. Therapeut:innen in der ambulanten Niederlassung der eigenen Praxis wenden sie jedoch im Vergleich zum Einzelsetting selten an. Es gibt viele positive Berichte von Patient:innen, die vom ambulanten Setting einer Gruppentherapie und vor allem von der Kombination aus Einzel- und Gruppenpsychotherapie profitiert haben. Dennoch findet sich kein flächendeckendes Angebot sowie wenig Forschungsliteratur dazu (Trautmann-Voigt & Voigt, 2019). Zahlen der letzten Jahre aus Deutschland und Österreich zeigen ein starkes Ungleichgewicht, da über 90 Prozent der Psychotherapiepatient:innen im ambulanten Setting einzeltherapeutisch behandelt werden (Dahm-Mory, Stein & Köllner, 2020; Pachta, 2018).

Generell scheint es einen großen **Respekt vor Psychotherapie in Gruppen** zu geben, sowohl aufseiten der Patient:innen als auch der Psychotherapeut:innen. Die meisten Psychotherapiepatient:innen bevorzugen das Einzelsetting, da sie hier auf die exklusive Zuwendung und das Verständnis durch Therapeut:innen hoffen sowie Verschwiegenheit und einen geschützten Raum beanspruchen (Lindenmeyer, 2020). Die Teilnahme an psychotherapeutischen Gruppen ist oft mit Gefühlen der Angst und Scham verbunden. Es besteht eine Zurückhaltung, sich vor mehreren Personen zu öffnen, da die Wiederholung negativer sozialer Erfahrungen wie Ablehnung, Bloßstellung und Unverständnis befürchtet wird. Die Zurückhaltung von ambulanten Psychotherapeut:innen mag Befürchtungen und Unsicherheit gegenüber einer vielfältigen, schwer kontrollierbaren Gruppendynamik zum Grund haben. Weiters schrecken logistische Schwierigkeiten, ein erhöhter Aufwand mit Aufbau und Erhalt einer Gruppe sowie Unwissenheit über Abrechnungsmöglichkeiten ab (Gehn, 2020).

Die Praxis zeigt jedoch, dass sich beim Wagnis, ambulante Gruppenpsychotherapie anzubieten, viele Befürchtungen und Sorgen als unbegründet herausstellen: Wenn eine gute Vorbereitung und ausreichend fachliche Kompetenz vorhanden sind, stellt sie sowohl für Patient:innen als auch Gruppenpsychotherapeut:innen eine große **Bereicherung** dar. So lässt sich mittlerweile ein leichter Aufwärtstrend ambulanter Gruppenpsychotherapie erkennen. Diese schlägt sich auch in der Fachliteratur nieder, die mit Begeisterung von vielfältigen Umsetzungsmöglichkeiten und positiven Gruppenpsychotherapieverläufen berichtet. Es wird deutlich, dass dem psychotherapeutischen Gruppensetting in unserer schnelllebigen, individualisierten und sozial herausgeforderten Gesellschaft immer mehr Bedeutung zukommt, da es akuten existenziellen und interpersonalen Problemen begegnet und Versorgungsengpässen entgegensteuert.

Im Folgenden werden einige relevante Fragen behandelt:

- Wie wirksam ist die Gruppenpsychotherapie und was macht ihre Wirkung aus?
- Welche Rolle nehmen Gruppenpsychotherapeut:innen ein und was sind deren wesentliche Haltungen, Aufgaben und Eigenschaften?
- Wie kann Gruppenpsychotherapie in der Praxis gestaltet und verwirklicht werden und was sind die notwendigen Schritte dafür?
- Was sind entscheidende Kriterien und hilfreiche Tipps für das Bewerben meines Gruppenangebots sowie die Rekrutierung und Auswahl der Gruppenmitglieder?
- Was ist für die Durchführung von Psychotherapiegruppen zu beachten und welche Aspekte gilt es zu reflektieren?

In diesem Sinne soll ein Einblick in die Struktur und praktische Umsetzung von Gruppentherapie gegeben werden. Damit verbunden ist auch Hilfestellung, Ermutigung und Anreiz, sich der Herausforderung und dem Abenteuer „Psychotherapie in Gruppen“ zu stellen.

2 Wirkfaktoren: Warum Gruppenpsychotherapie?

Es besteht mittlerweile kein Zweifel mehr: Gruppenpsychotherapie ist eine nachweislich effektive Behandlung unterschiedlicher psychischer Erkrankungen. Häufigen und erfolgversprechenden Einsatz findet sie bei Störungsbildern wie Depressionen, Angst- und Panikstörungen, Zwangsstörungen, sozialen und Beziehungsstörungen, Suchterkrankungen, Essstörungen, traumabedingten Störungen, Burn-out-Syndrom, psychosomatischen Erkrankungen und Schmerzstörungen (Längle, 1997; Tschuschke, 2010; Strauß & Mattke, 2018; Yalom, 2021). Das therapeutische Gruppensetting erweist sich aber auch bei Persönlichkeitsstörungen wie der Borderline-Störung (Borcsa, Broda & Köllner, 2020) oder Psychosen wie der Schizophrenie (Freyberger & Grabe, 2010) als wirksam und ist teils sogar wirksamer als Einzeltherapie.

Zweifelsfrei steht die Wirksamkeit der Gruppenpsychotherapie der Einzeltherapie um nichts nach, wenngleich der Fokus ein anderer und damit auch die Wirkung unterschiedlich ist. Beide sind also effektive und förderliche therapeutische Methoden mit einem starken Wirkungsprofil, aber abweichenden Schwerpunkten und Stärken. Diese können sich in jeweils spezifischen Aspekten der Behandlung – je nach Störung und Person – als vorteilhaft erweisen. Eine Kombination beider Settings in der individuell passgenauen Form ist somit besonders empfehlenswert (Trautmann-Voigt & Voigt, 2019; Yalom, 2021). Es liegt also an den ambulanten Psychotherapeut:innen, je nach Person, Störungsprofil und Möglichkeiten zu entscheiden, welches Setting – ob Einzel, Gruppe oder eine Kombination aus beiden – für die jeweiligen Klient:innen vorzuschlagen ist.

Es ist durchaus vorteilhaft, wenn Psychotherapeut:innen dieses zusätzliche Angebot des Gruppensettings neben dem Einzelsetting bewusst für jede Psychotherapieanfrage in Betracht ziehen, auch wenn sie es nicht selbst anbieten. Im Idealfall führt dies dazu, dass Interessent:innen die Behandlung erhalten, die für sie momentan am besten passt. Dabei kommt die psychotherapeutische Gruppenarbeit mit ihrem besonderen Wirkprofil und ihren eigenen Stärken mehr zum Tragen.

Die Gruppenpsychotherapie erweist sich als sehr vielfältig in ihrer Indikation. Ebenso vielfältig sind die jeweiligen schulenspezifischen theoretischen Konzepte, die ihrer Durchführung zugrunde liegen können. Bemerkenswert ist, dass es zwar je nach psychotherapeutischer Schule einen unterschiedlichen Fokus gibt, aber dennoch die gleichen heilsamen Faktoren der sozialen Interaktion der Gruppe wirksam werden.

Yalom (2021), der sich umfassend mit therapeutischen Gruppenprozessen beschäftigt, stellt **elf schulenübergreifende Wirkfaktoren** auf. Diese bringen auf kognitiver, emotionaler und auch Verhaltensebene eine Veränderung mit sich:

1) **Hoffnung wecken:** Gruppentherapeut:innen und Gruppenmitglieder fördern positive Erwartungen, verstärken die Fortschritte Einzelner sowie die Hoffnung, eigene psychische Probleme bewältigen zu können.
2) **Universalität des Leidens:** Das Erleben, dass auch andere Personen (ähnliche) Probleme haben, schafft die Erfahrung: „Ich bin nicht allein mit meinem Leid", sowie das Gefühl der Zugehörigkeit zur Gruppe. Das erleichtert das Teilen des eigenen Leids mit anderen.
3) **Mitteilung von Informationen:** Störungsspezifische psychologische Inhalte und Zusammenhänge sowie Bewältigungsmöglichkeiten werden besser verstanden und erlernt. Sowohl das Sich-Mitteilen anderer – Teilnehmer:innen wie auch Gruppentherapeut:innen – als auch das Mitteilen des eigenen Erlebens regen dazu an.
4) **Altruismus:** Die einzelnen Teilnehmer:innen erleben, wichtig und wertvoll für andere zu sein, indem sie sich gegenseitig helfen und unterstützen. Der Selbstwert wird gestärkt durch das Gefühl, gebraucht zu werden und nützlich zu sein; ein Zurückstellen eigener Bedürfnisse für andere fördert das Sinnerleben.

5) **korrigierende Rekapitulation des Geschehens in der primären Familiengruppe:** Verletzende und dysfunktionale Erlebnisse und Muster in der Herkunftsfamilie (als erste und wichtigste Gruppe) „wiederholen" sich im Gruppengeschehen und können damit bewusst gemacht, bearbeitet und korrigiert werden.
6) **Entwicklung von sozialer Kompetenz:** Direkte oder indirekte soziale Erfahrungen und Rückmeldungen gelten als wertvoll, um die eigene Wirkung als Person, Ansätze alternativer Reaktions- und Interaktionsmöglichkeiten sowie soziale Kompetenzen (z.B. Empathie und wertschätzendes Austragen von Konflikten) kennenzulernen.
7) **Imitationsverhalten:** Lernen erfolgt durch das Beobachten der Problemlösungsversuche anderer Teilnehmer:innen und die Übertragung auf Eigenes. Das hat oft ein Nachahmen und eine Identifikation mit diesen Personen zur Folge – Teilnehmer:innen und Gruppenpsychotherapeut:innen werden zum Vorbild.
8) **interpersonales Lernen:** Das Selbstbild entwickelt sich insbesondere durch zwischenmenschliche Erfahrungen und Interaktionen mit den wichtigsten Bezugspersonen. Folglich ermöglicht die Gruppe mit ihren Rückmeldungen, falsche und verzerrte Bilder und Meinungen von sich selbst zu hinterfragen und zu korrigieren. Positive realistische interpersonale Beziehungserfahrungen und die Reflexion eigener interpersonaler Muster, die sich in Gefühlen, Gedanken und Verhalten widerspiegeln, erhöhen die interpersonalen Kompetenzen der Teilnehmer:innen für das Leben außerhalb der Gruppe.
9) **Gruppenkohäsion:** Auf interpersonaler und intrapersonaler Ebene sowie innerhalb der Gruppe als Ganzes wird eine Anziehungskraft empfunden, da ein geteiltes und getragenes Gefühl besteht, akzeptiert, unterstützt, angenommen und verstanden zu werden. Dies fördert Selbstoffenbarung, Risikobereitschaft, Vertrauen und den konstruktiven Ausdruck von Konflikten in der Gruppe.
10) **Katharsis:** Die Teilnehmer:innen erleben, dass das Teilen von Gefühlen mit anderen und das Wagnis, sich anderen zu öffnen, etwas

Positives, Entlastendes und Förderliches ist. Die Fähigkeit entsteht, dies bewusst einzusetzen, sodass bisher unterdrückte und unverarbeitete Gefühle zugänglich und bearbeitbar werden.

11) **existenzielle Erfahrungen:** In der Gruppe findet die Konfrontation mit dem eigenen Menschsein und die Auseinandersetzung mit existenziellen Tatsachen des Lebens statt, z. B. mit der Sterblichkeit, dem Leid, der Freiheit und der Verantwortung, das eigene Leben zu gestalten. Dies stärkt das eigene Ja zum Leben, die Selbstwirksamkeit und Eigenverantwortung.

Es gilt zu bedenken, dass therapeutische Prozesse und Veränderungen sehr komplexe Vorgänge sind, die natürlich nicht zur Gänze verfolgt und beschrieben werden können. Weiters ist die Wirkkraft der verschiedenen therapeutischen Faktoren je nach Art der Psychotherapiegruppe, Phase einer Psychotherapiegruppe sowie individuellen Bedürfnissen und Stärken von Gruppenteilnehmer:innen unterschiedlich, sodass es keine allgemeingültige Wertung und Rangliste gibt. Diese therapeutischen Wirkfaktoren dienen also als Orientierung für Gruppenpsychotherapeut:innen, um ihre Gruppenleitung klarer, aufmerksamer und fokussierter zu gestalten. Sind sich Gruppentherapeut:innen dieser Wirkfaktoren bewusst, können sie das Gruppengeschehen so beeinflussen und steuern, dass eine optimale Wirkung bei unterschiedlichen Gruppenteilnehmer:innen und Gruppensituationen erreicht wird.

Aus diesem komplexen und vielfältigen Wirkungsprofil lässt sich ableiten: Die interpersonale und relationale Komponente ist von zentraler Bedeutung. Sie zeichnet die Gruppenpsychotherapie aus und qualifiziert sie als Behandlungsmethode (Yalom, 2021). Dem liegt die Auffassung zugrunde, dass psychische Symptome auf gestörten interpersonalen Beziehungen beruhen und jeder Mensch in der Tiefe das Bedürfnis und Verlangen in sich trägt, von anderen angenommen und geliebt zu werden. Die große Stärke der Gruppenarbeit liegt darin, genau dort anzusetzen. Die Gruppe fungiert als sozialer Mikrokosmos mit einer **annehmenden, wertschätzenden Atmosphäre**, in der ernste und offene Rückmeldungen gegeben werden. Dies ermöglicht den Teilnehmer:innen:

1) sich entscheidende Aspekte – funktionale wie dysfunktionale – ihres interpersonalen Verhaltens bewusst zu machen und diese zu verstehen,
2) die Wirkung und Folgen ihres Verhaltens auf andere und sich selbst besser einzuschätzen,
3) Verantwortung für die Gestaltung ihrer interpersonalen Beziehungen anzuerkennen und wahrzunehmen sowie
4) durch die Korrektur von Verzerrungen und das Erlernen interpersonaler Kompetenzen befriedigendere interpersonale Beziehungen aufzubauen und zu führen (ebd., S. 74 f).

Demnach wirkt Gruppenpsychotherapie nicht nur gegen die Isolation von Einzelnen in der Gesellschaft, sondern verhilft zu besseren und gesünderen Beziehungen zu anderen und damit auch zu sich selbst.

Für die ambulante Durchführung von Gruppenpsychotherapie sprechen weitere Gründe wie die oft langen Wartezeiten auf Einzeltherapieplätze sowie die Tatsache, dass das Gruppensetting meist kostengünstiger und daher für mehr Menschen mit Bedarf zugänglich ist (Pachta, 2018; Trautmann-Voigt & Voigt, 2019). Dies unterstützt die psychotherapeutische Versorgung von Menschen mit geringen finanziellen Mitteln, die einen längeren therapeutischen Prozess benötigen. Dementsprechend zeigt sich eine steigende Förderung der psychotherapeutischen Gruppenarbeit vonseiten der Krankenkassen, sodass sowohl fixe Kassenplätze mit Vollbezahlung als auch Kostenzuschüsse für dieses Setting vergeben werden. Dies alles gibt Anreiz und Motivation für das Etablieren einer ambulanten Gruppenpsychotherapie und unterstützt die Einschätzung, dass der Nutzen die damit verbundenen Mühen übersteigt.

3 Voraussetzungen: Haltung und Aufgabe der Gruppenpsychotherapeut:innen

Gruppenpsychotherapie ist ein komplexer Prozess, der viel Präsenz, Achtsamkeit und Flexibilität von den leitenden Psychotherapeut:innen verlangt. Damit sich die benannten Wirkfaktoren und therapeutischen Ressourcen bestmöglich entfalten können, braucht es kompetente Gruppenpsychotherapeut:innen, die sich ihrer Rolle und Aufgabe bewusst sind (Yalom, 2021). In Folge werden die dafür entscheidenden Haltungen, Aufgaben und Eigenschaften, die aus Fachliteratur (Rathner, 2017; Strauß & Mattke, 2018; Schulze, 2019; Yalom, 2021) und persönlicher Berufserfahrung gesammelt wurden, zusammengefasst:

- **Wärme, Interesse und Empathiefähigkeit**
Vor jeglicher therapeutischen Technik ist eine positive Beziehung zwischen Therapeut:innen und Klient:innen entscheidend. Die Grundhaltung der Therapeut:innen soll von menschlicher Wärme, aufrichtiger Anteilnahme und Interesse, Akzeptanz und Empathie geprägt sein. Wie im Einzelsetting ist es wichtig, alle Gruppenmitglieder in ihrer jeweili gen Einzigartigkeit und ihrem Wert zu sehen. Besonderer Aufmerksamkeit bedarf es, keine Partei zu ergreifen oder Einzelne zu bevorzugen.

- **Sicherstellen eines geschützten Raumes**
Es bedarf der Schaffung eines geschützten Raumes, in dem der respektvolle Umgang miteinander gefördert wird und sich alle Teilnehmer:innen in ihrer Eigenheit und Andersartigkeit zeigen können. Wenn solch ein sicheres Klima ohne Angst vor Bewertung und Bestrafung besteht, dann können auch Konflikte und unangenehme Themen angesprochen und ausgetragen werden. Individuelle Persönlichkeits- und Beziehungsmuster zeigen sich so besonders deutlich und lassen sich in der therapeutischen Arbeit gut aufgreifen und bearbeiten.

- **Zusammenstellen und Erhaltung der Gruppe**

Therapeut:innen sind für die Entstehung, den Aufbau und den Erhalt der Gruppe verantwortlich. Dies beginnt mit der Auswahl der Gruppenmitglieder und der Vorgabe eines klaren Gruppensettings (Thema, Zeit, Ort etc.). Weiters sorgen sie für die Aufrechterhaltung der Struktur und sind stets bemüht, Kräfte, die die Gruppenkohäsion blockieren, zu erkennen und unschädlich zu machen.

- **Aufbau einer Gruppenkultur**

Es braucht einen ungeschriebenen Kodex von Verhaltensregeln und Normen, der die therapeutisch wirksame Interaktion innerhalb der Gruppe optimal fördert. Dazu gehören Normen wie Aufrichtigkeit und Spontanität des Ausdrucks, die aktive Teilnahme an der Gruppenarbeit und eine nicht verurteilende, sondern akzeptierende Haltung. Klare und allgemeingültige Regeln müssen von Anfang an kommuniziert werden und damit die Gruppenarbeit sowohl schützen als auch prägen. Das betrifft z. B. Absageregelungen, Ausscheideregelungen, Verschwiegenheit etc. Diese gültigen Gruppennormen werden von Therapeut:innen explizit und implizit vermittelt und sollten daher gut überlegt und bewusst gelebt sein.

- **Fokus auf dem Hier und Jetzt**

Gruppentherapie geschieht stets im Hier und Jetzt. Es bedarf also der Fähigkeit der Gruppenleiter:innen, das aktuell Vorliegende zu erkennen und zu verstehen. Dafür ist die Erlebensebene entscheidend, auf der diese Hier-und-Jetzt-Gefühle zum Hauptthema der Gruppe werden und die Gruppe lebendig und aktiv machen. Therapeut:innen haben dabei die Aufgabe, die Gruppe ins Hier und Jetzt zu steuern und Selbstreflexion zu fördern. Je mehr sich Gruppenmitglieder offen und ehrlich mitteilen und über ihr Erleben reflektieren, desto leichter entstehen therapeutische Prozesse. Der Fokus der Therapeut:innen liegt also auf dem gegenwärtigen Prozess und den unmittelbaren Bedürfnissen der Gruppe. Sie haben stetig zu entscheiden, was die Gruppe zu diesem Zeitpunkt am meisten braucht, um dann die Bewegung in diese Richtung zu unterstützen. Mit der Zeit konzentrieren sich die Teilnehmer:innen von selbst auf das Hier und Jetzt und Aufgaben werden von der Gruppe selbstverständlich übernommen. Die Aufgabe der Therapeut:innen besteht dann darin, dieses Setting zu erhalten.

- **Flexibilität – Balance zwischen Führung und Freiheit**

Die therapeutische Rolle ist nicht vorgeschrieben oder durchstrukturiert, sondern passt sich flexibel an den Prozess an. Therapeut:innen haben eine begleitende, haltende Funktion – sie bestimmen nicht und geben wenig vor. Sie initiieren und leiten den Gruppenprozess und sorgen dafür, dass er mit hoher Beteiligung und Effektivität verläuft. Eine frei interagierende Gruppe entwickelt sich zu einem sozialen Mikrokosmos, in dem fehlangepasstes interpersonales Erleben und Verhalten sichtbar und damit therapeutisch nutzbar wird. Es gilt daher, der Gruppe so viel Freiraum zu lassen, dass sich die Mitglieder so unbefangen und authentisch wie möglich verhalten. Die Therapeut:innen greifen nur dann korrigierend ein, wenn nötig. Eine zu geringe Aktivität der Leitung erzeugt eine unsichere Gruppe, zu viel Aktivität bewirkt eine abhängige Gruppe, die ständig Unterstützung erwartet. So liegt die Herausforderung darin, immer wieder eine gute Balance zwischen Freiheit und Führung zu finden, damit das Ziel optimal erreicht werden kann.

- **Bewusstsein der Rolle und Wirkung**

Gruppenpsychotherapeut:innen übernehmen gewollt oder ungewollt eine wichtige Vorbildfunktion und damit sind sie auch Projektionsfläche. Was sie tun und sagen oder nicht tun und sagen, hat einen starken Einfluss auf die Gruppe und den Therapieprozess. Es ist wichtig, sich dieser Wirkung und Verantwortung bewusst zu sein. Dies bedeutet aber nicht, dass Therapeut:innen ihre verbalen und nonverbalen Äußerungen unterdrücken oder kontrollieren sollten. Vielmehr braucht es einen bewussten, authentischen und natürlichen Umgang, an dem sich die Gruppe orientieren kann. Dieser ermutigt die Gruppenteilnehmer:innen, sich auch in ihrer Person zu zeigen.

- **Selbstvertrauen, Bescheidenheit und offener Umgang mit Fehlern**

Aufgrund der starken Vorbildwirkung und Verantwortung ist es für Therapeut:innen wichtig, genügend Selbstvertrauen zu haben. Gerade in Gruppen können verunsichernde und herausfordernde Dynamiken entstehen, die eine klare Identifikation mit der Leitungsrolle sowie eine gute Balance zwischen Abgrenzung und Anteilnahme verlangen. Wenn leitende Therapeut:innen Sicherheit und Vertrauen in den Gruppenprozess mitbringen, dann haben die Teilnehmer:innen weniger Angst und können sich leichter öffnen und verletzlich machen. Weiters bedarf es einer gewissen Zurückhaltung im Einsatz der eigenen Wirkkraft und fachlichen Kompetenz, da ein zu hohes Maß an Aktivität und Beteiligung den eigentlichen therapeutischen Gruppenprozess hemmt. Hier erweist es sich als hilfreich, wenn Gruppenleiter:innen in der Lage sind, persönliche Fehlbarkeit einzugestehen und diese offen anzusprechen. Eine gute Fehlerkultur führt bei den Gruppenmitgliedern zu mehr Offenheit, Ehrlichkeit, Intimität und Vertraulichkeit.

- **Blick für die Individuen und für die Gruppe**

Therapeut:innen haben die herausfordernde Aufgabe, nicht nur, wie in der Einzeltherapie, einen zweifachen, sondern sogar dreifachen Blick zu haben: auf das Individuum, auf die Gruppe in ihrer Dynamik und ihrem Prozess sowie auf sich selbst. So gilt es, das Erleben und den Prozess der einzelnen Teilnehmer:innen, der Gruppe und bei sich selbst zu beachten und in Abstimmung zu bringen. Weiters sollten leitende Therapeut:innen dafür sorgen, dass sowohl individuelle als auch kollektive Bedürfnisse gesehen werden.

- **Humor**

Humor ist in vielen sozialen Situationen ein positiver Verstärker, so auch in der Gruppenarbeit. Gerade im Ansprechen und Aushalten von unangenehmen und anstrengenden Momenten ermöglicht der achtsame Einsatz von Humor, sich zu distanzieren und zu entspannen, und Prozesse in der Gruppe werden entlastet.

Diese Auflistung erhebt nicht den Anspruch auf Vollständigkeit und deren Reihenfolge hat keinerlei wertende Bedeutung. Viele der beschriebenen Punkte sind ebenso wichtig für die therapeutische Arbeit im Einzelsetting. Auch gibt es Eigenschaften und Haltungen von Therapeut:innen, die hier nicht angeführt wurden und dennoch für die Arbeit im Gruppensetting wesentlich sind. Trotzdem wird erkennbar, dass der Fokus der Kompetenzen von Therapeut:innen für die Durchführung von Gruppenpsychotherapie ein etwas anderer ist und sich eine nähere Auseinandersetzung mit der Thematik lohnt.

4 Setting: Gestaltungsmöglichkeiten der ambulanten Gruppenpsychotherapie

Da nun erschlossen ist, wie wirksam und hilfreich das psychotherapeutische Gruppensetting und wie lohnend das Wagnis ambulanter Gruppenpsychotherapie ist, bedarf es der Beschäftigung mit der praktischen Umsetzung. Hierfür werden zuerst die Unterschiede zwischen stationären und ambulanten Gruppen kurz beleuchtet. Daraus leiten sich die konkreten Aufgaben und Möglichkeiten für die Gestaltung psychotherapeutischer Gruppen in der freien Praxis ab.

4.1 Unterschiede zwischen stationären und ambulanten Gruppen

Diese können wie folgt zusammengefasst werden (Yalom, 2005; Trautmann-Voigt & Voigt, 2019):

- Langzeittherapiemöglichkeit im ambulanten Setting vs. kurze Therapiedauer im stationären Setting
- Möglichkeit langer Gruppenzugehörigkeit in der ambulanten Praxis vs. häufiger Wechsel der Teilnehmer:innen in der Klinik

- Möglichkeit der Auswahl von Gruppenteilnehmer:innen nach Kriterien der ambulanten Gruppentherapeut:innen vs. sehr störungsspezifisches Klientel in der Klinik
- unabhängige Therapieeinheiten in der ambulanten Praxis vs. Gruppe als Teil eines umfassenden Behandlungsplans im stationären Setting
- Vertraulichkeit unterliegt im stationären Setting anderen Regeln als in der ambulanten Praxis, wo meist kein Kontakt der Gruppenteilnehmer:innen außerhalb der Treffen besteht.
- Therapeut:innen im stationären Setting haben anfangs mehr Informationen über Gruppenteilnehmer:innen als im ambulanten Setting – dies kann sich mit der Zeit durch die meist längere Dauer der ambulanten Behandlung ändern.
- Der Störungsgrad bei Klinikpatient:innen ist meist höher, was sich auf die Gruppe auswirkt, wohingegen die ambulant behandelten Gruppenpatient:innen den eigenen Alltag selbständig bewältigen und über stabilere Ich-Funktionen verfügen.

Im Gegensatz zum klinischen Setting, wo Gruppenpsychotherapie meist in einen multidisziplinären Therapieplan eingerahmt und damit ein gewisses Ziel oder eine Aufgabe festgelegt ist, bestehen im eigenen ambulanten Setting weitaus mehr individuelle **Gestaltungsmöglichkeiten**. Weder die Dauer und Rahmenbedingungen noch die Auswahl der Gruppenteilnehmer:innen und der inhaltliche Fokus sind in der eigenen Praxis vorgegeben. Hier kann frei nach Zweckmäßigkeit, Bedarf, Möglichkeiten, Interesse, Kompetenz und Vorlieben der Praktiker:innen entschieden werden.

4.2 Gestaltung psychotherapeutischer Gruppen

Wenn der Wunsch besteht, in der eigenen Praxis Gruppenpsychotherapie anzubieten, geht es also in erster Linie darum, ein individuell passendes Konzept dafür zu finden. Gruppenaffine niedergelassene

Psychotherapeut:innen haben eigene Gestaltungsmöglichkeiten, aber auch -notwendigkeiten. Denn es braucht eben die persönliche Passung und Einschätzung der jeweiligen Gruppenleiter:innen, um ein stimmiges, funktionierendes und ansprechendes Gruppenangebot zu erstellen. Nur eine Gruppenpsychotherapie mit authentischer Zielsetzung und Realisierung kann letztlich aufgehen.

Diese freie und vielfältige Gestaltungsmöglichkeit stellt natürlich auch eine große Herausforderung dar, da vieles zu entscheiden und zu erarbeiten ist. Gerade zu Beginn kann dies ohne Vorerfahrung überfordern und verunsichern. Hier hilft es, bestehende Konzepte und Literatur zu recherchieren, bewährte Arbeitsmaterialien und Leitfäden kennenzulernen sowie den Austausch mit erfahrenen Gruppentherapeut:innen zu suchen. So lassen sich Anregungen, aber auch Richtlinien für die eigene Durchführung finden. Dabei zeigt sich die **Vielfalt kreativer Möglichkeiten**, um Gruppenpsychotherapie für Erwachsene, Jugendliche und Kinder in der eigenen Praxis umzusetzen. Neben grundsätzlichen psychotherapeutischen Arbeitsmaßstäben und Empfehlungen gibt es dafür keine allgemeinen Regeln und Vorschriften.

Vor allem kann die eine oder andere Erfahrung in psychotherapeutischen Gruppensettings als Co-Therapeut:in oder im stationären Betrieb förderlich sein. Dabei lässt sich herausfinden, was einem selbst liegt und für einen das passende und wünschenswerte Setting ist. Als weitere Orientierung und Hilfestellung können konkrete Fragen und Themengebiete dienen, die für die **Auseinandersetzung und Entscheidungsfindung** notwendig sind. Allen voran stehen zwei wichtige Fragen, mit denen gruppenaffine Psychotherapeut:innen sich zu Beginn auseinandersetzen sollten:

1) Warum will ich Gruppenpsychotherapie anbieten – was ist mein Ziel dabei?
2) Welche Art von Gruppe will ich umsetzen?

Die Antworten auf diese beiden Fragen definieren die weitere Gestaltung und sind maßgeblich für das Gelingen der eigenen ambulanten psychotherapeutischen Gruppe. Aus ihnen ergibt sich eine Vielfalt an

Fragen und Entscheidungen inhaltlicher und praktischer Natur, die einander bedingen. Die aus Literatur und Praxiserfahrung gesammelten Fragen und Themenbereiche sollen in Folge kurz beschrieben werden. Sie fassen die konkreten und notwendigen Überlegungen und Schritte für die Gründung einer ambulanten Gruppenpsychotherapie zusammen (vgl. Tschuschke, 2010; Strauß & Mattke, 2018; Yalom, 2021). Jeder Punkt wird nach den jeweiligen Entscheidungsmöglichkeiten und Varianten mit Vor- und Nachteilen näher beschrieben.

Ziel und Motivation: Welches Ziel soll diese Gruppe haben? Warum will ich diese Gruppe anbieten – was würde ich damit gerne erreichen?

Zielsetzung:
Einerseits ist damit die inhaltliche Ausrichtung gemeint, das heißt, was will ich als Gruppenpsychotherapeut:in für Hilfe anbieten. Andererseits geht es um den Zweck des Angebots, also was für ein psychotherapeutischer Gewinn aus der Gruppe für die Teilnehmer:innen entstehen soll. Und natürlich bedingt sich beides. Hierbei ist es wichtig, sich die zugrunde liegende Motivation bewusst zu machen: Welche spezifischen Veränderungen sollen neben den allgemeinen Wirkfaktoren einer Gruppe angestrebt werden? Diese Entscheidung wird davon beeinflusst, welchen Bedarf die Psychotherapeut:innen aktuell in der Gesellschaft sehen, aber auch davon, welche fachlichen und persönlichen Qualifikationen und Präferenzen vorliegen.

Fokus:
Es gibt keine Gruppenpsychotherapie ohne einen klaren Fokus – was soll also der Fokus, die Ausrichtung der eigenen Gruppe sein? Auch hier existiert eine vielfältige Auswahl, wobei die wichtigsten Gestaltungsschwerpunkte kurz beschrieben seien:

- **selbsterfahrerischer Fokus:** Ziel der Gruppenarbeit ist es – wie der Name schon sagt –, über sich selbst Neues zu erfahren und sich in seinem Fühlen, Denken, Verhalten und seiner Wirkung besser kennenzulernen. Die Fremdeinschätzung anderer Teilnehmer:innen bereichert dabei die Selbsteinschätzung und umgekehrt. Der Schwerpunkt liegt auf dem Austausch, tiefgreifendere, persönliche Dynamiken und Probleme werden kaum bearbeitet. Geeignet ist dieser Ansatz für Teilnehmer:innen, die eine nicht so stark ausgeprägte Störung haben, oder als Einstieg für eine weitere psychotherapeutische Behandlung.

- **störungsspezifischer Fokus:** Das Gruppenangebot gilt für eine bestimmte Störung oder einen bestimmten Störungskreis, wie z. B. traumabedingte Störungen oder Suchterkrankungen. Ziel ist es, die vorhandenen Störungsmuster besser zu erkennen, zu verstehen und einen positiveren Umgang damit zu finden. Damit wird hier auf einer tieferen psychischen Ebene gearbeitet und es werden – durch den Fokus auf die vorhandenen Störungen – Probleme und Dynamiken stärker spürbar und erlebbar. Dieser Fokus stellt eine größere Herausforderung für Psychotherapeut:innen und die Gruppe dar, aber ebenso eine große Bereicherung mit Veränderungspotenzial.
- **psychoedukativer Fokus:** Hier steht die Vermittlung von Informationen über Störungsbilder und psychologische Gegebenheiten und Abläufe im Mittelpunkt, wie z. B. der Umgang mit Depression. Das heißt, Ziel ist ein besseres Verstehen, indem differenziertes Wissen erworben und falsche Glaubenssätze und Meinungen korrigiert werden. Es wird weniger in die Tiefe gegangen, da die Bearbeitung individueller Probleme und Belastungen hier eine geringere Rolle spielt. Als Einstieg und zum „Warmwerden" für die tiefgreifendere psychotherapeutische Einzel- oder Gruppenarbeit ist dieser Fokus besonders geeignet.
- **Themenfokus:** Ein solches Gruppenangebot beschäftigt sich mit einem spezifischen Themenkreis, etwa störungsspezifischen Themen (z. B. der Umgang mit Ängsten) oder Kompetenzbereichen (z. B. Achtsamkeit). Charakteristisch ist die stärkere Strukturierung in den Sitzungen und die Ausrichtung auf ein bestimmtes Thema, das meist von den leitenden Psychotherapeut:innen vorbereitet wird. Dazu werden teils Manuale und Therapiematerialien durchgearbei-

tet sowie Hausaufgaben gegeben. Dies steht im Gegensatz zu einer eher offenen therapeutischen Vorgehensweise, die ohne Vorbereitung und bestimmtes Ziel für die jeweiligen Einheiten geschieht und aufnimmt, was sich im Hier und Jetzt zeigt.

- **kreativer Fokus:** Gestalterische und kreative Elemente werden gezielt für den Ausdruck der eigenen Erlebniswelt der Teilnehmer:innen eingesetzt. Spielerisch und/oder künstlerisch kommen psychische Dynamiken meist wirkungsvoller zum Ausdruck, als es den Personen verbal möglich ist. Das bietet wiederum einen Ausgangspunkt für weitere Gespräche, Reflexionen und Selbstevaluationen. Das gemeinsame Gestalten und auch Präsentieren der eigenen Werke schafft ein Sichtbar- und Gesehenwerden von sich und anderen, wobei kreative Techniken und Prozesse als Vermittler für den therapeutischen Prozess dienen.
- **Fokus auf Kompetenzerwerb:** Die Gruppenarbeit hat das vorrangige Ziel des Erwerbs und Trainings von bestimmten Skills und Kompetenzen, die für die psychische Stabilität und Gesundheit wichtig sind. Der Fokus liegt auf der Vermittlung von Techniken, die oft spielerisch mit Übungen umgesetzt und nahegebracht werden. Selbständiges Üben mit den Gruppenmitgliedern ist dabei notwendig und nimmt einen großen Teil der gemeinsamen Zeit ein. Dies wird oft durch den Einsatz von Manualen, Therapiematerialien und Hausaufgaben unterstützt.

Die aufgezählten Spezialisierungen schließen einander keinesfalls aus, sondern sind sehr gut miteinander kombinierbar. Entscheidend ist, welcher bestimmte Aspekt bzw. welche Aspekte je nach Anliegen, Präferenz und Passung in der eigenen Gruppenpsychotherapie zum Einsatz kommen soll(en). Es gilt zu beachten, dass nicht jede Zielgruppe und jede Störung für jeden Gestaltungsschwerpunkt bzw. jede Kombination gleich gut geeignet ist. Dies macht deutlich, dass der Austausch mit erfahrenen Gruppenpsychotherapeut:innen sowie die Auseinandersetzung mit aktueller Literatur zu der geplanten Umsetzung der Gruppenpsychotherapie hohe Relevanz besitzt.

? Zielgruppe: Für wen ist dieses Angebot gedacht?

Spezialisierung des Angebots:
Die Überlegung lautet, ob die Gruppe für ein gewisses Klientel angeboten wird oder keine Spezifizierung stattfinden soll. Beim Fokus auf ein bestimmtes Thema (wie z.B. Tod, Verlust) oder eine bestimmte Störung (wie z.B. Essstörung) wird die Zielgruppe eingeschränkt. Das bedeutet, dass nicht alle gruppenaffinen Interessent:innen aufgenommen werden können. Jedoch fühlen sich Hilfesuchende oft durch ein konkretes Angebot für ihre Anliegen stärker angesprochen und die Überwindung zum Gruppensetting fällt leichter, in der Hoffnung, Gleichgesinnte zu finden. Wichtig ist, dass für den jeweiligen Fokus genügend Erfahrung und Vorwissen wie auch eine Affinität vonseiten der Gruppenpsychotherapeut:innen besteht, damit ein kompetenter, authentischer und zugewandter Umgang mit dieser Zielgruppe gewährleistet ist.

Gleichgeschlechtliche oder gemischte Gruppe:
Die Entscheidung für gleichgeschlechtliche oder gemischte Gruppen hängt oft mit dem thematischen Fokus des psychotherapeutischen Angebots zusammen. So gibt es Bereiche, in denen eine gleichgeschlechtliche Gruppe zu bevorzugen ist, wie z.B. bei Hilfegruppen für Opfer von sexueller oder körperlicher Gewalt. Sonst ist eine gemischte Gruppe zu empfehlen, da diese die äußeren Beziehungsrealitäten meist besser repräsentiert. Dabei ist darauf zu achten, dass die Mann-Frau-Präsenz möglichst ausgeglichen ist, weil es sonst zu Gruppierungen kommen kann. Psychotherapeut:innen stellt sich oft die Frage, welche Rolle der Faktor Geschlecht in der psychotherapeutischen Arbeit spielen soll – wo es für einen selbst eine geringe Rolle spielt, wird dies meist auch für die Gruppenteilnehmer:innen so sein.

Alter:
Gruppen sind für Personen jeglichen Alters möglich. Sinnvoll ist eine Trennung von Kindern, Jugendlichen und Erwachsenen, außer im Falle

einer Familiengruppe, an der mehrere Familienmitglieder unterschiedlichen Alters teilnehmen. Anzumerken ist, dass sich Gruppenpsychotherapie für Kinder in Methodik und Fokus so stark von der Gruppenarbeit mit Jugendlichen und Erwachsenen unterscheidet, dass darauf in der Umsetzung Rücksicht genommen werden muss.

Inhomogen oder homogen:
Die Frage der Homogenität einer Gruppe stellt sich im Hinblick auf viele verschiedene Kriterien und kann demnach auch unterschiedlich beantwortet werden. Rein homogene Gruppen sind einerseits schwer zu finden und unnatürlich, aber außerdem auch nicht sehr förderlich, da eine bestimmte Inhomogenität wichtige Entwicklungsprozesse in Gang setzt. Eine zu starke Inhomogenität hat wiederum zur Folge, dass wenig Gemeinsamkeiten und eine geringe Verbundenheit in der Gruppe bestehen. Erfahrungsgemäß erweist sich eine für das Ziel der Gruppentherapie passende Mischung aus homogenen und inhomogenen Bereichen als besonders vorteilhaft.

Theorie und Methode: Welche Theorie, welches Konzept soll der Gruppenarbeit zugrunde liegen? Welche Methoden und Techniken will ich anwenden? ?

Theorie und Konzept:
Einer Gruppentherapie können unterschiedliche Konzepte und theoretische Ansätze wie z. B. Psychoanalyse, Verhaltenstherapie, systemische Therapie, klientenzentrierte Therapie, Psychodrama, Gestalttherapie und existenzanalytische Psychotherapie zugrunde liegen. Dies ist meist durch die Ausbildung der Gruppenleiter:innen bestimmt, welche die jeweilige Kompetenz und Präferenz bedingt. Je nach theoretischer Ausrichtung unterscheidet sich die Leitung und Gestaltung der Gruppentherapie in Punkten wie Zielsetzung, Strukturierung des Prozesses und Rolle der Gruppentherapeut:innen. Wie in der Einzeltherapie beeinflussen also die jeweils zugrunde liegenden theoretischen Konzepte die gemeinsame Gruppenarbeit und setzen einen Fokus. Dies ist not-

wendig und vorteilhaft, solange es der Gruppenleitung bewusst ist und reflektiert wird. Allgemein ist hervorzuheben, dass es grundsätzliche Aufgaben und Haltungen der Gruppenleiter:innen gibt, die schulenunabhängig sind und die Voraussetzung für eine qualitätvolle und erfolgreiche Gruppentherapie darstellen (siehe oben, S. 198 ff.).

Methode und Technik:
Die Auswahl und Anwendung jeweiliger Methoden und Techniken ist eng mit der Theorie bzw. dem Konzept verbunden, worin man als Psychotherapeut:in ausgebildet wurde und die einem aus der eigenen Arbeit vertraut ist. Allerdings können sehr wohl auch Methoden und Techniken herangezogen werden, die nicht aus der jeweils erlernten Therapieschule kommen. Vielmehr erweist sich die Kombination verschiedener kreativer, schulenspezifischer Techniken als äußerst hilfreich und wirkungsvoll – entscheidend ist, dass es in stimmiger Passung mit dem Ziel, der Zielgruppe und den leitenden Gruppentherapeut:innen steht. Konkrete zusätzliche Methoden und Techniken werden also je nach Interesse, Kompetenz und Zielsetzung der Gruppenleiter:innen eingesetzt, und zwar durchaus flexibel, d. h. regelmäßig oder auch nur in einzelnen Sitzungen.

Gruppenform: Soll es eine offene oder eine geschlossene Gruppe sein?

Offene Gruppe:
In diesem Fall ist ein Wechsel der Teilnehmer:innen während des Gruppenverlaufs möglich. Es gibt ganz offene Gruppen, die regelmäßig stattfinden und an denen teilnehmen kann, wer möchte. Dort findet eine Fluktuation der Teilnehmer:innen statt. Die Regel in der ambulanten Praxis sind jedoch halboffene Gruppen. Scheiden dort einzelne Teilnehmer:innen durch ein Therapieende aus der Gruppe aus, werden die freien Plätze mit neuen Teilnehmer:innen besetzt, sodass die Gruppengröße erhalten bleibt. Offene oder halboffene Gruppen haben oft keine festgelegte Zeitspanne und bleiben quasi unbegrenzt bestehen.

Geschlossene Gruppe:
Geschlossene Gruppen bestehen von Anfang bis Ende aus den gleichen Teilnehmer:innen. Auch wenn es zu einem Ausscheiden einzelner Teilnehmer:innen kommt, werden die Plätze nicht nachbesetzt. Es gibt die Möglichkeit, bis zur zweiten oder dritten Sitzung noch Personen aufzunehmen und die Gruppe dann erst zu schließen. Meist wird zuvor eine Zeitspanne der gemeinsamen Arbeit festgelegt, der alle Teilnehmer:innen zustimmen. Typischerweise erfolgen wöchentliche Treffen über einen Zeitraum von sechs Monaten, da eine längerfristige Gruppenstabilität kaum zu erreichen ist. In der Praxis werden oft nach den ersten sechs Monaten gemeinsam mit den Teilnehmer:innen die Fortschritte eingeschätzt, um dann zu entscheiden, ob die Gruppe sich für weitere sechs Monate verbindlich zusammenfindet. Hier besteht die Gelegenheit, ausscheidende Personen durch neue Teilnehmer:innen zu ersetzen, bevor der nächste Gruppenprozess beginnt.
Ein **Abwägen** ist wichtig zwischen dem, was erwünscht, aber auch praktisch umsetzbar ist. Meist präferieren Gruppenpsychotherapeut:innen geschlossene Gruppen, da dies den organisatorischen Aufwand, aber vor allem die psychotherapeutische Prozessarbeit der Gruppe erleichtert. Gerade im ambulanten Setting stellt es eine Herausforderung dar, eine geschlossene Gruppe zusammenzustellen und zu halten. Offene Gruppen erlauben hingegen eine optimale Ausnutzung der Gruppenplätze und haben meist geringe Wartezeiten. Für alle Gruppenteilnehmer:innen gilt ein Höchstmaß an Individualität, wann diese ein- und wieder aussteigen, was für diese angenehm ist. Es sorgt jedoch für eine hohe Instabilität der Gruppe und wirkt sich negativ auf den Therapieprozess sowohl der gesamten Gruppe als auch der Individuen aus. Wenn aus praktischen und/oder inhaltlichen Gründen ein geschlossenes ambulantes Gruppenangebot nicht möglich ist, dann ist meist eine halboffene Gruppe mit weniger Flexibilität in der Teilnahme gegenüber einer offenen Gruppe zu bevorzugen. Sonst ist es schwierig, einen geschützten und vertrauensfördernden Rahmen zu gewährleisten, in dem entscheidende gruppenpsychotherapeutische Wirkfakto-

ren wie vor allem Gruppenkohäsion, interpersonales Lernen und Katharsis sich entfalten können.

? Zeitraum: Wie lange soll die Gruppe bestehen?

Bestimmter Zeitraum:
Kernmerkmal ist der von Anfang an bekannte Zeitrahmen, dem alle Teilnehmer:innen mehr oder weniger verbindlich zustimmen. Gruppen, die auf einen bestimmten Zeitraum begrenzt sind, schaffen es leichter, geschlossen zu bleiben. Die Teilnehmer:innen wechseln seltener. In der Festlegung des Zeitraums gibt es verschiedene Möglichkeiten:

- **längerfristige Gruppen:** Gruppen, die sich einen längeren Zeitraum für die gemeinsame Arbeit vornehmen, der typischerweise mindestens sechs Monate beträgt; er ist nicht an das Erreichen von bestimmten Zielen gebunden, sondern mehr auf allgemeine Wirkfaktoren des Gruppensettings fokussiert
- **Kurzzeitgruppentherapie:** Sitzungsanzahl ist je nach Kliniker:in unterschiedlich, zwischen 20 und 60 Sitzungen; eine „kurze Gruppe" sollte funktional definiert sein durch das Erreichen eines spezifischen Ziels in der kürzestmöglichen Zeitspanne („zeiteffiziente Gruppentherapie")

Fortlaufende Gruppen:
Solche Gruppen finden zu einem bestimmten Zeitpunkt für einen unbegrenzten Zeitraum statt, wie z. B. montags 19:00–20:30. Meist handelt es sich um offene Gruppen, da einige Mitglieder nicht über einen längeren Zeitraum zu halten sind. Diese Form eignet sich für Gruppen mit einem bestimmten Fokus, wie z. B. Burnout, Elternschaft oder Suchtgruppe.

Die Entscheidung über den Zeitraum einer Gruppe hängt eng mit ihrem Ziel und Konzept zusammen. Bei einem psychoedukativen Angebot für gewisse Störungsbilder passt etwa ein kurzer, festgelegter Zeitraum mit einer gewissen Sitzungsanzahl. Hingegen bei einem störungsspezifischen Gruppenangebot mit psychotherapeutischem Fokus ist eine längerfristige Gruppe sinnvoll. Grundsätzlich kann gesagt werden, dass ein Gruppenangebot umso länger andauern sollte, je stärker die Störung der jeweiligen Teilnehmer:innen ausgeprägt ist. Für den Aufbau einer positiven und erfolgversprechenden Arbeitsatmosphäre in einer psychotherapeutischen Gruppe wird ein längerer Zeitraum benötigt, in dem sich das nötige Vertrauen und tragfähige Beziehungen entwickeln können. Für ausgewählte Problemlagen bietet sich eine kurze Gruppenpsychotherapie als hilfreicher erster Einstieg in die therapeutische Arbeit an. Sie eröffnet den Teilnehmer:innen die Chance, für spätere weitere Angebote dieser Art offen zu sein.

Frequenz und Dauer: Wie oft soll sich die Gruppe treffen und wie lange soll ein Treffen jeweils dauern?

Frequenz:
Die meisten Gruppen treffen sich einmal wöchentlich – es gibt aber eine Bandbreite zwischen fünfmal wöchentlich und nur einmal alle zwei bis vier Wochen. Generell sollten Sitzungen nicht zu selten stattfinden, da Gruppen, die sich weniger als einmal wöchentlich treffen, Schwierigkeiten haben, einen interaktionsorientierten Fokus aufrechtzuerhalten. Das heißt, die Gruppen befassen sich dann meist stärker mit dem, was zwischen den Sitzungen passiert ist, als mit dem Hier und Jetzt in der Gruppe.

Dauer:
In der Regel dauern Gruppensitzungen 90 Minuten. Die Erfahrung zeigt, dass Gruppen mindestens 60 Minuten zum Warmwerden brauchen und der therapeutische Nutzen meist nach zwei Stunden nachlässt. So sind 90 Minuten ein gutes Mittelmaß, um ein fruchtbares gemeinsames Arbeiten zu erreichen, das in einer regelmäßigen Frequenz gut eingehalten werden kann.

Die Entscheidung über Frequenz und Dauer erfolgt nach räumlichen Möglichkeiten, vorhandenen Kapazitäten und den Umständen des Klientels. Sie hängt aber auch von der Zielsetzung des Gruppenangebots und dem Störungsbild der Teilnehmer:innen ab. Es gibt Gruppenarbeit, die nicht so häufig und lange geschieht, da der Fokus auf psychoedukativen, selbsterfahrerischen und gemeinschaftsfördernden Prozessen liegt. Diese hat eher anregenden Charakter, die Veränderungsprozesse passieren dann meist außerhalb der Gruppe und werden individuell weiterverfolgt. Für längerfristige und tiefgründig wirksame psychotherapeutische Gruppenprozesse sowie für die angemessene Behandlung stärkerer Störungen bedarf es eines regelmäßigen Gruppenangebots mit ausreichender Sitzungsdauer.

? Gruppengröße: Wie viele Teilnehmer:innen soll meine Gruppe haben?

Idealerweise geht man von einer Gruppengröße von sieben bis neun Teilnehmer:innen aus, vier Personen gelten als Minimum. Gruppen, die zu klein oder zu groß sind, erfüllen ihren Zweck nicht und schöpfen damit auch nicht ihr Potenzial aus: Die Interaktion und Kohäsivität der Gruppe leiden. Bei zu kleinen Gruppen erfolgt die Beteiligung oft aus Pflichtgefühl, wohingegen bei zu großen Gruppen die Gefahr besteht, dass bestimmte Teilnehmer:innen untergehen – in beiden Fällen kommt es zu einer Passivität. Bei zu großen Gruppen gibt es außerdem das Problem, dass die Zeit nicht ausreicht, um die Anliegen Einzelner einigermaßen ausgeglichen durchzuarbeiten.

Die optimale Gruppengröße hängt auch von der Dauer der Sitzungen ab sowie von deren Ziel. Je mehr Zeit zur Verfügung steht – aufgrund von häufigeren oder längeren Sitzungen –, desto mehr Teilnehmer:innen können sich gewinnbringend beteiligen. Wenn der Fokus weniger auf dem Austausch und der Bearbeitung einzelner Themen liegt, sondern die Gruppenleiter:innen vor allem psychoedukativ anleiten, ist eine größere Gruppe weniger problematisch.

Tipp

Es empfiehlt sich, die Gruppe durchaus mit einer etwas höheren Mitgliederanzahl zu beginnen, da während der ersten Sitzungen oft ein oder zwei Teilnehmer:innen ausscheiden. Unter Einberechnung dieser Schwankungen sollte schließlich für die konstante Gruppenarbeit die gewünschte Anzahl an Personen gegeben sein.

Co-Therapeut:in ja oder nein: Will ich die Gruppe gemeinsam mit einer Co-Therapeutin/einem Co-Therapeuten leiten oder lieber alleine?

Gruppentherapie kann erfolgreich von Therapeut:innen alleine oder eben in Zusammenarbeit mit Co-Therapeut:innen durchgeführt werden. Diese Entscheidung orientiert sich an der bevorzugten Arbeitsweise und Persönlichkeit der Gruppentherapeut:innen und ist meist mit theoretischen Überzeugungen verbunden. Die Mitarbeit von Co-Therapeut:innen kann gerade für größere und sehr dynamische Gruppenprozesse bzw. störungsspezifische Gruppen hilfreich sein, da Gruppenleiter:innen dadurch entlastet werden: Einerseits erfolgt eine Abwechslung in der Interaktion während der Einheiten und andererseits wird der Austausch und Reflexionsrahmen bereichert.
Für das Gelingen ist eine gute Passung und gegenseitige Ergänzung der Gruppenpsychotherapeut:innen entscheidend. Weiters muss reflektiert und begründet werden, ob beide Psychotherapeut:innen gleiche oder unterschiedliche Rollen einnehmen. Dies sollte für die Gruppe transparent und nachvollziehbar sein, damit nicht zusätzlich unnötige Dynamiken auftreten.

Kosten: Wie viel will ich für die Gruppentherapieeinheiten verlangen?

Einen festgeschriebenen Betrag gibt es hierfür nicht, aber gewisse Orientierungswerte, die hilfreich sind: Je nach Gruppengröße werden meist 20–40 Euro pro 50 Minuten bzw. 20–60 Euro pro 90 Minuten verrechnet. Grundsätzlich ist zu bedenken, dass die Gruppentherapie gerade durch die im Vergleich zur Einzeltherapie deutlich geringeren Kosten für die Teilnehmer:innen eine günstige Alternative darstellt, um über einen längeren Zeitraum regelmäßig Psychotherapie und Selbsterfahrung in Ansprung zu nehmen. Demnach sollte das verrechnete Honorar im passenden Verhältnis stehen: Das Klientel muss es sich leisten können (unter Berücksichtigung möglicher Zuschüsse), aber der Aufwand der Gruppenleiter:innen verdient auch eine angemessene Entlohnung.

Krankenkasse: Will ich um Unterstützung von der Krankenkasse ansuchen? Will ich fixe Kassenplätze für Gruppenpsychotherapie oder um Kostenzuschüsse ansuchen?

Eine Zusammenarbeit mit der Krankenkasse hat Vor- und Nachteile, und ob das eine oder das andere überwiegt, ist je nach Präferenz und Möglichkeiten der Gruppenpsychotherapeut:innen zu entscheiden. Demnach ist es hilfreich, sich Informationen über die regional vorhandenen Möglichkeiten einzuholen und zu überlegen, in welcher Form Unterstützung gewünscht oder benötigt wird. Fixe Kassenplätze sind generell limitiert, wobei die Bewilligung für Gruppenplätze einfacher ist als für Einzelplätze. Allerdings variiert dies stark je nach Region, in der die Gruppentherapie angeboten werden soll. Einen Kostenzuschuss für die wahrgenommene Gruppentherapie erhalten Patient:innen meist problemlos, solange eine krankheitswertige Störung vorliegt und bestätigt wird. Dies muss individuell mit den einzelnen Teilnehmer:innen abgeklärt werden und braucht auch eine gewisse Eigeninitiative von diesen. Die Antragstellung und das Aufrechterhalten einer guten Zusammenarbeit mit den Krankenkassen ist mit einem Mehraufwand für Gruppenpsychotherapeut:innen verbunden. Dieser wird entlohnt durch die leichtere Rekrutierung von Teilnehmer:innen sowie das Schaffen von Therapieplätzen für Personen, die sich sonst keine Hilfe leisten könnten. Zusammenfassend kann gesagt werden, dass die Therapie von einer guten Partnerschaft mit der Krankenkasse profitiert, wenn der damit einhergehende Arbeitsaufwand in einem stimmigen Verhältnis zum Nutzen steht.

Äußerer Rahmen: Wo will ich die Gruppenpsychotherapie abhalten, habe ich den passenden Raum mit der notwendigen Ausstattung dafür?

?

Raumgröße:
Es braucht einen geeigneten Raum mit einer angemessenen Größe, sodass die geplante Anzahl der Teilnehmer:innen bequem Platz hat. Für kreative Gruppen, wie z. B. Mal- oder Körpergruppen, wird eine größere Raumfläche benötigt.

Raumausstattung:
Sitzmöglichkeiten sind ausreichend bereitzustellen, sodass sich alle Teilnehmer:innen in einem Sitzkreis gut sehen können. Leere Stühle werden nach Möglichkeit weggeräumt, damit die Gruppe näher zusammenrücken kann und fehlende Teilnehmer:innen nicht zu sehr im Fokus stehen.

Geschützter Raum:
Es ist auf Ungestörtheit und Schutz vor Ablenkung zu achten. Der Raum darf kein Durchgangszimmer sein und in Gemeinschaftspraxen sollten keine Störungen durch Außengeräusche anderer Termine auftreten. Hier ist es wichtig, sich mit den anderen Psychotherapeut:innen der Gemeinschaftspraxis zeitlich abzustimmen, um Überschneidungen und Störungen zu vermeiden.

Atmosphäre:
Der Gruppenraum sollte einladend und freundlich sein, aber nicht zu viele ablenkende Elemente, wie z. B. auffällige Deko, Aussicht in andere Wohnflächen oder Bücherwände, enthalten. Die Einrichtung hängt vom Zweck und Ziel der Gruppe ab.

Diese vielen Auswahlmöglichkeiten betonen die Wichtigkeit der persönlichen Passung. Welche Variante man wählt und zusammenstellt, ist gut zu überlegen. Es wird deutlich, dass die Wahl gewisser Rahmenbedingungen zwangsläufig auch andere Entscheidungen mitbeeinflusst bzw. gewisse Optionen ausschließt. Hier gibt es meist keine allgemeingültige „perfekte Lösung", sondern eben nur eine individuell stimmige.

5 Planung und Vorbereitung: Rekrutierung der Gruppenmitglieder

Nachdem die notwendigen Entscheidungen für das bevorzugte und passende Setting getroffen wurden, geht es an die konkrete Planung und Vorbereitung ambulanter Gruppenpsychotherapie. Hier steht vor allem die Rekrutierung und Auswahl der Gruppenteilnehmer:innen im Fokus, die für eine gelingende Gruppentherapie wesentlich ist. Folgende Fragen sind zu beantworten: Wie komme ich zu meinen Teilnehmer:innen? Wie spreche ich sie an und wie soll das Auswahlverfahren ablaufen?

Auch wenn das Zustandekommen von Gruppen mit einigen Herausforderungen verbunden ist, gibt es viele abschreckende Vorurteile, die nicht der Realität entsprechen. Sicherlich ist der Aufbau einer Psychotherapiegruppe in der eigenen Praxis mit einem größeren Aufwand verbunden als das Einzelsetting. Mit den richtigen Schritten ist dieser jedoch meist schnell zu bewältigen. Die zwei wichtigsten **Faktoren** dafür sind:

- ein klares und attraktives Gruppenangebot
- dieses gezielt und effektiv bewerben

Dabei gilt es zu beachten: Das, was ich anbiete, sollte meiner Person und meinen Fähigkeiten entsprechen, dann ist es für mein Klientel ansprechend!

Das Bewerben des eigenen Angebots wirkt für viele Therapeut:innen befremdlich und unangenehm. Doch es ist ein notwendiger und unumgehbarer Schritt, um ausreichend Personen zu erreichen, die Gruppentherapie brauchen und sich darauf einlassen möchten. Es gibt viele

Formen der Werbung, die je nach Person und Angebot abzustimmen sind. Im Folgenden werden einige Aktionen vorgeschlagen, mit denen Psychotherapeut:innen Teilnehmer:innen für eine ambulante Gruppentherapie rekrutieren können:

5.1 Info-Flyer gestalten und in der eigenen Praxis auslegen

Ein Flyer oder eine Broschüre enthält die wichtigsten **Informationen** zu dem Angebot:

- Was ist eine Gruppentherapie?
- Welche Gruppentherapie wird angeboten – Ziel/Motivation des Angebots?
- Was sind Zielgruppe, Ort, Dauer und Kosten?
- Ist eine Kostenübernahme möglich?
- Wie erfolgt die Anmeldung?
- Wie findet das Erstgespräch statt?

Hier lohnt es sich, Zeit und Geld zu investieren, um ein attraktives Informationsblatt zu erstellen, das den eigenen Stil und besondere Kompetenzen widerspiegelt. Es ist darauf zu achten, dass die Formulierungen klar und konkret sind und dass ein für das Klientel greifbarer Nutzen und ein erstrebenswertes Ziel deutlich werden.

5.2 Internetpräsenz gewährleisten

Ein therapeutisches Angebot bedarf heutzutage einer Internetpräsenz. Das kann je nach Bedarf, Belieben und finanziellen Möglichkeiten eine eigene Homepage, eine Verlinkung mit anderen Webseiten oder auch eine bezahlte schlagwortspezifische Anzeige in Suchmaschinen beinhalten (siehe das Kapitel „Selbstpräsentation und Werbung", S. 51). Wichtig ist, dass das Angebot im Internet zumindest nach Eingabe des Namens der Therapeutin/des Therapeuten zu finden ist.

5.3 Werbung in Institutionen und Gesundheitspraxen in der Umgebung

Die Vernetzung mit anderen Instituten und Gesundheitspraxen mit einem sozialen, gesundheitlichen und/oder psychologischen Schwerpunkt (z. B. Krisenzentren, Beratungsstellen, Physiotherapien, Allgemeinarztpraxen, Psycholog:innen, Psychiater:innen) erweist sich als sehr hilfreich (siehe das Kapitel „Zusammenarbeit von Psychotherapeut:innen mit Ärzt:innen und Vertreter:innen anderer Berufsgruppen", S. 94). Mit attraktiv gestalteten Flyern und Broschüren, die in den beschriebenen Orten aufliegen, kann man eine Vielzahl von unterschiedlichen Personen erreichen und Interessent:innen rekrutieren. Es ist ratsam, Einrichtungen in der Umgebung sowie Einrichtungen, deren Klientel einen möglichen Bedarf für Gruppentherapie aufweisen, aufzusuchen. Je nach Zielgruppe sind unterschiedliche Institutionen zu kontaktieren (z. B. Seniorenheime für eine Seniorengruppe) und auch an öffentlichen Orten wie Supermärkten oder Apotheken kann nach Belieben geworben werden (z. B. Flyer an deren Infoboard).

5.4 Kolleg:innen über Gruppenangebot informieren

Die Mehrheit der Psychotherapeut:innen bietet lediglich Einzeltherapie an, sodass es attraktiv sein kann, diese über die geplante Psychotherapiegruppe zu informieren. So können Kolleg:innen gezielt ihren Klient:innen das Gruppenangebot empfehlen, je nach Bedarf für deren Angehörige oder für deren eigene Themen. Das Auflegen von Flyern und Broschüren erweist sich hierfür als sinnvoll.

5.5 Klientel aus eigener Praxis rekrutieren

Es gibt auch die Möglichkeit, das Klientel aus der eigenen Praxis für die Gruppentherapie zu gewinnen. Das bietet sich im Anschluss an eine Einzeltherapie an oder in dem Fall, dass ein Einzelsetting gerade nicht passend oder finanziell nicht leistbar ist. Zu der Frage, ob Psychotherapeut:innen Klient:innen parallel in Einzel- und Gruppenpsychotherapie begleiten sollten, gibt es unterschiedliche Fachmeinungen. Professionist:innen sollten sich dies für die eigene Arbeit genau überlegen. In jedem Fall lohnt es sich, Flyer oder Broschüren in der eigenen Praxis aufzulegen.

5.6 Erstellen einer Interessentenliste

Zusätzlich ist es sinnvoll, in der eigenen Praxis und nach Möglichkeit auch in anderen Gesundheitspraxen und Institutionen eine Interessentenliste aufzulegen mit einer kurzen Information zum Gruppenangebot und der Bitte um Angabe von Kontaktdaten. Somit können Interessent:innen schnell und einfach ermittelt und Kontakte hergestellt werden.

5.7 Anbieten eines Schnuppertags

Ein Schnuppertag kann Interessent:innen bei der Entscheidung helfen, ob Gruppenpsychotherapie ein passendes Setting für sie ist oder nicht. Unsicherheiten in Bezug auf das Gruppensetting können ausgeräumt werden. Es ermöglicht sowohl den Interessent:innen als auch den leitenden Psychotherapeut:innen, wertvolle Informationen zu gewinnen, die bei einer bloßen Anmeldung und/oder einem Erstgespräch fehlen. Es gibt viele positive Erfahrungsberichte von Schnupper- oder Probetagen und der Zusatzaufwand ist gering, da bei darauffolgenden Entscheidungen für die Gruppenerfahrung der Gruppenprozess einfach weiterläuft. Oft ist es nicht möglich, gleich von Beginn an genügend Gruppenteilnehmer:innen zu haben. Und so erleichtert das Angebot eines Schnuppertags, dass sich Neueinsteiger:innen auf die unbekannte Situation einlassen.

Tipp

Der Aufbau längerfristiger und/oder geschlossener Gruppen verlangt mehr Zeit und Energie. Hier bieten sich **Einstiegs- und Kurzzeitgruppen** an, um erste Erfahrungen zu sammeln, Wartezeiten zu überbrücken und die Motivation für eine längerfristige psychotherapeutische Arbeit abzuklären.

5.8 Anbieten eines Kassenplatzes für Gruppentherapie

Es ist leichter, Kassenplätze für Gruppentherapie zu erhalten als für das Einzelsetting. Daher lohnt sich die Überlegung, um Kassenplätze für ambulante Gruppentherapie am jeweiligen Standort anzusuchen. Gerade für Personen, die sich Psychotherapie schwer leisten können, besteht darin eine gute Möglichkeit, trotzdem Hilfe in Anspruch zu nehmen. Ein Gruppenangebot mit Kassenplätzen ist außerdem leichter zu bewerben.

6 Planung und Vorbereitung: Auswahl der Gruppenmitglieder

Die Auswahl der Gruppenteilnehmer:innen sollte besonders sorgfältig erfolgen und nicht aus Sorge vor einer zu kleinen Gruppengröße ungeeignete Kandidat:innen einbeziehen. Dabei scheint es leichter, sich Ausschlusskriterien zu überlegen als ein komplexes Profil von Aufnahmekandidat:innen. Yalom benennt in dem Zusammenhang als wichtigstes Ausschlusskriterium, wenn Klient:innen „nicht in der Lage sind, sich an der primären Aufgabe [also dem therapeutischen Gruppenprozess] zu beteiligen, ganz gleich, ob sie es aus logistischen, intellektuellen, psychologischen oder interpersonalen Gründen nicht können“ (Yalom, 2021, S. 266).

Ganz grundlegend müssen Gruppenleiter:innen im Auswahlverfahren beurteilen, ob Interessent:innen in eine Gruppe „passen“, aber auch umgekehrt, ob die Gruppe zu der jeweiligen Person passt (Schulze, 2019, S. 89). Demnach ist es wichtig einzuschätzen, wie groß die Defizite der einzelnen Interessent:innen sein dürfen, um im geplanten Gruppensetting noch tragbar und bearbeitbar zu sein. Bei der Entscheidung sind viele verschiedene **Faktoren** zu berücksichtigen, wie z. B.:

- Störungsgrad
- Kompetenzen der Gruppenpsychotherapeut:innen
- Kompetenzen der Gruppenmitglieder
- Ziel der Psychotherapiegruppe

Prinzipiell gilt: Je höher der Störungsgrad von Teilnehmer:innen ist, desto bedeutender ist eine bewusste und gezielt ausgewählte Gruppenzusammensetzung. **!**

Erstgespräche erweisen sich als wesentlicher Bestandteil des Auswahlverfahrens (Rathner, 2017; Schulze, 2019; Yalom, 2021). Dabei werden wichtige Informationen eingeholt (Diagnose, wichtigste Anamnesedaten etc.) und Therapeut:innen erhalten einen ersten Eindruck davon, ob die Person vom Gruppensetting profitieren kann und dafür geeignet ist. Weiters ist es hilfreich, die Motivation, Erwartungen und Ziele der Klient:innen bezüglich der Gruppenpsychotherapie zu erfragen. Das verschafft ein besseres Bild und unrealistische Vorstellungen können von vornherein geklärt werden. Für Klient:innen bietet das Erstgespräch die Möglichkeit, Informationen über den psychotherapeutischen Ansatz sowie über Aufbau, Setting und Wirkweise der Gruppenpsychotherapie zu erlangen, was wiederum Halt gibt und Angst reduziert. Zudem ist dies der Zeitpunkt, wo die wichtigsten Regeln und Haltungen für die Teilnahme angesprochen und vereinbart werden: Absageregelung, Verbindlichkeit, Verantwortung vor der Gruppe, Umgang mit einem möglichen frühzeitigen Verlassen der Gruppe und Verschwiegenheitspflicht.

Gerade wenn noch wenig Erfahrung als Gruppentherapeut:in vorhanden ist, sollte man keine Interessent:innen in die Gruppe aufnehmen, bei denen man von Anfang an unsicher ist. In diesen Fällen darf und soll man auf sein Gefühl hören und lieber einen späteren Gruppenstart oder eine kleinere Anzahl an Teilnehmer:innen in Kauf nehmen, um sowohl die betreffende Person als auch die Gruppe vor negativen Erfahrungen zu schützen. Diese schweren Entscheidungen brauchen Klarheit und werden nach bestem Wissen und Gewissen getroffen, damit ein guter und erfolgreicher Gruppenprozess gewährleistet ist.

7 Durchführung: Hilfreiche Fragestellungen

Die konkrete Durchführung der Gruppenpsychotherapie orientiert sich neben den jeweiligen persönlichen Charakteristika der Therapeut:innen meist stark an der Psychotherapiemethode, in der diese ausgebildet wurden. Hier bietet sich ein tiefergehendes Studium der Konzepte der eigenen Lehrmethode bezüglich Gruppenpsychotherapie an. Zusätzlich kann es anregend und bereichernd sein, sich mit schulfremden Konzepten auseinanderzusetzen und das eine oder andere Element zu integrieren.

Allgemein hat es sich bewährt, gewisse Rituale in die Gruppenarbeit einzubinden. Besonders das Halten einer **Anfangs- und Abschlussrunde** findet sich in den meisten Psychotherapiegruppen wieder, da dies Struktur und Halt gibt sowie als Gewohnheit Vertraulichkeit fördert. Es stärkt das Gruppengefühl und ermöglicht Gruppenmitgliedern sich mitzuteilen, die sich insgesamt weniger einbringen. Anfangsrunden mit Fragen wie: „Wie bin ich heute da? Gibt es ein Thema, das ich mitgebracht habe?“, geben allen Teilnehmer:innen die Chance, anzukommen und Aktuelles sowie konkrete Bedürfnisse anzusprechen. In der Abschlussrunde kann mit einem kurzen Blitzlicht ein Stimmungsbild erfasst werden. Verbleibt mehr Zeit, kann weiteren Fragen Raum gegeben werden, etwa: „Was nehme ich heute mit?“ oder: „Wie gehe ich heute nach Hause?“ Ob und wie solche Anfangs- und Abschlussrunden gestaltet werden, obliegt natürlich dem Belieben der Therapeut:innen.

Die **Anfangsphase** von Gruppen ist entscheidend dafür, wie sich die weitere gemeinsame Arbeit entwickelt und wie fruchtbar sie ist (Schulze, 2019; Yalom, 2021). Hier sind Gruppentherapeut:innen besonders gefragt, den Boden für ein gutes Miteinander und einen sicheren Raum zu schaffen, in dem sich alle angenommen und wertgeschätzt fühlen und sich öffnen können. Yalom erklärt in diesem Zusammenhang, dass die allerwichtigste Aufgabe von Gruppentherapeut:innen darin besteht, „eine Gruppe zu schaffen, die zusammenhält" (Yalom, 2021, S. 315). Zudem braucht es ein Kennenlernen der Gruppe in ihrer Eigenheit, ihrer Dynamik und ihren Themen, um therapeutische Interventionen bewusst und angemessen einzusetzen.

Diesen komplexen Gruppenprozess müssen Gruppenleiter:innen stets abwägen, was therapeutisches Gespür, Kompetenz und fortwährende Reflexion verlangt. Dabei ist es angebracht, nicht nur auf den Moment zu schauen, sondern immer wieder zu reflektieren, wo die Gruppe bzw. der Prozess als Ganzes steht. Folgende Fragen sollen Gruppenpsychotherapeut:innen als Anregung und Hilfestellung dienen, die **Reflexion der eigenen Arbeit und der Arbeit der Gruppe** erleichtern und schließlich zu einer erfolgreichen Gruppenerfahrung beitragen:

?

- Was ist in der Gruppe erlaubt, was nicht?
- Welche unausgesprochenen Regeln gibt es?
- Wie gehen die Gruppenmitglieder miteinander um?
- Wie vorsichtig, wie offen sind die Gruppenmitglieder?
- In welchem Spannungsfeld befindet sich die Gruppe?
- Wie geht die Gruppe mit Konflikten, Dissonanzen um?
- Welche Beziehungsmuster zeigen sich in der Gruppe bzw. spiegeln sich in ihr wider? Welche funktionalen, welche dysfunktionalen Beziehungsmuster sind zu erkennen?
- Wo zeigen sich persönliche, individuelle Beziehungsmuster und wo Muster der Gruppe?
- Welche Rolle nehme ich als Gruppentherapeut:in ein?
- Welche Rollen gibt es in der Gruppe, sind diese ausgeglichen?
- Haben alle Gruppenmitglieder ihren Platz bzw. welchen Platz nehmen sie jeweils ein?

- Gibt es Gruppen in der Gruppe?
- Welche Koalitionen erkenne ich in der Gruppe? Habe ich eine Idee, warum diese bestehen?
- Wo finden Weiterentwicklungen statt, wo kommt es zur Stagnation?
- Wo wird die Gruppe lebendig? Wo wird das Gefühl der Zusammengehörigkeit am meisten spürbar?
- Gibt es etwas, dass die Gruppe bedroht und hemmt? Wo ist Angst und Unsicherheit spürbar?
- Gibt es eine Dynamik, eine Entwicklung im Gruppenprozess, die ich ansprechen will bzw. sollte?
- Gibt es etwas, vor dem ich ausweiche, oder etwas, das ich schwer lassen kann?
- Gibt es Teilnehmer:innen oder Situationen, die mehr Intervention von mir brauchen bzw. bei denen ich mich mehr zurückhalten sollte?
- Wann arbeite ich besonders gerne mit der Gruppe? Wann ist es für mich anstrengend? Warum?

Literatur

Da die Beschäftigung mit aktueller und fachspezifischer Literatur eine wichtige Voraussetzung und Unterstützung für ein erfolgreiches Angebot der Gruppentherapie darstellt, werden hier einige themenspezifische Werke aus verschiedenen Theoriehintergründen aufgelistet. Diese Literaturliste erhebt nicht den Anspruch auf Vollständigkeit, soll aber eine Hilfestellung und ein Anreiz für die weitere Auseinandersetzung mit Gruppenpsychotherapie sein sowie die Themen des Kapitels vertiefen.

Aichinger, A. & Holl, W. (2010). Gruppentherapie mit Kindern: Kinderpsychodrama, Bd. 1. 2. Aufl. Wiesbaden: VS Verlag für Sozialwissenschaften.

Bechtler, H. & Radebold, H. (2000). Gruppenpsychotherapie mit älteren Menschen. München: Ernst Reinhardt.

Berne, E. (2005). Grundlagen der Gruppenbehandlung. Gedanken zur Gruppentherapie und Interventionstechniken. Paderborn: Junfermann.

Bernstädt, J., Hahn, S., Wheeler, G., Feder, B. & Schulthess, P. (2010). Gestalttherapie mit Gruppen. Handbuch für Ausbildung und Praxis. Bergisch Gladbach: EHP Edition Humanistische Psychologie.

Borcsa, M., Broda, M. & Köllner, V. (Hg.) (2020). Gruppenpsychotherapie: PiD – Psychotherapie im Dialog. Stuttgart: Thieme.

Caby, F. & Caby, A. (2017). Die kleine Psychotherapeutische Schatzkiste. Teil 1: Tipps und Tricks für kleine und große Probleme im Kindes-, Jugend- und Erwachsenenalter. 4. Aufl. Dortmund: Borgmann Media.

Caby, A. & Caby, F. (2017). Die kleine Psychotherapeutische Schatzkiste. Teil 2: Weitere systemisch-lösungsorientierte Interventionen für die Arbeit mit Kindern, Jugendlichen, Erwachsenen oder Familien. 3. Aufl. Dortmund: Borgmann Media.

Dahm-Mory, C., Stein, B. & Köllner, V. (2020). Wie eine Zirkelblume: so viele Schnittmengen und so vielfältig. PiD – Psychotherapie im Dialog, 21(2), 13–14.

Freyberger, H. & Grabe, H. (2010). Schizophrene Störungen. In V. Tschuschke (Hg.), Gruppenpsychotherapie. Von der Indikation bis zu Leitungstechniken. Stuttgart: Thieme.

Gehn, J. (2020). Gruppenpsychotherapie. PiD – Psychotherapie im Dialog, 21(2), 15–16.

Haisch, E. (2019). Entwicklung und Stand der Gruppenpsychotherapie. Gruppenpsychotherapie und Gruppendynamik, 55(4), 376–395.

Heinemann, C. & von der Horst, T. (2008). Gruppenpsychotherapie mit Kindern. Ein Praxisbuch. Stuttgart: Kohlhammer.

Janssen, P. L. & Sachs, G. (2018). Psychodynamische Gruppenpsychotherapie. Theorie, Setting und Praxis. Stuttgart: Schattauer.

Längle, A. (1997). Modell einer existenzanalytischen Gruppentherapie für die Suchtbehandlung. In: A. Längle & C. Probst (Hg.), Süchtig sein. Entstehung, Formen und Behandlung von Abhängigkeiten (S. 149–169). Wien: Facultas.

Lindenmeyer, J. (2020). Therapie-Tools Gruppentherapie 1. 3. Aufl. Weinheim, Basel: Beltz.

Marwitz, M. (2016). Verhaltenstherapeutische Gruppentherapie. Grundlagen und Praxis. Göttingen: Hogrefe.

Maaz, H. J. (2017). Körperorientierte dynamische Gruppenpsychotherapie. Gruppenpsychotherapie und Gruppendynamik, 53(3), 280–284.

Maur, S. & Schwenck, C. (2013). Störungsübergreifende Gruppentherapie mit Kindern und Jugendlichen. Kompetenzen fördern mit FESKKO. Weinheim, Basel: Beltz.

Pachta, S. (2018). Etablierung einer ambulanten Psychotherapiegruppe in Niederösterreich. psychopraxis. neuropraxis, 21(5), 214–217. https://doi.org/10.1007/s00739-018-0493-z

Pothmann, M. S. (2010). Kinder brauchen Freunde – Soziale Fertigkeiten fördern. Gruppentherapie für Kinder mit AD(H)S und anderen Verhaltensauffälligkeiten. Stuttgart: Klett-Cotta.

Rathner, M. E. (2017). Abenteuer Gruppenpsychotherapie. Existenzanalytische Erfahrungen im klinischen Setting. Existenzanalyse, 34(1), 106–111.

Schulze, D. (2019). Gruppenpsychotherapie bei Erwachsenen. In: S. Trautmann-Voigt & B. Voigt (Hg.), Mut zur Psychotherapie! Das Praxisbuch für gruppenaffine Psychotherapeuten (S. 81–119). Stuttgart: Schattauer.

Strauß, B. (2022). Gruppenpsychotherapie. Grundlagen und integrative Konzepte. Stuttgart: Kohlhammer.

Strauß, B. & Mattke, D. (Hg.) (2018). Gruppenpsychotherapie. Lehrbuch für die Praxis. 2. Aufl. Berlin: Springer.

Stumptner, K. (Hg.) (2022). Gruppenanalytisch arbeiten mit Kindern und Jugendlichen. Impulse für eine kreative und vielfältige Praxis. Göttingen: Vandenhoeck & Ruprecht.

Trautmann-Voigt, S. & Voigt, B. (2019). Mut zur Psychotherapie! Das Praxisbuch für gruppenaffine Psychotherapeuten. Stuttgart: Schattauer.

Tschuschke, V. (Hg.) (2010). Gruppenpsychotherapie. Von der Indikation bis zu Leitungstechniken. Stuttgart: Thieme.

Wöller, W. (2010). Gruppenpsychotherapie bei traumatisierten Patienten. Gruppenpsychotherapie und Gruppendynamik, 46(1), 1–3.

Yalom, I. D. (2005). Im Hier und Jetzt. Richtlinien der Gruppenpsychotherapie. München: btb.

Yalom, I. D. (2021). Theorie und Praxis der Gruppenpsychotherapie. Ein Lehrbuch. 14. Aufl. Stuttgart: Klett-Cotta.

Freie Praxis oder doch lieber Institution?

Petra Ehart

Keine leichte Entscheidung! Da gibt es viel zu überlegen und abzuwägen und meist fühlt sich dann die Eröffnung einer freien Praxis trotzdem wie ein Sprung ins kalte Wasser an. Dieses Kapitel kann Ihnen die Entscheidung nicht abnehmen, aber es soll dabei helfen, die wichtigsten Aspekte zu berücksichtigen.

1 Selbsttest

Zunächst laden wir Sie dazu ein, unseren **Selbsttest** mitzumachen. Er ist nicht wissenschaftlich validiert und Sie brauchen ihn auch nicht ganz ernst zu nehmen. Doch er soll als Denkanregung dienen und Sie dazu motivieren, sich auf einer persönlichen Ebene mit dieser Fragestellung auseinanderzusetzen. Nehmen Sie sich ein paar Minuten Zeit und beziehen Sie spontan und ohne lange zu überlegen Stellung zu den folgenden Aussagen. Es geht dabei um Ihren emotionalen Zugang zum Thema!

Sie können diesen Test auch im Internet herunterladen unter https://praxis14.at/Fragebogen.pdf WWW

Schreiben Sie in die Spalte neben jeder Aussage:
A: trifft zu
B: bin unschlüssig
C: trifft nicht zu

Tabelle 4: Selbsttest

Aussage	A, B oder C
1. Ich möchte in meiner therapeutischen Arbeit für möglichst viele Zielgruppen da sein.	
2. In meiner Arbeit will ich meine Schwerpunkte gemäß meiner Weiterbildungen setzen können.	
3. Ich hasse es, für mich selber Werbung zu machen!	
4. Ich kann gut auf mich schauen und merke, wann es mir zu viel wird.	
5. Ohne solide finanzielle Absicherung fühle ich mich stark verunsichert.	
6. Meine Freizeit ist mir sehr wichtig.	
7. Ich kann mit Geld gut umgehen und habe stets eine finanzielle Reserve.	
8. Mit doppelter Buchhaltung verbinde ich illegale Geschäfte.	
9. Mein Terminkalender ist mein steter Begleiter.	
10. Eine strikte Trennung von privat und beruflich ist mir sehr wichtig.	
11. Fortbildung, Selbsterfahrung und Supervision sind für mich eine Selbstverständlichkeit.	
12. Ich ertappe mich oft dabei, als Mittagessen nur schnell eine Wurstsemmel zu verzehren.	
13. Mich um unnötige Kleinigkeiten wie Heizung, Rauchfangkehrer oder Raumpfleger kümmern zu müssen, verursacht mir ein ungutes Gefühl.	
14. Ohne einen kurzen kollegialen Tratsch zwischendurch wird das Leben grau und öd.	
15. Ich bin risikofreudig!	
16. Bei schwierigen Patient:innen ist es beruhigend, im Nebenzimmer Kolleg:innen zu haben.	
17. Ich liebe es, Räume zu gestalten und zu dekorieren!	
18. Beim Arbeiten brauche ich absolute Ruhe und dulde keine Unterbrechung.	
19. Freie Zeiteinteilung gibt mir ein Gefühl von Freiheit.	
20. Ich bin finanziell gut abgesichert.	

Auswertung

Tabelle 5: Auswertung des Selbsttests

Aussage	A: trifft zu	B: bin unschlüssig	C: trifft nicht zu	meine Punkte
1.	5	3	1	
2.	4	3	2	
3.	1	3	5	
4.	5	3	1	
5.	2	3	4	
6.	2	3	4	
7.	5	3	1	
8.	2	3	4	
9.	4	3	2	
10.	2	3	4	
11.	5	3	1	
12.	2	3	4	
13.	2	3	4	
14.	1	3	5	
15.	5	3	1	
16.	1	3	5	
17.	4	3	2	
18.	4	3	2	
19.	5	3	1	
20.	4	3	2	
Summe				

Auflösung

70 bis 89 Punkte

Sie sind sich Ihrer Sache sehr sicher! Das unabhängige Arbeiten in freier Praxis ist genau das, was Sie sich unter selbständiger Arbeit vorstellen. Sie achten auf Ihre Psychohygiene und haben Ihre Finanzen fest im Griff. Unser Ratgeber wird Ihnen dabei helfen, dass Sie Ihre Entscheidung nicht bereuen!

51 bis 69 Punkte
Für Sie sind beide Formen therapeutischen Arbeitens gut vorstellbar. Sie können dem freiberuflichen Arbeiten gute Seiten abgewinnen, schätzen aber auch die Sicherheit einer Anstellung. Vielleicht ist ja für Sie eine Mischform genau die richtige Lösung.

31 bis 50 Punkte
Eigentlich liegt Ihnen das Arbeiten im Team und in einem institutionellen Rahmen mehr. Sie schätzen es, finanziell gut abgesichert zu sein, und sind auch froh, sich nicht um alles selbst kümmern zu müssen. Vielleicht hilft Ihnen unser Ratgeber dabei, die Risiken besser abzuschätzen und so eine fundierte Entscheidung zu treffen.

2 Wichtige Entscheidungskriterien

Nach Ihrer spontan abgefragten Reaktion auf die wichtigsten Merkmale der freiberuflichen psychotherapeutischen Arbeit können wir nun die Unterschiede zur institutionellen Tätigkeit genauer unter die Lupe nehmen:

2.1 Die Finanzen

Wer in freier Praxis arbeitet, dem muss klar sein: Ich muss mich selbst um mein Geld kümmern! Ich lege Honorarnoten, muss darauf schauen, dass die Bezahlung erfolgt und dass genug Rücklagen da sind für Einkommensteuer und Sozialversicherung. Wenn eine Stunde ausfällt, jemand die Therapie abbricht oder eine Therapie abgeschlossen werden kann, wirkt sich das unmittelbar auf die Einnahmen aus. Jeder Urlaub oder Krankenstand – sei es von Therapeut:in oder Klient:in – hat sofortige Auswirkungen auf den Verdienst.

Beinahe wie im Schlaraffenland nehmen sich dagegen die Bedingungen im Angestelltenverhältnis aus: regelmäßiges Einkommen mit

Urlaubs- und Weihnachtsgeld, bezahlter Krankenstand, Anspruch auf Pflegeurlaub, Anpassung an Inflation und diverse kollektivvertraglich geregelte Ansprüche.

Auf der anderen Seite: Viele schielen, wenn sie ihren Lohnzettel in Händen halten, neiderfüllt auf die üppigen Honorarsätze ihrer freiberuflichen Kolleg:innen. Aber Vorsicht: Einnahmen sind nicht gleich Gewinn!

2.2 Die Infrastruktur

Psychotherapie in freier Praxis hat im Unterschied zu anderen Berufsgruppen einen großen Vorteil: Es braucht keine großen Investitionen und der Start ins freie Berufsleben bedeutet nicht automatisch Kredite und Verschuldung. Ein Zimmer, eine Couch und/oder ein paar bequeme Fauteuils und es kann schon losgehen! Trotzdem sollte man den Aufwand nicht unterschätzen, der nötig ist, um sich um all die nötige Infrastruktur zu kümmern. Während in einer Institution alles weitgehend zur Verfügung gestellt wird, was man zu einer seriösen Ausübung der therapeutischen Tätigkeit braucht (oder man zumindest weiß, bei wem man sich beschweren kann ...), sind Freiberufler:innen für alles selbst zuständig.

Ist das Schild an der Haustür mit dem gesetzeskonformen Text angebracht, gibt es einen barrierefreien Zugang zur Praxis, wo können Patient:innen warten, gibt es eine – möglichst getrennte – Toilette, sind Türen und Wände schalldicht, funktioniert die Heizung, gibt es einen Reinigungsdienst ... All dies kann nicht delegiert werden – Sie müssen es lösen. Aber auch die EDV-Ausstattung, telefonische Erreichbarkeit, Koordinierung der Termine, eine funktionierende Buchhaltung und eine praktikable Lösung für die Registrierkasse gehören zu den organisatorischen Dingen, für die man zuständig ist.

2.3 Die Öffentlichkeitsarbeit

Arbeitet man in einer Institution, so gibt es entweder eine Person in der Administration, die mit der Öffentlichkeitsarbeit betraut ist, oder diese Dienstleistung wird ausgelagert. In freier Praxis kann man zwar selbst entscheiden, wie viel Zeit und Geld für die Präsenz in der Öffentlichkeit investiert werden soll, muss sich aber darüber im Klaren sein, dass dies meist eine Auswirkung auf die Praxisauslastung hat.

In jedem Fall macht es einen Unterschied, ob man für eine Institution bzw. eine bestimmte Sache wirbt oder für sich selbst. In diesem Punkt sollte man ehrlich zu sich sein und herausfinden, wie es sich anfühlt, Vernetzung in eigener Sache zu betreiben.

2.4 Die Arbeitszeiten

In freier Praxis kommt es oft zu untypischen Arbeitszeiten. Viele Klient:innen können zum Beispiel nur am Abend kommen und es erfordert manchmal eine hohe zeitliche Flexibilität, um allen gerecht zu werden. Aber dennoch ist man in freier Praxis selbstbestimmter, kann für sich festlegen, welche Tage frei bleiben, wie viele Stunden man am Tag arbeiten will, wie viel Urlaubszeit man braucht. Allerdings liegt es in der eigenen Verantwortung, Über- sowie Unterbelastung rechtzeitig zu bemerken und vor allem auch rechtzeitig die notwendigen Schritte dagegen zu unternehmen.

2.5 Die Auswahl der Klient:innen

Wo kann ich mir meine Klient:innen bzw. Patient:innen gezielter „aussuchen" – in freier Praxis oder in einer Institution? Diesbezüglich kommt es mehr auf die innere Haltung als auf die Rahmenbedingungen an. In einer Institution ist die Zielgruppe mehr oder weniger klar definiert, in freier Praxis bleibt es einem selbst überlassen, wie sehr man den Personenkreis der potenziellen Patient:innen eingrenzen will. In beiden Fällen passiert es durchaus, dass man aus den unterschiedlichsten Gründen mit jemandem nicht arbeiten kann. Dies zieht sowohl in einer Institution als auch in der freien Praxis möglicherweise Probleme nach sich, was stark von den eigenen Ansprüchen, von den Möglichkeiten zur Weitervermittlung, von der Auslastung (der Praxis oder Institution) und auch von der Einschätzung der eigenen Fähigkeiten abhängt. Die daraus resultierende Entscheidung fällt weder da noch dort leicht und bedarf in beiden Fällen oft kollegialer Unterstützung.

2.6 Die eigene Psychohygiene

Wer zum eigenen Wohlbefinden viel und unmittelbaren Austausch unter Kolleg:innen braucht, wird dies wohl eher in einer Institution finden. Allerdings muss einem bewusst sein, dass man letztendlich immer selbst für die eigene Psychohygiene verantwortlich ist. Manchmal ist es im institutionellen Rahmen leichter, diese zu bewirken (Beantragung von regelmäßiger Supervision, besseren Arbeitszeiten, Weiterbildungen), während in freier Praxis die Organisation (und auch Finanzierung!) bei einem selbst liegt. Doch die Gefahr auszubrennen, ist im psychosozialen Bereich unter allen Rahmenbedingungen gegeben.

2.7 Das Risiko

Unbestritten trägt man in freier Praxis ein deutlich höheres finanzielles Risiko. Vor allem beim Einstieg in die freie Praxis muss man davon ausgehen, dass eine Anlaufzeit notwendig ist. Es ist schwierig, seriös abzuschätzen, wie stark die Praxis frequentiert sein wird.

Natürlich besteht auch ein höheres Risiko des Verdienstausfalls, da ja längere Krankenstände bei weitem nicht so gut abgefedert sind wie bei einer Anstellung. Auch in Haftungsfragen ist man in freier Praxis stärker auf sich allein gestellt.

Auf der anderen Seite darf man nicht vergessen, dass auch Institutionen von Förderungen und Einsparungsmaßnahmen abhängig sind und Psychotherapeut:innen für ihr therapeutisches Tun immer geradestehen müssen.

2.8 Visionen und Motivation

Bei den vorhergegangenen Punkten kann die Ratio abwägen, Plus-Minus-Listen erstellen und zu einem nachvollziehbaren und begründbaren Ergebnis kommen. Doch letztendlich fallen unsere Entscheidungen meist woanders und im Inneren haben Sie die Ihrige wahrscheinlich bereits getroffen, als Sie dieses Büchlein in die Hand genommen haben. Da geht es um die gedanklichen Bilder, die Sie in sich tragen und die Ihren beruflichen Werdegang bereits vorzeichnen. Es geht um die Frage, welches Umfeld Sie motiviert und Ihre Energien freisetzt, wo Sie sich hingezogen fühlen und Ihren guten Platz finden können.

Denn was für alle Menschen gilt, hat für Psychotherapeut:innen besondere Gültigkeit: Gute Arbeit können wir nur leisten, wenn wir uns wohl und sicher fühlen und Resonanz für unsere Tätigkeit finden. So muss jede und jeder für sich schauen, unter welchen Rahmenbedingungen dies für sie oder ihn möglich ist!

Anhang

Mustervorlage für eine Zustimmungserklärung

zB

Name, Daten Therapeut:in

Zustimmungserklärung für Klient:innen

Sehr geehrte Klientin, sehr geehrter Klient,

danke für Ihre Zustimmung, Therapiegespräche zum Zweck der Supervision/Reflexion/Forschung auf Tonträger aufzuzeichnen.

Da die aufgezeichneten Therapiegespräche hochsensible Daten sind, ist die Einhaltung strenger Sicherheitsstandards selbstverständlich. Die Supervisor:innen/Ausbildner:innen/Forschungsmitarbeiter:innen unterliegen derselben Verschwiegenheitspflicht wie die Therapeut:innen. Die Aufnahmen werden in sicher verschlüsselter Form aufbewahrt und sie dürfen nicht an Dritte weitergegeben werden. Die Zustimmung zur Aufzeichnung der Therapiegespräche kann jederzeit widerrufen werden. Die Tonaufnahmen werden spätestens nach Beendigung der Therapie unwiderruflich gelöscht.

Ich stimme der Aufzeichnung meiner Therapiegespräche und deren Verwendung in der Supervision zu.

Datum, Name Klient:in, Unterschrift

zB Mustervorlage für ein Datenverarbeitungsverzeichnis

Datenverarbeitungsverzeichnis für Praxis *Maria Musterfrau* gemäß Art. 30 Abs. 1 EU-Datenschutz-Grundverordnung (DSGVO)

Stammdatenblatt
Datenschutzrechtlich verantwortlich:
Maria Musterfrau – Anschrift, Telefonnummer, E-Mail-Adresse

Datenverarbeitungen/Datenverarbeitungszwecke Patient:innen
Rechtsgrundlage: Dokumentationspflicht aufgrund des Psychotherapiegesetzes
Ich erhalte die Patient:innendaten durch Befragung der Patient:innen beim Erstgespräch.

Zwecke und Beschreibung der Datenverarbeitung:
Name, Adresse und SV-Nr. sind für die Rechnungslegung lt. Steuergesetzgebung und Sozialversicherungs-Auflagen (beinhaltet zusätzlich Diagnose und Anzahl der psychotherapeutischen Sitzungen) notwendig, damit die Rechnung zur Zuschussbeantragung bei der Krankenkasse von der Patientin/dem Patienten verwendet werden kann.
Zur Rechnungslegung: Ein Durchschlag der Rechnung (Rechnungsformularsatz dreifach) geht an den Steuerberater/die Steuerberaterin, einer bleibt in der Patient:innenakte, das Original bekommt die Patientin/der Patient. Der Steuerberater/die Steuerberaterin ist Auftragsverarbeiter und bestätigt, dass die Daten DSGVO-konform verarbeitet werden.
Die Telefonnummer ist für mögliche Terminverschiebungen/-ausfälle notwendig, die E-Mail-Adresse für Korrespondenz zu Terminen. Es werden per E-Mail und per Telefon keine Inhalte ausgetauscht.
Die Patient:innenakte beinhaltet die Patient:innendaten, alle Rechnungen und ggf. ausgestellte Bestätigungen und Sitzungsprotokoll-

blätter der Sitzungen laut Dokumentationsrichtlinie des BMSGPK und Anträge an Krankenkassen. Sie werden in einem versperrten Aktenschrank in der Praxis aufbewahrt, die Praxis ist versperrt. Sie werden nach 30 Jahren vernichtet.
Die Inhalte der Patient:innenakten werden nur, soweit gesetzlich vorgeschrieben, auf Verlangen der Patient:innen in Kopie ausgehändigt und sonst streng vertraulich behandelt. Wenn ein Patient/eine Patientin Auskunft über die „Speicherung“ der ihn/sie betreffenden Daten verlangt, so wird ihm/ihr der Inhalt der Patient:innenakte erläutert.
Der Handybetreiber unterschreibt eine schriftliche Vereinbarung, dass er die Sorgfaltspflicht im Umgang mit den Daten einhält.
Im Papierkalender werden die Namen der Patient:innen pseudonymisiert eingetragen. Die Liste der Pseudonyme wird im versperrten Aktenschrank in der Praxis aufbewahrt.

Datenverarbeitungen/Datenverarbeitungszwecke Ausbildungskandidat:innen

Rechtsgrundlage: Vertrag mit der Ausbildungskandidatin/dem Ausbildungskandidaten und/oder Vertrag mit dem Ausbildungsverein XY

Zwecke und Beschreibung der Datenverarbeitung:
Detaillierte Daten der Ausbildungskandidat:innen und deren Verwendungszweck: Name, Adresse, Telefonnummer, Bestätigungen über Abschlüsse, Evaluation der Eignung und Dokumentation über den Ausbildungsverlauf werden laut Vertrag mündlich und schriftlich erhoben und in der Kandidat:innenakte abgelegt.
Sie werden im versperrten Aktenschrank in der Praxis aufbewahrt, die Praxis ist versperrt. Sie werden nach 30 Jahren vernichtet.
Der Ausbildungsverlauf wird weitgehend mündlich in Teamsitzungen mit den Teamkolleg:innen besprochen. Besteht die Notwendigkeit, Inhalte per E-Mail zu kommunizieren, so erfolgt dies möglichst knapp und die Daten werden pseudonymisiert.

Formale Daten werden an die XX und vom Verein XY gemailt. Der Verein XY verpflichtet sich lt. Vertrag zum sorgfältigen Umgang mit den Daten.

Datenverarbeitungen/Datenverarbeitungszwecke Seminarteilnehmer:innen
Rechtsgrundlage: Vertragsanbahnung bzw. vertragliche Vereinbarung und Einwilligungserklärung

Zwecke und Beschreibung der Datenverarbeitung:
Die Daten von Seminarteilnehmer:innen werden mündlich beim Seminar oder schriftlich bei Bekundung von Interesse an einem Seminar zwecks Information und Abwicklung erhoben: Name, Adresse, Telefonnummer, event. wenige inhaltliche Daten.
Die Seminarteilnehmer:innen unterschreiben eine Einwilligungserklärung (liegt bei), falls sie weitere Informationen erhalten wollen, und stimmen damit der ausgewiesenen Datenverarbeitung zu. Nach drei Jahren erfolgt die Löschung, sofern kein weiterer Kontakt stattgefunden hat.

Computer:
Am PC XX in der Praxis (gesichert durch ein Passwort, das nur mir bekannt ist und monatlich gewechselt wird) sind im Programm MS Outlook die Patient:innendaten und die Daten von Ausbildungskandidat:innen und Seminarteilnehmer:innen für ggf. notwendige E-Mails gespeichert und im Programm MS Word für Rechnungen und event. Bestätigungen.
Der PC wird regelmäßig gewartet, dabei werden Updates des Betriebssystems, aber auch von Microsoft Office eingespielt. Firewall, Virenschutz und andere Schutzmaßnahmen sind installiert und werden regelmäßig erneuert. Die Passwörter enthalten 20 Zeichen aus Groß- und Kleinbuchstaben sowie Sonderzeichen.
Der E-Mail-Provider ist Auftragsverarbeiter. Dieser bestätigt, dass die Daten DSGVO-konform verarbeitet werden (schriftliche Vereinba-

rung). Die Übertragung vom Posteingangsserver in MS Outlook ist verschlüsselt, die Verschlüsselung der Posteingangs- und -ausgangsserver ist beim Provider eingerichtet.
Per E-Mail werden mit Kolleg:innen keine Inhalte von Patient:innen und nur pseudonymisierte, knapp gehaltene E-Mails von Kandidat:innen (etwa bei der Statusvergabe) ausgetauscht.
Die Sicherung erfolgt regelmäßig auf einer externen Festplatte, die in der Wohnung des Therapeuten/der Therapeutin aufbewahrt wird.
Alle Daten über Patient:innen werden 30 Jahre nach dem letzten Termin gelöscht (Aufbewahrungspflicht).
Beim Kauf eines neuen PCs werden die Daten auf der Festplatte gelöscht und ordnungsgemäß (mehrfach) überschrieben.
Unter Kooperationen mit Angehörigen anderer Berufsgruppen ist zu verstehen, dass bei bestimmten Leidenszuständen der Patient:innen die zusätzliche Konsultation eines Facharztes/einer Fachärztin empfohlen und ggf. über die Möglichkeiten von Klinik- und Rehabilitationsaufenthalten informiert wird. Die Auswahl der Ärzt:innen bzw. Kliniken treffen die Patient:innen. Arztbriefe werden inhaltlich für Therapieüberlegungen berücksichtigt und bleiben bei den Patient:innen.

Anträge für Sozialversicherungen:
Für den Zuschuss werden die Anträge am Computer ausgefüllt, ausgedruckt und der jeweiligen Sozialversicherung übermittelt. Der Antrag wird mit der Patient:innenakte aufbewahrt.
Abrechnung und Anträge für die Sachleistung: Für die Abrechnung erforderliche Unterlagen werden der zuständigen Stelle (Versorgungsverein) übermittelt. Anträge für die Sachleistung werden am Computer ausgefüllt, ausgedruckt und der Patient:innenakte beigefügt. Der Antrag wird mit Einverständnis der Patient:innen in Papierform bzw. elektronisch an die zuständige Stelle (Gutachterkommission) übermittelt.

Zur Handy-Sicherheit beachte ich:
WhatsApp ist nicht installiert. Die Bluetooth-Funktion wird nur gezielt eingeschaltet (z. B. im Auto), es erfolgt keine Einwahl in öffentliche WLAN-Netze und die Verbindung mit bekannten WLANs wird nicht automatisch hergestellt.
Auf meiner Webseite habe ich einen Hinweis, dass mit dem Absenden des Kontaktformulars eine Einwilligung erfolgt, zwecks Bearbeitung der Anfrage und Kontaktaufnahme die angegebenen Daten zu speichern. Die Daten werden nicht weitergegeben und nur zur Kontaktaufnahme verwendet. Sie haben jederzeit das Recht, die Berichtigung, Sperrung oder Löschung Ihrer Daten zu verlangen.

Einwilligung zur Verarbeitung personenbezogener Daten:
Für personenbezogene Daten, die über die psychotherapeutische Behandlung hinausgehen (z. B. Informationen zu Seminarangeboten), muss eine schriftliche Einwilligung eingeholt werden. Für die betroffenen Personen muss klar sein, wer die/der Verantwortliche ist, für welche Zwecke ihre personenbezogenen Daten verwendet werden und dass die Einwilligung auch verweigert oder zurückgezogen werden kann. Bei Patient:innen, die das 14. Lebensjahr noch nicht vollendet haben, ist die Einwilligung der gesetzlichen Vertretung (Eltern etc.) einzuholen.

Mustervorlage für eine Einwilligungserklärung gemäß Datenschutz-Grundverordnung

zB

Einwilligungserklärung (potenzielle Seminarteilnehmer:innen) gemäß Datenschutz-Grundverordnung – DSGVO (Verordnung (EU) 2016/679)

Ich, Herr/Frau ..., stimme der Verarbeitung (Erhebung, Erfassung, Speicherung, Auslesung, Verwendung etc.) meiner Daten

- Vor- und Nachname einschließlich Anrede und Titel
- (Zustell-)Adresse
- E-Mail-Adresse
- Telefonnummer
- Geburtsdatum
- Bankverbindung sowie
- psychotherapeutische/psychologische Dokumentation

zum Zweck der Verarbeitung

- Kontaktaufnahme, Information über organisatorische Themen
- Honorarnoten und Rechnungen
- Buchhaltung/Übermittlung der Honorarnoten und Rechnungen an Steuerberater:innen
- Einbringung von Honorarforderungen im Inkasso-/Rechtsweg
- Informationen über meine Publikationen, Seminarangebote und Veranstaltungen (auf Wunsch bitte streichen)

ausdrücklich zu.

Diese Einwilligung kann jederzeit bei maria@musterfrau widerrufen werden.

Ort, Datum, Unterschrift Teilnehmer:in

Abkürzungsverzeichnis

AfA	Absetzung für Abnutzung
AMS	Arbeitsmarktservice
ASchG	ArbeitnehmerInnenschutzgesetz
ASVG	Allgemeines Sozialversicherungsgesetz
ATA	American Telemedicine Association
AUVA	Allgemeine Unfallversicherungsanstalt
BGBl.	Bundesgesetzblatt
B-KUVG	Beamten-Kranken- und Unfallversicherungsgesetz
BMSGPK	Bundesministerium für Soziales, Gesundheit, Pflege und Konsumentenschutz (ehem. BMGF)
BÖP	Berufsverband Österreichischer PsychologInnen
BSVG	Bauern-Sozialversicherungsgesetz
BUVO	Bundesvorstand
DSG	Datenschutzgesetz
DSGVO	Datenschutz-Grundverordnung
ECG	E-Commerce-Gesetz
EStG	Einkommensteuergesetz
f2f	face-to-face
GFB	Gewinnfreibetrag
GLE-Ö	Gesellschaft für Logotherapie und Existenzanalyse Österreich
GSVG	Gewerbliches Sozialversicherungsgesetz
GWG	geringwertige Wirtschaftsgüter
HPE	Hilfe für Angehörige und Freunde psychisch Erkrankter
IKT	Informations- und Kommunikationstechnologie
LOK	Leben ohne Krankenhaus (Verein)
ÖBVP	Österreichischer Bundesverband für Psychotherapie
PEA	Personale Existenzanalyse
PSD	Psychosozialer Dienst
PthG	Psychotherapiegesetz
SEO	Search Engine Optimization (Suchmaschinenoptimierung)
StGB	Strafgesetzbuch
SV	Sozialversicherung
SVS	Sozialversicherung der Selbständigen

TFP	Transference-focused Psychotherapy (Übertragungs-fokussierte Psychotherapie)
UbG	Unterbringungsgesetz
UID	Umsatzsteueridentifikation
VAP	Verein für ambulante Psychotherapie
VÖPP	Vereinigung Österreichischer Psychotherapeutinnen und Psychotherapeuten
WBK	Weiterbildungskommission
WKO	Wirtschaftskammer Österreich

Relevante Gesetze und Verordnungen im Überblick

ArbeitnehmerInnenschutzgesetz – ASchG. Bundesgesetz über Sicherheit und Gesundheitsschutz bei der Arbeit. BGBl. Nr. 450/1994. RIS, Bundesrecht konsolidiert. Abruf unter https://www.ris.bka.gv.at/GeltendeFassung.wxe?Abfrage=Bundesnormen&Gesetzesnummer=10008910

Bildschirmarbeitsverordnung – BS-V. Verordnung der Bundesministerin für Arbeit, Gesundheit und Soziales über den Schutz der Arbeitnehmer/innen bei Bildschirmarbeit. BGBl. II Nr. 124/1998. RIS, Bundesrecht konsolidiert. Abruf unter https://www.ris.bka.gv.at/GeltendeFassung.wxe?Abfrage=Bundesnormen&Gesetzesnummer=10009121

Bundesabgabenordnung – BAO. Bundesgesetz über allgemeine Bestimmungen und das Verfahren für die von den Abgabenbehörden des Bundes, der Länder und Gemeinden verwalteten Abgaben. BGBl. Nr. 194/1961. RIS, Bundesrecht konsolidiert. Abruf unter https://www.ris.bka.gv.at/GeltendeFassung.wxe?Abfrage=Bundesnormen&Gesetzesnummer=10003940

Bundes-Behindertengleichstellungsgesetz – BGStG. Bundesgesetz über die Gleichstellung von Menschen mit Behinderungen. BGBl. I Nr. 82/2005. RIS, Bundesrecht konsolidiert. Abruf unter https://www.ris.bka.gv.at/GeltendeFassung.wxe?Abfrage=Bundesnormen&Gesetzesnummer=20004228

Datenschutzgesetz – DSG. Bundesgesetz zum Schutz natürlicher Personen bei Verarbeitung personenbezogener Daten. BGBl. I Nr. 165/1999. RIS, Bundesrecht konsolidiert. Abruf unter https://www.ris.bka.gv.at/GeltendeFassung.wxe?Abfrage=bundesnormen&Gesetzesnummer=10001597

Datenschutz-Grundverordnung – DSGVO. Verordnung (EU) 2016/679 des Europäischen Parlaments und des Rates vom 27. April 2016 zum Schutz natürlicher Personen bei der Verarbeitung personenbezogener Daten, zum freien Datenverkehr und zur Aufhebung der Richtlinie 95/46/EG. Abruf unter http://data.europa.eu/eli/reg/2016/679

E-Commerce-Gesetz – ECG. Bundesgesetz, mit dem bestimmte rechtliche Aspekte des elektronischen Geschäfts- und Rechtsverkehrs geregelt werden. BGBl. I Nr. 152/2001. RIS, Bundesrecht konsolidiert. Abruf unter https://www.ris.bka.gv.at/GeltendeFassung.wxe?Abfrage=Bundesnormen&Gesetzesnummer=20001703

Einkommensteuergesetz 1988 – EStG 1988. Bundesgesetz vom 7. Juli 1988 über die Besteuerung des Einkommens natürlicher Personen. BGBl. Nr. 400/1988. RIS, Bundesrecht konsolidiert. Abruf unter https://www.ris.bka.gv.at/GeltendeFassung.wxe?Abfrage=Bundesnormen&Gesetzesnummer=10004570

Gewaltschutzgesetz 2019. BGBl. I Nr. 105/2019. RIS, Bundesgesetzblatt authentisch ab 2004. Abruf unter https://www.ris.bka.gv.at/eli/bgbl/I/2019/105/20191029

Mediengesetz – MedienG. Bundesgesetz vom 12. Juni 1981 über die Presse und andere publizistische Medien. BGBl. Nr. 314/1981. RIS, Bundesrecht konsolidiert. Abruf unter https://www.ris.bka.gv.at/GeltendeFassung.wxe?Abfrage=Bundesnormen&Gesetzesnummer=10000719

Psychotherapiegesetz – PthG. Bundesgesetz vom 7. Juni 1990 über die Ausübung der Psychotherapie. BGBl. Nr. 361/1990. RIS, Bundesrecht konsolidiert. Abruf unter https://www.ris.bka.gv.at/GeltendeFassung.wxe?Abfrage=Bundesnormen&Gesetzesnummer=10010620

Umsatzsteuergesetz 1994 – UStG 1994. Bundesgesetz über die Besteuerung der Umsätze. BGBl. Nr. 663/1994 idF BGBl. Nr. 819/1994. RIS, Bundesgesetz konsolidiert. Abruf unter https://www.ris.bka.gv.at/GeltendeFassung.wxe?Abfrage=Bundesnormen&Gesetzesnummer=10004873

Unterbringungsgesetz – UbG. Bundesgesetz vom 1. März 1990 über die Unterbringung psychisch Kranker in Krankenanstalten. BGBl. Nr. 155/1990, BGBl. Nr. 59/2017 und 131/2017. RIS, Bundesgesetz konsolidiert. Abruf unter https://www.ris.bka.gv.at/GeltendeFassung.wxe?Abfrage=Bundesnormen&Gesetzesnummer=10002936

Unternehmensgesetzbuch – UGB. Bundesgesetz über besondere zivilrechtliche Vorschriften für Unternehmen. RIS, Bundesrecht konsolidiert. Abruf unter https://www.ris.bka.gv.at/GeltendeFassung.wxe?Abfrage=Bundesnormen&Gesetzesnummer=10001702

Wohnungseigentumsgesetz 2002 – WEG 2002. Bundesgesetz über das Wohnungseigentum. BGBl. I Nr. 70/2002 idF BGBl. I Nr. 114/2002. RIS, Bundesrecht konsolidiert. Abruf unter https://www.ris.bka.gv.at/GeltendeFassung.wxe?Abfrage=Bundesnormen&Gesetzesnummer=20001921

Relevante Richtlinien im Überblick

Berufskodex für Psychotherapeutinnen und Psychotherapeuten. BMSGPK, 2020. Abruf unter https://www.sozialministerium.at/dam/jcr:dea97f39-8567-4677-a84b-747fc49612a2/Berufskodex.pdf

Dokumentationsrichtlinie. Richtlinie des Bundesministeriums für Soziales, Gesundheit, Pflege und Konsumentenschutz aufgrund eines Beschlusses des Psychologenbeirats. BMSGPK, 2020. Abruf unter https://www.sozialministerium.at/dam/jcr:f1b2c3a6-41d2-4cff-8c4f-c3778c6378e1/Dokumentationsrichtlinie20(Stand20202020Juni).pdf

Fort- und Weiterbildungsrichtlinie. Richtlinie des Bundesministeriums für Soziales, Gesundheit, Pflege und Konsumentenschutz auf Grundlage von Gutachten des Psychotherapiebeirates; zuletzt vom 02.12.2014. BMSGPK, 2020. Abruf unter https://www.sozialministerium.at/dam/jcr:cf3937ed-8f6b-4039-8829-5398e97760fa/Pth-Fort-und_Weiterbildungsrichtlinie.pdf

Gutachterrichtlinie. Richtlinie für Gutachterinnen und Gutachter. Kriterien für die Erstellung von Gutachten durch Psychotherapeutinnen und Psychotherapeuten. BMSGPK, 2020. Abruf unter https://www.sozialministerium.at/dam/jcr:89fc31dc-23cd-4e4c-b27f-be3562500745/Gutachterrichtlinie.pdf

Information zum Gewaltschutzgesetz 2019. Verschwiegenheits-, Mitteilungs- und Anzeigenpflichten nach der Novelle des Psychotherapiegesetzes, BGBl. I Nr. 105/2019. BMSGPK, 2020. Abruf unter https://www.psychotherapie.at/sites/default/files/files/noelp/BMG-Information-zum-Gewaltschutzgesetz-Stand-27.03.2020.pdf

Internetrichtlinie. Kriterien zur Ausgestaltung der psychotherapeutischen Beratung via Internet. BMSGPK, 2020. Abruf unter https://www.sozialministerium.at/Themen/Gesundheit/Medizin-und-Gesundheitsberufe/Berufe-A-bis-Z/Psychotherapeutin,-Psychotherapeut.html

Richtlinie zur Frage der Abgrenzung der Psychotherapie von esoterischen, spirituellen, religiösen und weltanschaulichen Angeboten sowie Hinweise für PatientInnen bzw. KlientInnen. BMSGPK, 2014. Abruf unter https://www.sozialministerium.at/Themen/Gesundheit/Medizin-und-Gesundheitsberufe/Berufe-A-bis-Z/Psychotherapeutin,-Psychotherapeut.html

Supervisionsrichtlinie. Kriterien für die Durchführung der psychotherapeutischen Supervision durch Psychotherapeutinnen und Psychotherapeuten. BMSGPK, 2021. Abruf unter https://www.sozialministerium.at/dam/jcr:1eca6c74-ce3f-4d71-b500-0f06d704982a/Supervisionsrichtlinie.pdf

Vereinbarung über die Anforderungen an die technischen Verfahren zur Videosprechstunde gemäß § 365 Absatz 1 SGB V vom 21. Oktober 2016 in der Fassung vom 15. Juni 2022. Kassenärztliche Bundesvereinigung, Berlin und GKV-Spitzenverband, Berlin, 2022. Abruf unter https://www.kbv.de/media/sp/Anlage_31b_Videosprechstunde.pdf

Verschwiegenheitspflicht gemäß Psychotherapiegesetz, Psychologengesetz 2013 und Musiktherapiegesetz unter Berücksichtigung des Gewaltschutzgesetzes 2019. BMSGPK, 2021. Abruf unter https://www.sozialministerium.at/dam/jcr:d69615f4-ba32-4726-a358-7702091a3708/Verschwiegenheitspflicht.pdf

Werberichtlinie. Richtlinie über das Verhalten in der Öffentlichkeit auf Grundlage des Gutachtens des Psychotherapiebeirats vom 14.12.2010. BMSGPK, 2020. Abruf unter https://www.sozialministerium.at/dam/jcr:95ea8ea0-a287-404e-920c-068546670dab/Werberichtlinie_22.11.2019,%20barrierefrei.pdf

Verzeichnis der Autorinnen

Helene Drexler, Dr.in
Klinische und Gesundheitspsychologin, Psychotherapeutin (Existenzanalyse), Lebens- und Sozialberaterin, Ausbildnerin der GLE-Ö, Leitung des Wiener Instituts der Gesellschaft für Logotherapie und Existenzanalyse Österreich, Vorstandsmitglied der GLE-International und Vorsitzende der GLE-Ö, Geschäftsführerin der Drexler+Traninger GmbH (Trainingsinstitut)
hd@helene-drexler.at
www.helene-drexler.at

Sabine Dungl-Nemetz
Psychotherapeutin (Existenzanalyse), zertifiziert in Kinder- und Jugendlichenpsychotherapie, Traumatherapeutin, Lebens- und Sozialberaterin, Vorstandsmitglied der GLE International, Controllerdiplom WIFI Wien, Bilanzbuchhalter WIFI Wien
dungl-nemetz@aon.at
www.ihre-psychotherapeutin.at

Doris Fischer-Danzinger, Mag.a
Psychologiestudium an der Universität Wien; Klinische und Gesundheitspsychologin, forensische Psychologin und Psychotherapeutin; Psychotherapeutin, Supervisorin, Coach (Existenzanalyse); Lehrausbildnerin der GLE mit voller Lehrberechtigung, Lebens- und Sozialberaterin (Logotherapie GLE); nationale und internationale Vortragstätigkeit; Zusatzausbildungen in TFP (Tranference-focused Psychotherapy), PITT (Psychodynamisch imaginative Traumatherapie nach Luise Reddemann), SE (Somatic Experiencing nach Peter Levine) und Focusing
doris@fischer-danzinger.at
www.fischer-danzinger.at

Petra Ehart, Mag.a
Lehramtsstudium für Germanistik, Psychologie und Philosophie; Ausbildung als Psychotherapeutin in Existenzanalyse; Weiterbildung in Traumatherapie und Persönlichkeitsstörungen
petra.ehart@gmail.com
www.praxis14.at

Barbara Gawel, Mag.[a] PhDr.[in]
Pädagogin, Erziehungs- und Gesundheitswissenschaftlerin, Psychotherapeutin (Existenzanalyse), zertifiziert in Kinder- und Jugendlichenpsychotherapie, Lebens- und Sozialberaterin, Weiterbildungen für Einzel- und Gruppensupervision sowie Teamsupervision und Coaching, Lehrsupervisorin der GLE
praxis@barbaragawel.at
www.barbaragawel.at

Sandra Hren
Existenzanalytische Psychotherapeutin in freier Praxis, Paartherapeutin, Businesscoach speziell im sozialen Bereich, derzeit in Ausbildung im Bereich Kinder- und Jugendlichenpsychotherapie; Grafikerin, unterschiedliche Weiterbildungen in vielen Bereichen der Werbung wie Webdesign, Onlinemarketing oder SEO
psychotherapie@hren.at
www.psychotherapie.hren.at

Doris Kisser, Mag.[a]
Klinische Psychologin mit Schwerpunkt Entwicklungspsychologie und pädagogische Psychologie; Ausbildung zur Psychotherapeutin (Existenzanalyse); Weiterbildungen im Bereich Traumatherapie und Paartherapie; berufliche Laufbahn im Schulpsychologischen Dienst der Bildungsdirektion Wien, der Kinder- und Jugendpsychiatrie Klinik Hietzing sowie in freier Praxis
praxis@doris-kisser.at
www.doris-kisser.at

Andrea Legerer-Bratengeyer, Mag.[a], MSc, MBA
Psychotherapeutin (Existenzanalyse), Hypnotherapeutin, Bildungswissenschaftlerin, Elternberaterin, Health Care Management (WU Wien), Lektorin sowie langjährige Tätigkeit als diplomierte Orthoptistin
andrea@legerer.net
www.psychotherapeutin-wien.net

Karin Matuszak-Luss, Dr.[in] med.
Fachärztin für Psychiatrie, psychotherapeutische Medizin und Neurologie; Psychotherapeutin (Existenzanalyse), Lehrtherapeutin und Lehrsupervisorin der GLE International, Leiterin der Weiterbildung der GLE: „Schizophrenie und

andere psychotische Zustandsbilder – existenzanalytische Zugänge"; Lehrtherapeutin der Österreichischen Ärztekammer, Lehrgangsleiterin der ärztlichen Aus- und Weiterbildung in Existenzanalyse (PSY3; Aufbaucurriculum)
info@psyordination.at
www.psyordination.at

Brigitta Mühlbacher, Mag.[a], MSc.
Klinische- und Gesundheitspsychologin, Psychotherapeutin (Existenzanalyse), Traumatherapeutin, Kinder- und Jugendpsychotherapeutin sowie Supervisorin in freier Praxis; Lehrende an der Akademie für integrative Bildung (biv) und an der Pädagogischen Hochschule Wien; langjährige Tätigkeit in einer Kinder- und Jugendpsychiatrie und Behindertenpsychiatrie für Erwachsene in Wien
brigitta.muehlbacher@gmail.com
www.brigitta-muehlbacher.at

Susanne Pointner, Mag.[a]
Psychologin, Psychotherapeutin (Existenzanalyse), Lehrtherapeutin, Lehrsupervisorin; Leitung des Wiener Instituts der Gesellschaft für Logotherapie und Existenzanalyse Österreich, Vorstandsmitglied der GLE International, Lehrende in der GLE International sowie an der Sigmund Freud Privatuniversität
susanne.pointner@existenzanalyse.org
www.susanne-pointner.at

Cristina Reinisch, MSc.
Psychologin, Psychotherapeutin (Existenzanalyse), Lehrausbildnerin mit partieller Lehrberechtigung, Weiterbildung in Gruppen- und Einzelsupervision; langjährige Tätigkeit/Arbeit mit Gruppen im therapeutisch-sozialpädagogischen Bereich
cristina.reinisch@yahoo.com
www.pt2reinisch.at

Karin Steinert, Mag.[a]
Psychologin, Psychotherapeutin (Existenzanalyse), Lebens- und Sozialberatung, Lehrausbildnerin und Lehrsupervisorin der GLE International, Ausbildungsleiterin der GLE Österreich
steinert.karin@drei.at
www.steinert-karin.at